Johanna Fellner

Projekt
TRAUMFIGUR

Bibliografische Information der Deutschen Nationalbibliothek:
Die Deutsche Nationalbibliothek verzeichnet diese Publikation in der Deutschen
Nationalbibliografie; detaillierte bibliografische Daten sind im Internet über
http://d-nb.de abrufbar.

Wichtiger Hinweis
Sämtliche Inhalte dieses Buches wurden – auf Basis von Quellen, die die Autorin und der
Verlag für vertrauenswürdig erachten – nach bestem Wissen und Gewissen recherchiert
und sorgfältig geprüft. Trotzdem stellt dieses Buch keinen Ersatz für eine individuelle
Fitnessberatung und medizinische Beratung dar. Wenn Sie medizinischen Rat einholen
wollen, konsultieren Sie bitte einen qualifizierten Arzt. Der Verlag und die Autorin haften
für keine nachteiligen Auswirkungen, die in einem direkten oder indirekten Zusammen-
hang mit den Informationen stehen, die in diesem Buch enthalten sind.

Für Fragen und Anregungen:
johannafellner@rivaverlag.de

1. Auflage 2011
© 2011 by riva Verlag, ein Imprint der Münchner Verlagsgruppe GmbH
Nymphenburger Straße 86
D-80636 München
Tel.: 089 651285-0
Fax: 089 652096

Projektbegleitung und Manuskriptbearbeitung: Martina Steinbach
Umschlaggestaltung: Pamela Günther
Umschlagabbildung: Jens Junge
Layout: Meike Herzog
Reinzeichnung und Satz: Daniel Förster
Druck: Florjancic Tisk d.o.o., Slowenien
Printed in the EU

ISBN 978-3-86883-127-6

Weitere Infos zum Thema:

www.rivaverlag.de
Gerne übersenden wir Ihnen unser aktuelles Verlagsprogramm.

Johanna Fellner

Projekt
TRAUMFIGUR

Das Step-by-Step-Konzept

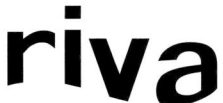

Inhalt

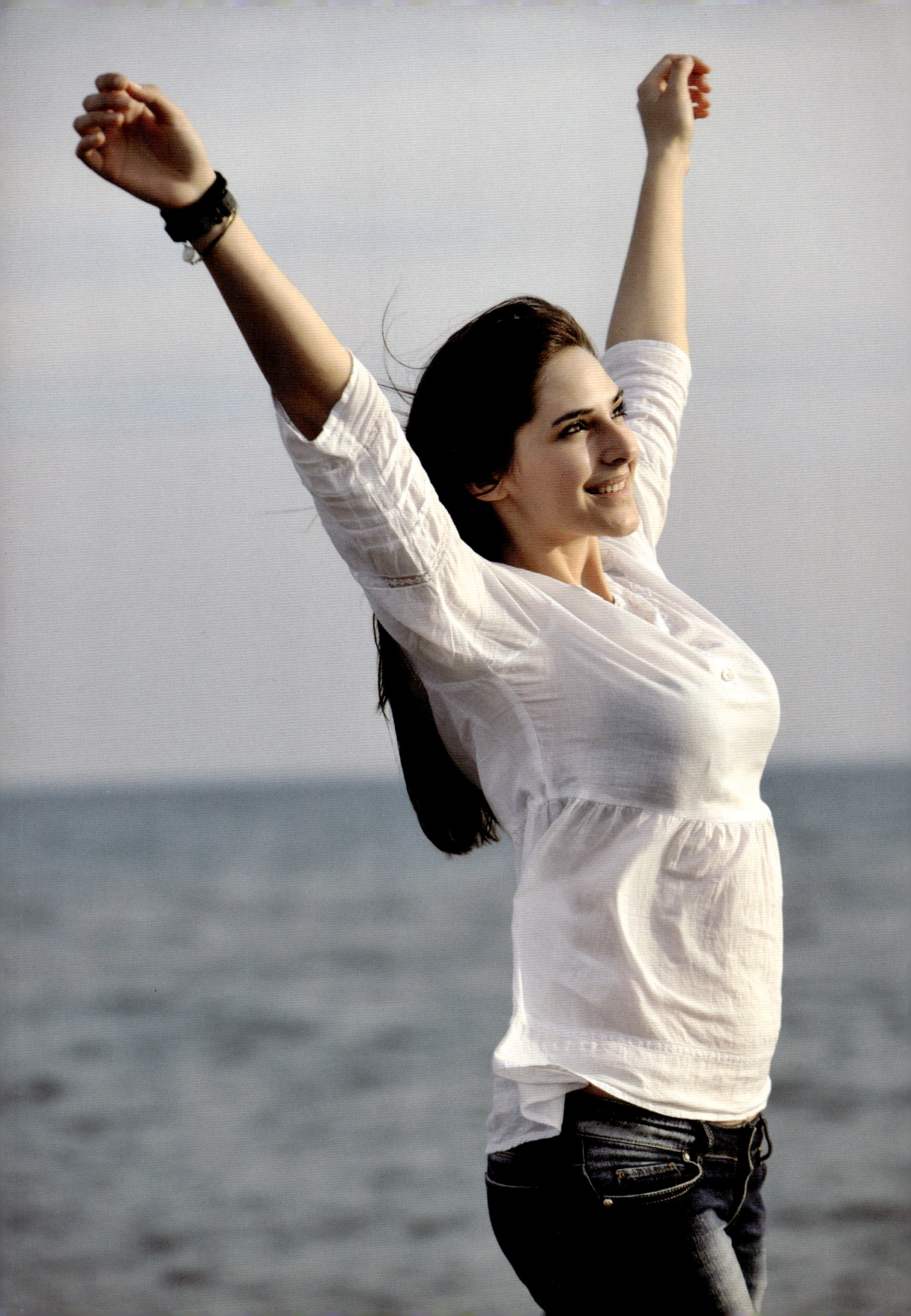

Einleitung

Der zufriedene Blick in den Spiegel, die perfekt sitzende Jeans, die tolle neue Frisur oder die Leichtigkeit, mit der Sie eine Treppe hinaufsteigen – Wohlbefinden zeigt sich in den unterschiedlichsten Facetten. Eine der wichtigsten Voraussetzungen aber ist, dass wir uns in unserem Körper, in »unserer Haut« gut fühlen – dazu gehört natürlich, dass wir gesund sind und die Kraft und Energie haben, um die täglichen Anforderungen des Lebens zu meistern, aber auch, dass wir mit unserem äußeren Erscheinungsbild im Einklang stehen.

Mein Programm zeigt Ihnen, wie Sie Schritt für Schritt wieder zu Ihrer natürlichen Leichtigkeit zurückfinden und die beste Form und Figur Ihres Lebens erreichen können. Machen Sie es sich zu Ihrem wichtigsten Ziel, sich jeden Tag fit, schlank und glücklich zu fühlen. Es lohnt sich!

Ganz bewusst verzichte ich auf genaue Zeitangaben, denn jeder Mensch reagiert unterschiedlich und setzt an einem anderen Punkt an. Wenn Sie schon lange nicht mehr trainiert haben oder mit starkem Übergewicht kämpfen, sollten Sie sich anfangs nicht überfordern und Ihrem Körper die nötige Zeit geben, sich an das Programm zu gewöhnen. Sind Sie hingegen gesund und bereits sportlich aktiv, können Sie gleich in die Vollen gehen. Der Erfolg hängt maßgeblich von Ihnen ab: Je motivierter und konsequenter Sie das »Projekt Traumfigur« angehen, umso schneller zeigen sich positive Resultate.

Für dieses Buch habe ich aus den vielen Fitnesskonzepten, die ich im Laufe meiner langjährigen Erfahrung als Trainerin und Ausbilderin entwickelt habe, die besten und effektivsten Elemente ausgewählt.

Kombiniert mit vielen neuen Tipps und Übungen, ist ein umfassendes und vielseitiges Rundumkonzept entstanden, das sich leicht und ohne Kompromisse in Ihren Alltag integrieren lässt. Schließlich soll der Weg zu Ihrem neuen, fitten, schlanken und glücklichen Ich keine weitere Belastung für Sie darstellen, sondern Ihnen ganz im Gegenteil dabei helfen, neue Kraft und Lebensfreude zu gewinnen.

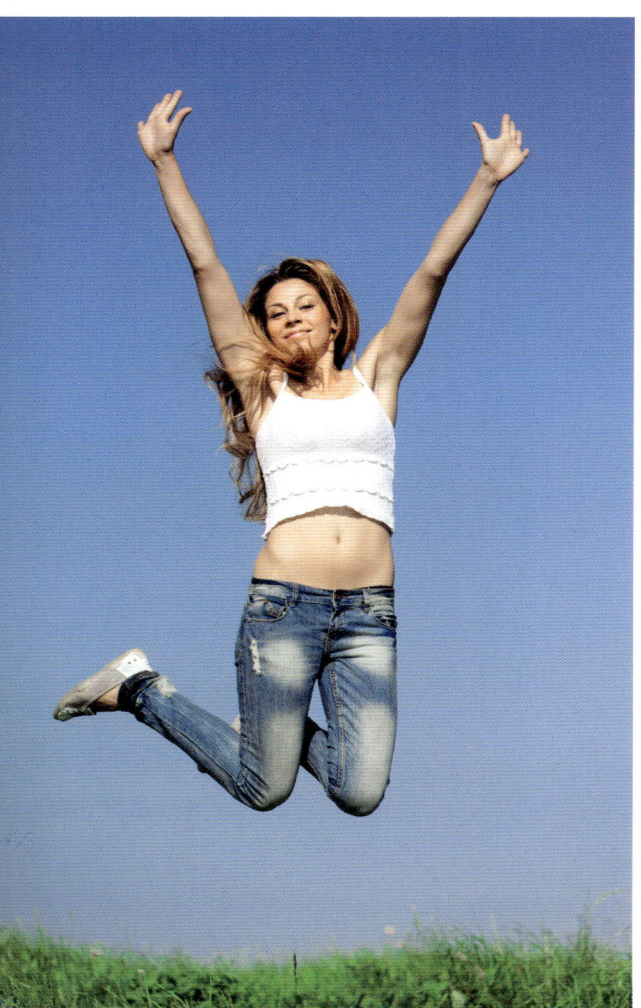

Viele Fitnessprogramme und Diäten scheitern bereits nach kurzer Zeit – Leidensdruck allein reicht eben nicht als Motivation. Um Ihr Vorhaben bis zum Ende zu verfolgen, benötigen Sie Durchsetzungswillen und Entschlossenheit sowie ein klares Ziel. Daher werden wir im allerersten Schritt den Schalter in Ihrem Kopf in die richtige Richtung umlegen. In einem großen Selbstcheck analysieren wir Ihre persönliche Situation und decken die kleinen und großen Hürden auf, die Sie bisher daran gehindert haben, Ihre Wunschfigur zu erreichen. Die intensive Selbstreflexion wird Ihnen helfen, die eigene Einstellung zu Ihrem größten Motivator zu machen.

Das Herzstück meines Programms ist der große Bewegungsteil. Hier wird intensiv gearbeitet, ohne sich zu überfordern. In den vier Kategorien Warmup, Cardio, Kraft und Stretching biete ich Ihnen eine Vielfalt an hochwirksamen Übungen an, die sich alle auf engstem Raum und ganz ohne aufwendiges Trainingsequipment durchführen lassen – selbst wenn das Baby nebenan schläft oder Sie im Hotel übernachten müssen. Mit diesen Übungen sparen Sie Zeit und sind weder an eine bestimmte Tageszeit gebunden noch vom Wetter abhängig.

Das Programm wird Ihnen zu neuer Lebensfreude verhelfen – bleiben Sie dran!

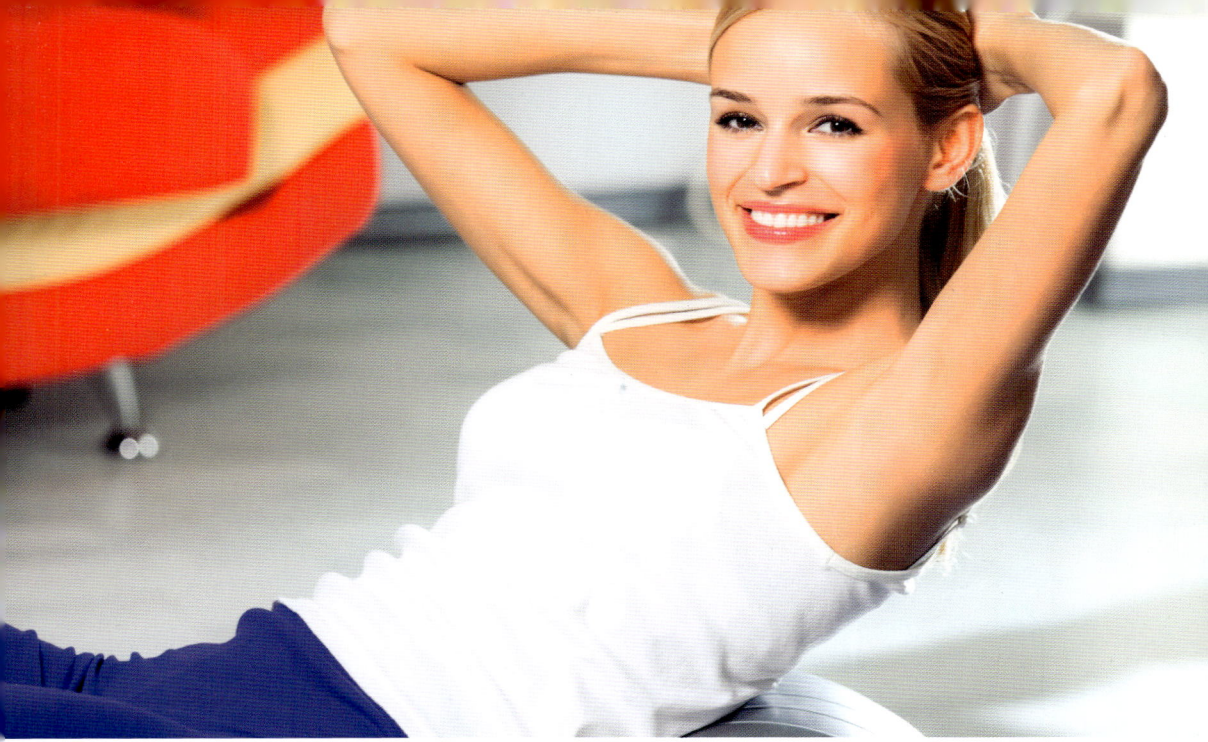

Alle Übungen lassen sich problemlos in einem Zimmer durchführen und kommen ohne Geräte aus.

Ein zusätzliches Ausdauertraining wie Joggen, Schwimmen oder Biken ist gar nicht nötig, denn meine Moves enthalten bereits unzählige Cardioelemente. Freuen Sie sich aufs Sprinten, Skaten und Springen sowie viele weitere rasante Bewegungen, die Spaß und Abwechslung bringen und zusammen mit den effektiven Kräftigungsübungen Ihre Kalorienverbrennung ordentlich anheizen! Sowohl die Cardio- als auch die Kraftübungen werden in drei Schwierigkeitsstufen angeboten, sodass Sie je nach Tagesform und Fitnesslevel auswählen können, wie intensiv Sie trainieren möchten. Jede Übung wird detailliert beschrieben und in Bildern gezeigt.

Im Anschluss an den Übungsteil habe ich vier verschiedene Trainingsprogramme zusammengestellt, die jeweils einen unterschiedlichen Schwerpunkt haben, aber aufeinander aufbauen. Mit dem ersten Programm verbessern Sie zunächst Ihre allgemeine Fitness, bevor Sie mit dem zweiten gezielt die Kraft trainieren. Programm drei widmet sich Ihrer Ausdauer, und das vierte Programm aus Cardiotraining mit Kraftintervallen hat es dann so richtig in sich. Sie halten sich jeweils so lange an ein Programm, bis der Körper sich daran gewöhnt hat, und wechseln dann zum nächsten. Auf diese Weise bauen Sie systematisch Ihre Fitness auf. Die Programme sind außerdem gute Beispiele dafür, wie sich meine Übungen sinnvoll zu Trainingseinheiten kombinieren lassen. Natürlich können Sie auch Ihre eigenen Workouts erstellen. Wie das geht und worauf Sie dabei achten müssen, erfahren Sie ebenfalls in meinem Buch.

Nicht zuletzt widmen wir uns Ihrer Ernährung und versuchen auch hier, neue Gewohnheiten zu etablieren, die Sie Ihrem Ziel näher bringen.

Ich werde Ihnen in diesem Kapitel keine neue Diät vorstellen – im Gegenteil. Mir geht es darum, dass Sie zu einer natürlichen Ernährung (zurück-) finden, die satt, gesund und glücklich macht und sich problemlos in Ihrem Alltag umsetzen lässt. Neben einigen Grundlagen der Ernährung erfahren Sie hier, welche Lebensmittel Ihnen wirklich guttun und welche nicht. Einige Rezeptideen dienen der Inspiration bei der Erstellung Ihres neuen Speiseplans. Wenn Sie meine Ratschläge befolgen und sich an Ihren Trainingsplan halten, werden Sie so auch ganz ohne Diät überflüssiges Körperfett verlieren.

Ein entscheidender Faktor, der mein Step-by-Step-Konzept von anderen Fitnessplänen unterscheidet, ist: Sie müssen Ihren Alltag nicht von einem Mal aufs andere radikal umkrempeln. Viel-

mehr setzen wir die neuen Trainings- und Essgewohnheiten nacheinander, Schritt für Schritt, um. Erst wenn Sie sich an eine Neuerung gewöhnt haben, gehen Sie zur nächsten über. Sie befürchten, Sie schaffen das nicht? Verlassen Sie sich auf Ihren natürlichen Instinkt! Vieles ist nur Gewohnheit. Wenn Sie einmal gespürt haben, wie gesunde, frische Lebensmittel Ihre Vitaliät erhöhen, und Sie sich beim Training fitter fühlen, werden Sie bald von sich aus und mit Vergnügen die richtigen Lebensmittel wählen und die sportliche Betätigung sowie das Glücksgefühl danach genießen.

Natürlich können sich Ihnen auf Ihrem Weg zur Traumfigur immer wieder Hindernisse in den Weg stellen. Aber keine Angst: Aus der Erfahrung mit meinen Kundinnen kenne ich sie alle und zeige Ihnen in den mit »Achtung, Stolperstein!« beschrifteten Tipp-Kästen, wie Sie diese Hürden locker meistern.

Und nun wünsche ich Ihnen viel Freude und Erfolg bei der Erfüllung Ihres vollauf berechtigten Wunsches: dem zufriedenen Blick in den Spiegel!

Der Blick in den Spiegel sollte jeder Frau Spaß machen.

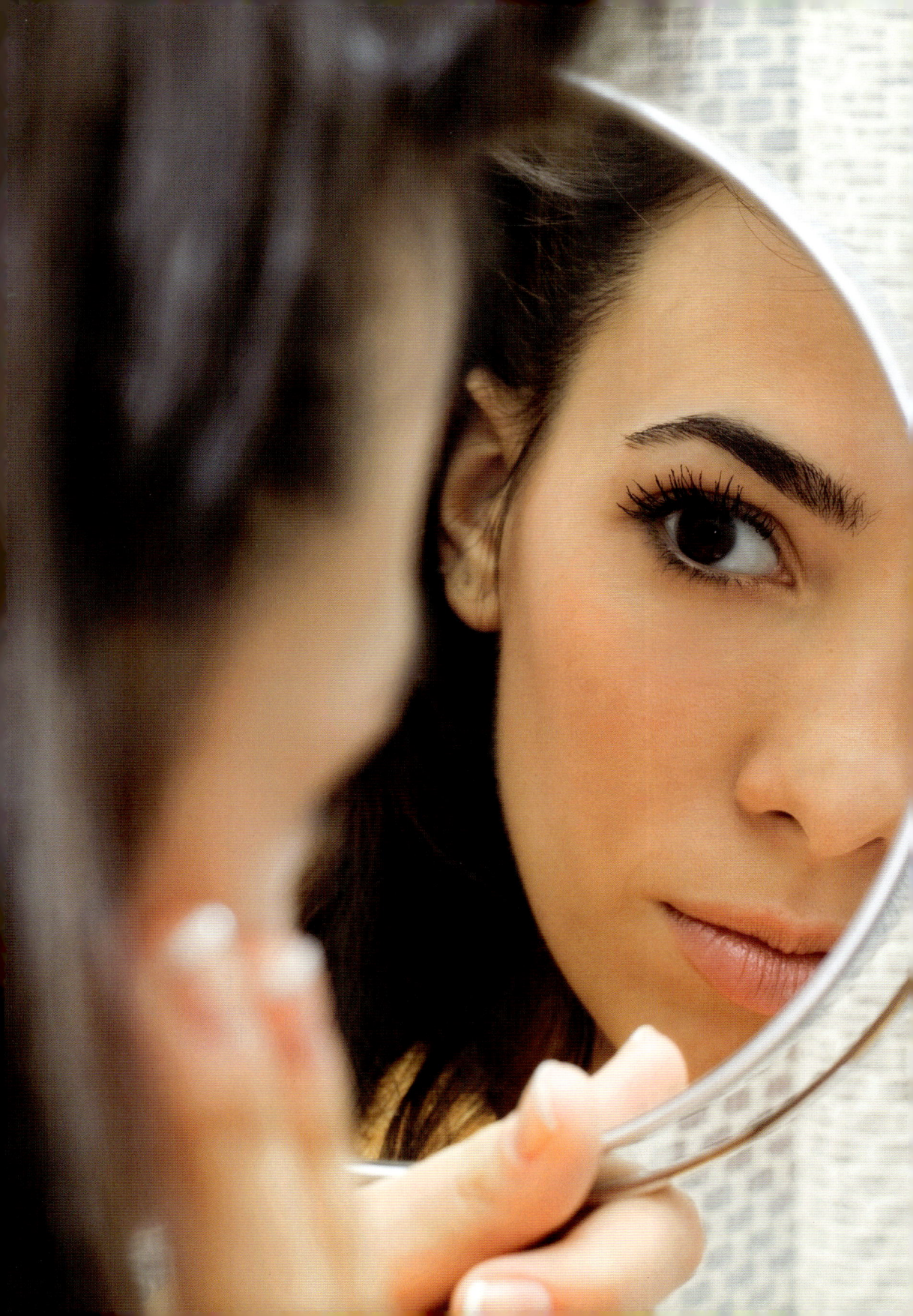

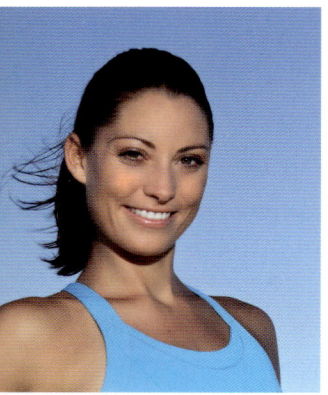

Warum ich dieses Buch schrieb

Persönliche Worte von Johanna Fellner

Frauen sind in der heutigen Zeit doppelt gefordert. Nicht nur ihre Herausforderungen im Berufsleben wachsen stetig, sie müssen auch nach Feierabend bei der Familie und im Haushalt Höchstleistungen bringen. Zugleich werden die Gelegenheiten, etwas für sich selbst zu tun, immer seltener.

Sei es ein stressiger Job, Kinder, die uns auf Trab halten, eine Beziehung, an der gearbeitet werden möchte, oder viele soziale Aktivitäten – all das kostet uns Kraft und Energie, die häufig nicht oder nur unzureichend nachgetankt wird.

Nur allzu oft wird bei Stress und Zeitmangel zunächst der Sport aus dem Terminplan gestrichen. Schlaf-

mangel und schlechte Ernährung setzen dem Körper zusätzlich zu. All diese täglichen Belastungen resultieren in dem einen Ergebnis: Sie fühlen sich nicht wohl in Ihrer Haut.

Ein Yogi sagte einmal zu mir: »Akzeptiere oder ändere es.« Sind Sie unzufrieden, beseitigen Sie die Dinge, die nicht (mehr) zu Ihnen passen. Unmöglich? Dann nehmen Sie sie an, verschenken Sie aber keine Energie mehr damit, sich darüber zu ärgern. Diese Empfehlung klingt fast zu einfach, ich weiß, aber so simpel können die Dinge manchmal sein.

Da Sie dieses Buch in den Händen halten, gehe ich davon aus, dass Sie etwas verändern möchten – Ihre Figur, Ihre Fitness, Ihr Wohlbefinden.

Vielleicht haben Sie auch schon damit begonnen, Ihr Leben zu ändern, und kommen einfach nicht weiter, benötigen Input von außen. Den ersten Schritt haben Sie nun getan. Es ist unglaublich wichtig, bei dem ganzen Trubel sich selbst nicht zu vergessen. Ich möchte Ihnen dabei helfen, mit sich und Ihrem Körper wieder in Einklang zu sein.

Vielleicht haben Sie sich auch schon mal gefragt, wie das gehen soll, in zwei Wochen eine Bikinifigur zu erhalten, ohne davor je etwas für die Figur getan zu haben. Die ernüchternde Antwort ist: Das geht gar nicht! Sie müssen sich anstrengen, um an Ihr Ziel zu kommen. Schweiß und Disziplin gehören einfach dazu, wenn man etwas erreichen will. Das klingt im ersten Moment vielleicht hart. Lassen Sie sich davon aber nicht abschrecken. Schließlich darf man auf einen hart erarbeiteten Erfolg auch viel mehr stolz sein als auf einen in den Schoß gelegten Triumph. Und im Gegensatz zu den Wunder-Blitz-Zauber-Programmen, die Sie nach ein paar quälenden Hungertagen auch noch mit dem Jo-Jo-Effekt bestrafen, funktioniert mein Plan wirklich.

Wenn Sie motiviert sind und durchhalten, werden Sie am Ende auch mit mehr Wohlbefinden und mit Ihrer Traumfigur belohnt.

Genug der guten Worte, wir legen jetzt einfach los. Ich bin mir sicher, dass Ihnen mein Training in Verbindung mit einer natürlichen Ernährung sowie unzähligen Tipps und Tricks für den Alltag genauso viel Spaß machen wird wie meinen bisherigen Kunden, von denen einige auch in diesem Buch zu Wort kommen.

Meine Bitte an Sie: Nehmen Sie sich Zeit für sich. Ein Tag hat 24 Stunden, die Sie sich zu einem großen Teil selbst einteilen können. Es hängt allein davon ab, wo und wie Sie Ihre Prioritäten setzen. Seien Sie sich selbst wichtig. Das wird auch Ihrem Umfeld guttun.

Bleiben Sie dran, und ich verspreche Ihnen: Sie werden sich gesund, schön, zufrieden und glücklich fühlen. Starten Sie in Ihr persönliches »Projekt Traumfigur« – jetzt!

Viel Erfolg wünscht Ihnen

Ihre

Johanna Fellner

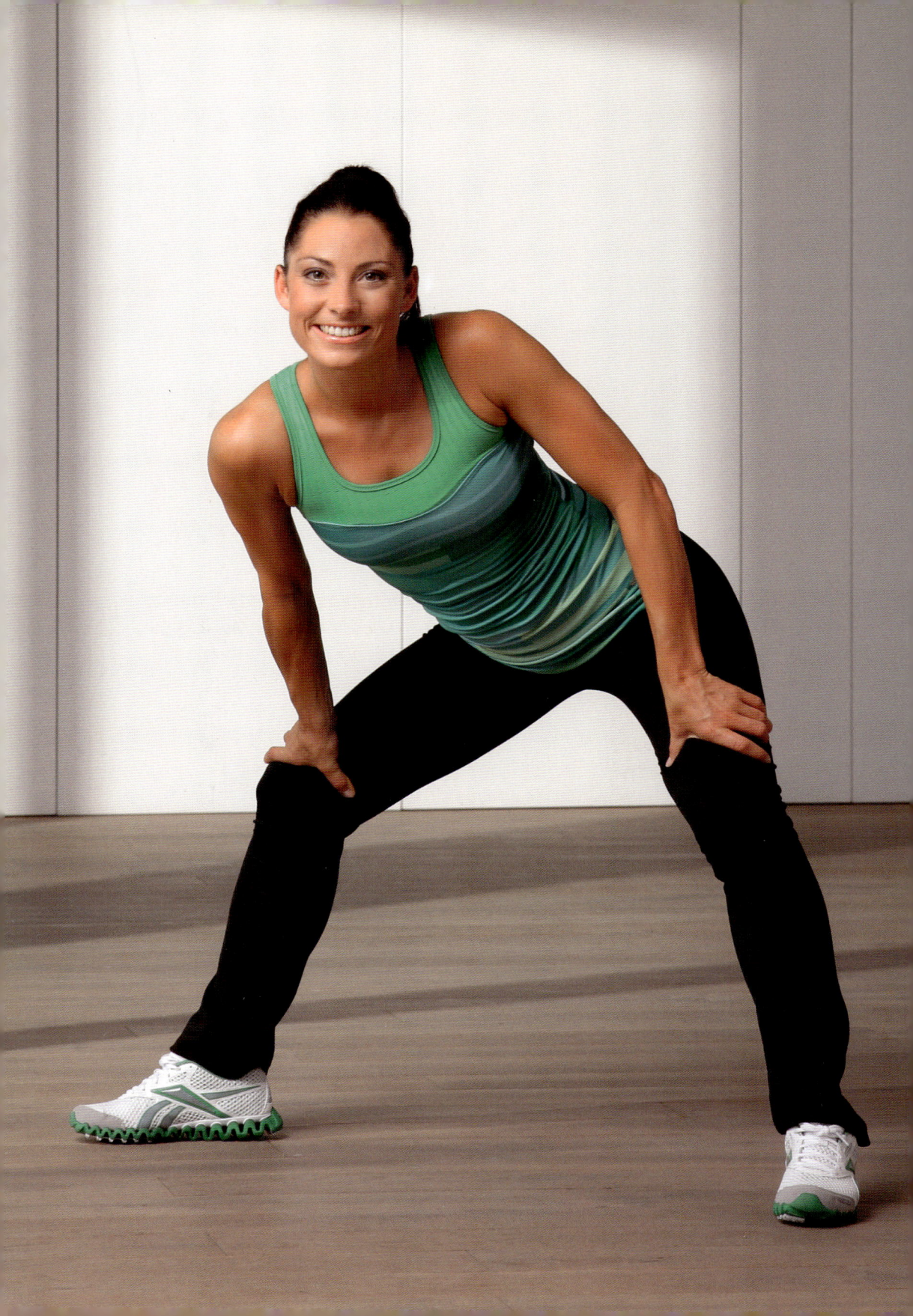

Johanna Fellner – die deutsche Fitnessqueen

Eine kurze Biografie

Sport hatte schon immer einen hohen Stellenwert in Johannas Leben. Bereits als Kind war sie eine begeisterte Kunstturnerin. Zu Fitness und Aerobic kam sie dann über ihren Cousin Robert Steinbacher, der selbst ein bekannter Ausbilder und Presenter ist. Im zarten Alter von 12 Jahren begann sie ihre erste Aerobicausbildung. »Es hat mich einfach wahnsinnig fasziniert, wie Muskeln funktionieren. Außerdem beeindruckte es mich, dass so viele Leute einfach nachahmen, was eine Person vormacht.« Es war aber auch ein wenig Glück im Spiel, denn dank ihrer guten Kontakte konnte Johanna an vielen Seminaren und Ausbildungen teilnehmen. Ihre erste Stunde gab sie dennoch eher unfreiwillig: Ihr Cousin stand im Stau und bat sie, seinen Kurs zu übernehmen. Also stand sie plötzlich vor einer Frauengruppe, die einen großen, blonden, durchtrainierten Mann erwartet hatte. Das Workout klappte aber ganz gut, was sie motivierte weiterzumachen.

In den folgenden Jahren reiste Johanna den besten Lehrern hinterher und unterrichtete sehr viel, um die Ausbildungen zu finanzieren. Zürich, London, New York – kein Weg war ihr zu weit. Zudem tanzte sie auf diversen Veranstaltungen, wurde auf der Fitnessfachmesse FIBO als Presenterin entdeckt und trat auf Lanzarote und dem spanischen Festland, in Schweden und in Russland auf. Zugleich studierte sie an der Fachakademie für Sozialpädagogik in München und machte ihren Abschluss

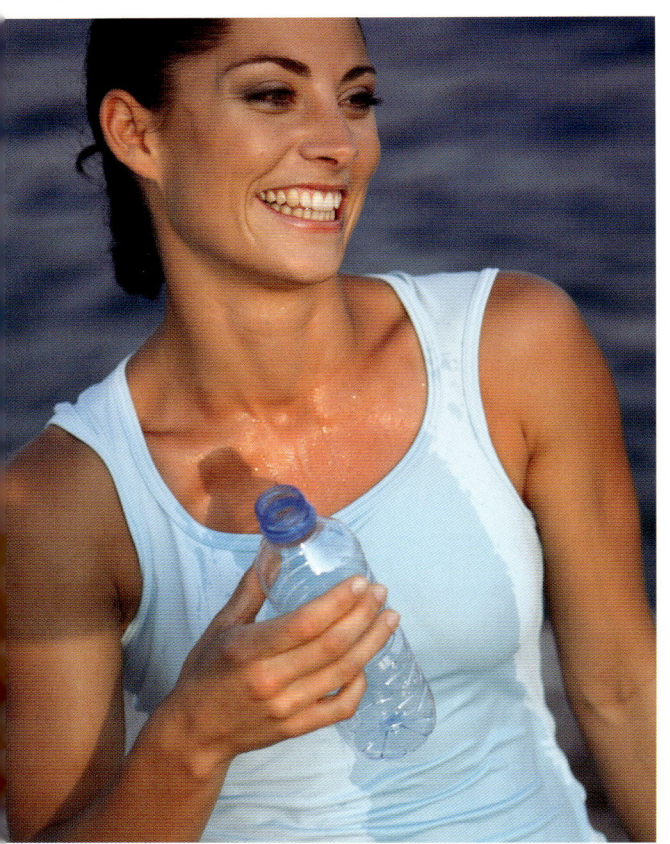
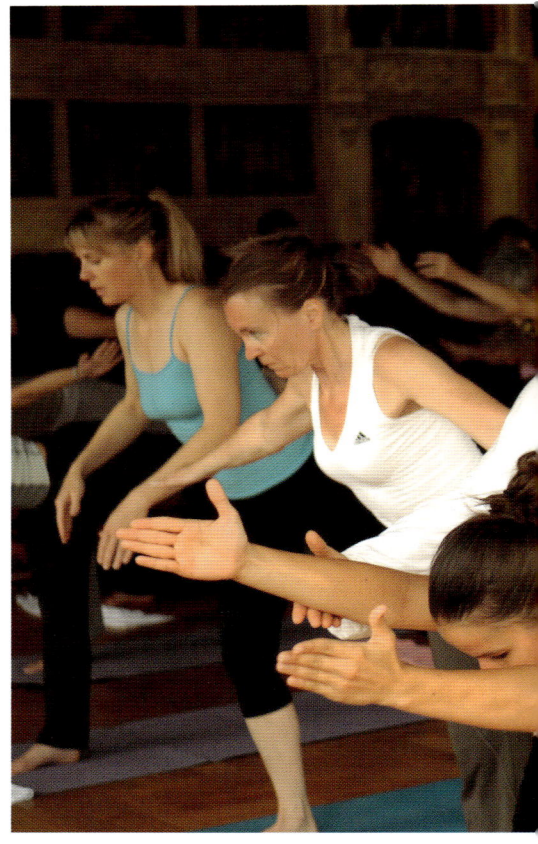

als staatlich anerkannte Erzieherin. Die Berufsausbildung vermittelte ihr weiteres wertvolles Fachwissen und Erfahrung im Umgang mit Menschen. In einem nächsten Schritt setzte sie dann ihren Wunsch um, Ausbilderin für Trainer zu werden. Sie hielt Kurse an der bodyART School sowie an der auf Fitnessausbildungen und Fitnessmarketing spezialisierten Inline-Akademie. Heute unterrichtet sie an einer Fachschule für Sport- und Gymnastiklehrer in München.

Vor allem durch ihre zahlreichen Fernsehauftritte ist Johanna einem großen Publikum bekannt geworden. Da ihre Aussprache die bayerischen Wurzeln verrät, bewarb sich die gebürtige Chiemgauerin beim Baye-

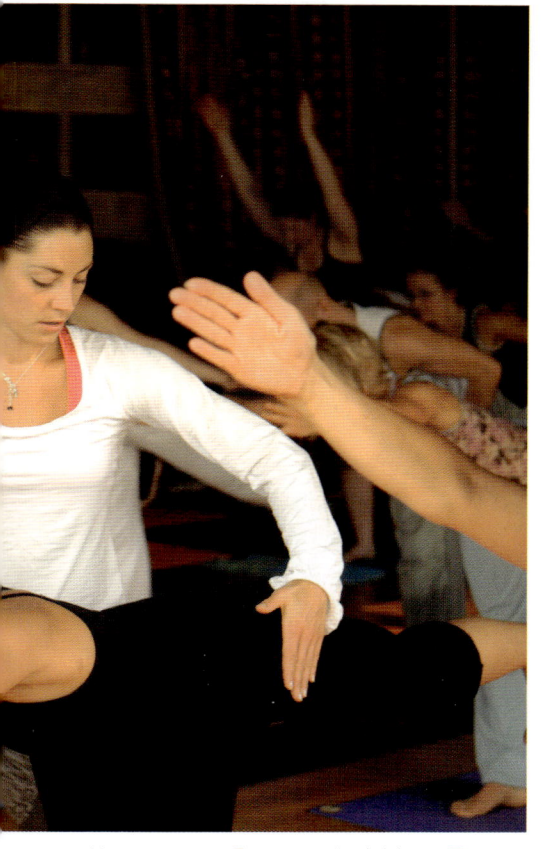 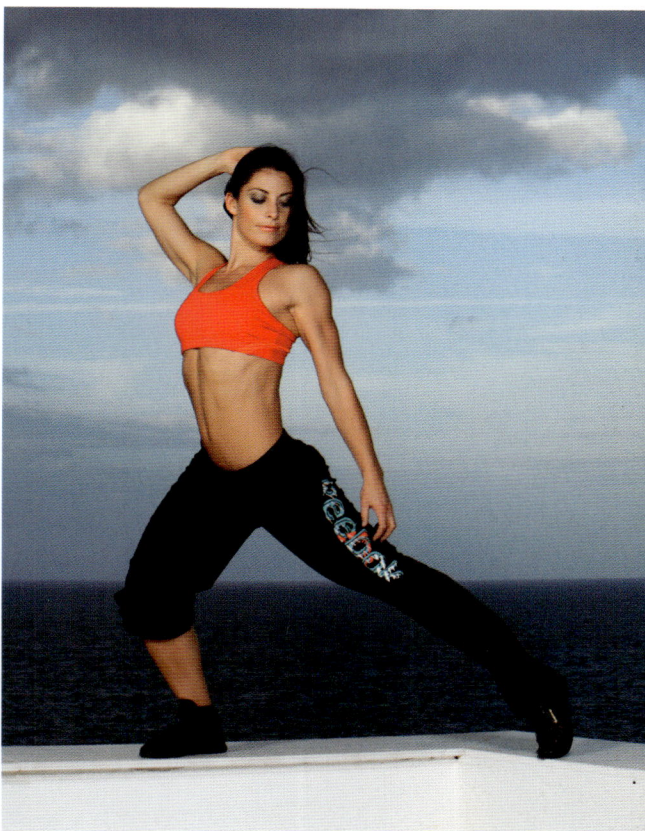

Kunstturnerin, Trainerin, Ausbilderin, Tänzerin, Sportmodel – Bewegung ist und bleibt eine der großen Konstanten in Johannas Leben.

rischen Fernsehen für die Sendung »Telegym«. Ihre Konzepte »Rücken« und »Dance« sind heute noch im Morgenprogramm zu sehen. Bei »Telegym« wurde sie auch von Stefan Raab entdeckt, der sie prompt in eine Sendung von »tv total« einlud. Zudem ist Johanna als Brand Ambassador, eine Art Markengesicht, und als Mastertrainer für die Sportfirma Ree-

bok in der ganzen Welt unterwegs und entwickelte in Zusammenarbeit mit Reebok und dem Cirque du Soleil den neuen Fitnesstrend »Jukari Fit to Fly«. Da sie auch PR-Aktionen unterstützt, war sie schon auf vielen Werbeplakaten und in Artikeln zu sehen. Nicht zu vergessen sind die zahlreichen Fitness-DVDs, die sie erfolgreich auf den Markt gebracht hat.

7 Fragen an Johanna Fellner

1 Johanna, warum hast du das Step-by-Step-Konzept entwickelt?

Ich wollte schon immer ein Buch herausbringen, das all die Programme vereint, die ich bislang entwickelt habe – eine Art »Best of Johanna Fellner«. Mein Konzept ist speziell auf die Bedürfnisse von Frauen zugeschnitten. In E-Mails oder im direkten Kontakt klagen sie oft über zu breite Hüften, einen zu großen Po, zu starke Schenkel oder ein paar Kilos zu viel. Viele sind auch einfach unzufrieden mit ihrer aktuellen Situation, ohne das an einem bestimmten Merkmal festmachen zu können. Als Fitness und Health Coach möchte ich allen Frauen dabei helfen, sich in ihrem Körper wohlzufühlen. Darum habe ich dieses Konzept entwickelt, mit dem sie schrittweise neue Kraft und Energie gewinnen werden. Mir ist bewusst, dass es nicht leicht ist, Kinder, Haushalt, Job und Freunde unter einen Hut zu bringen. Wer Ehefrau, Mutter, Angestellte und Freundin zugleich ist, bleibt allzu schnell selbst auf der Strecke. Gerade deshalb möchte ich meine Leserinnen dazu motivieren, etwas für sich zu tun, indem ich ihnen ein Programm anbiete, das sich problemlos in jede Lebensplanung integrieren lässt, ohne eine zusätzliche Belastung zu sein. Im Gegenteil, es sollte eine Bereicherung bedeuten.

2 Wie hebt sich dein Programm von den anderen Schlank-Versprechen ab?

Mir geht es erstens weniger ums Schlankwerden und zweitens schon gar nicht um ein Versprechen. Vielmehr gebe ich der Leserin eine An-leitung, wie sie das Beste aus ihrem Körper herausholen und sich darin (wieder) wohlfühlen kann. Aus mei-ner langjährigen Tätigkeit als Personal Trainerin kenne ich jede Ausrede und jedes Hindernis, das eine Frau von ih-rem Workout abhalten kann. Was aber viel wichtiger ist: Ich weiß, wie man diese Hürden überwindet, und gebe dieses Wissen eins zu eins weiter.

In meinem Step-by-Step-Konzept habe ich einfache und dennoch höchst effektive Übungen in einem dynamischen System zusammenge-fasst. Die Workouts beanspruchen den gesamten Körper und verbrau-chen gleichzeitig jede Menge Kalorien.

3 Woher nimmst du die Inspiration für deine Konzepte?

Ideen kommen mir in den un-terschiedlichsten Situationen: beim Autofahren, Schlafen oder Shoppen. Kreativität auf Knopfdruck hingegen funktioniert bei mir gar nicht. Manch-mal erfahre ich von neuen Theorien und überlege, wie ich diese in die Praxis umsetzen kann. Dann probiere

ich die Methoden an meinen Kurs-teilnehmern aus und perfektioniere sie immer weiter. Weitere Impulse bekomme ich von den unterschied-lichsten Seiten: Durch meine Arbeit bei Reebok halte ich engen Kontakt zu den Artisten des Cirque du Soleil und zu Kolleginnen und Kollegen aus aller Welt – eine tolle Inspirations-quelle, die durch den gegenseitigen Austausch nie versiegt. Zudem wer-den wir von Reebok regelmäßig in den USA geschult, wo man uns beim Thema Fitness oft einen Schritt vor-aus ist. Es werden viel häufiger Stu-dien durchgeführt und dementspre-chend mehr Erkenntnisse gewonnen, alles geht ein wenig schneller. Auch im deutschsprachigen Raum bin ich eng mit Sportwissenschaftlern ver-netzt und tausche mich mit vielen Leuten aus, die in den unterschied-lichsten Bereichen ihr Fachwissen an Akademien weitergeben.

4 Warum macht es dir Spaß, andere Menschen in Form zu bringen?

Ich liebe es, anderen beim Arbei-ten zuzusehen und sie dabei noch ein wenig zu quälen – nein, im Ernst, es erfüllt mich, mein Wissen weitergeben zu können. Und es freut mich, wenn andere sich freuen, durch mich etwas in sich bewegt zu haben. Ebenso wie meine Kunden bekommen auch meine Leserinnen von mir ein Gesamtpaket, das ihnen hilft, dauerhaft zufrieden zu sein. Darum sehe ich mich nicht nur als Trainerin, sondern auch als Gesundheits- und Lifestylecoach. Ich freue mich sehr darüber, endlich in einem Buch vermitteln zu können, wie jede Frau ihr »Projekt Traumfigur« erfolgreich umsetzen kann.

5 Welchen Rat gibst du Kunden am häufigsten?

Sie sollen das Workout finden, das ihnen wirklich Spaß macht! Es gibt so viele Möglichkeiten, Sport zu treiben. Eine Frau läuft gern im Wald, die andere sucht die Herausforderung beim Klettern, eine Dritte genießt das Teamgefühl beim Volleyball, und wieder andere lassen sich lieber in einer Kursstunde im Fitnessstudio motivieren. Und dann gibt es natürlich die, die aus Zeitgründen oder einfach, weil es praktisch ist, gerne zu Hause oder unterwegs trainieren. Egal, was Frauen gern tun, sie sollten auf Abwechslung achten.

Denn sobald sich der Körper an einen Ablauf gewöhnt hat – das merken Sie daran, dass Ihnen die Ausführung sehr leichtfällt –, braucht er neue Trainingsreize. Darum gibt es in meinem Step-by-Step-Konzept zum einen unterschiedliche Schwierigkeitsstufen bei den einzelnen Übungen, zum anderen erhöht sich der Anspruch mit jedem der vier Trainingspläne.

Ich selbst brauche enorm viel Abwechslung in meinem Training. So trainiere ich an einem Tag ganz locker meine Grundlagenausdauer beim Joggen, am nächsten Tag ist intensives Krafttraining an der Reihe, und dann tobe ich mich – zusammen mit meinen Kursteilnehmern – bei einer Dance-Stunde aus. Aus Erfahrung weiß ich: Je mehr Abwechslung und Spaß man beim Training hat, desto länger bleibt man auch dabei.

6 Welche Frage wird dir immer wieder gestellt?

Ganz klar, am liebsten wären alle Frauen der Baumeister ihres eigenen Körpers – sie fragen mich nach der Anleitung. Sie wollen also wissen, wie sie Speckrollen an bestimmten Stellen wie den Oberschenkelinnenseiten oder dem Bauch verlieren.

Das Problem ist, dass an manchen Stellen das Fett einfach nicht verschwinden kann, weil dort nicht genügend Rezeptoren für abbauende Hormone sitzen. Die Verteilung ist genetisch bestimmt, daher sind Problemzonen von Frau zu Frau verschieden. Dennoch ist Krafttraining eine perfekte Methode, um mehr Fett zu verbrennen. Warum? Ein Kilogramm Muskeln verbraucht pro Tag in Ruhe 100 Kalorien, ein Kilogramm Fett hingegen verbraucht keine Kalorien.

Es ist wichtig, den gesamten Körper zu trainieren, um den Stoffwechsel zu aktivieren und so ein harmonisches Erscheinungsbild zu erhalten. Im Grunde geht es auch nicht darum, Fett zu verbrennen, sondern eine negative Energiebilanz herzustellen, also mehr zu verbrauchen, als zu sich nehmen. Abnehmen funktioniert bei den meisten Frauen von oben nach unten, sprich zuerst werden Gesicht und Busen schmaler, Bauch und Beine hingegen lassen sich damit Zeit. Doch anstatt sich darüber zu ärgern, sollte man sich einfach über jeden positiven Effekt freuen und dranbleiben.

7 Gibt es typisch weibliche Trainingsfehler?

Frauen trainieren oft nicht intensiv genug. Ganz ehrlich, wie soll denn auf dem Ergometer Energie verbraucht werden, wenn der Widerstand auf der untersten Stufe bleibt, sich das Gerät kaum bewegt und man nebenbei die Zeitung liest? Man muss sich schon auf die Sache konzentrieren und vor allem mit der richtigen Intensität trainieren.

Einen sogenannten Fettverbrennungspuls bei niedriger Intensität gibt es nicht, diese Theorie ist überholt. Wer wirklich fit werden oder abnehmen möchte, muss intensiv trainieren. Mit intensiven Intervallen können Sie in einer halben Stunde mehr Kalorien verbrennen als in einer Stunde lockerem Radeln auf dem Fahrradergometer. Außerdem verbessert ein ganzheitliches Intervalltraining auch Kraft und Koordination.

Ein wichtiger Faktor ist hier die Motivation: Wenn ich mich langweile, gebe ich nicht alles. Bei meinem Konzept wird niemand die Zeit haben, nebenbei etwas zu lesen oder auch nur auf die Uhr zu schauen. Meine Übungen erfordern volle Konzentration. Zur Belohnung gibt es dafür das maximale Ergebnis: die persönliche Traumfigur.

Das Step-by-Step-Konzept

Große Ziele erfordern kleine Schritte. Stellen Sie sich einen Marathonläufer vor. Wenn er die gesamten 42,195 Kilometer seiner Laufdistanz daran denken würde, wie viele Schritte er noch vor sich hat (insgesamt sind das bei einer durchschnittlichen Schrittlänge übrigens um die 35 000), käme er wahrscheinlich nie im Ziel an. Natürlich bedeutet so ein Langstreckenlauf immer eine enorme mentale Herausforderung. Der Läufer kann sie aber gut bewältigen, wenn er sich die Strecke in Zwischenabschnitte unterteilt. Er denkt an die nächste Trinkstation, an die Stelle, an der seine Familie ihn anfeuern wird, oder an den nächsten Song auf seinem MP3-Player. Indem er sich jeweils immer nur auf das nächste Etappenziel konzentriert, kämpft er sich erfolgreich durch die gesamte Strecke bis zum Ende durch. Alles andere würde ihn – vollkommen unnötig – überfordern. Genauso verhält

Ein langfristiges Ziel erreicht man, indem man Schritt für Schritt vorangeht.

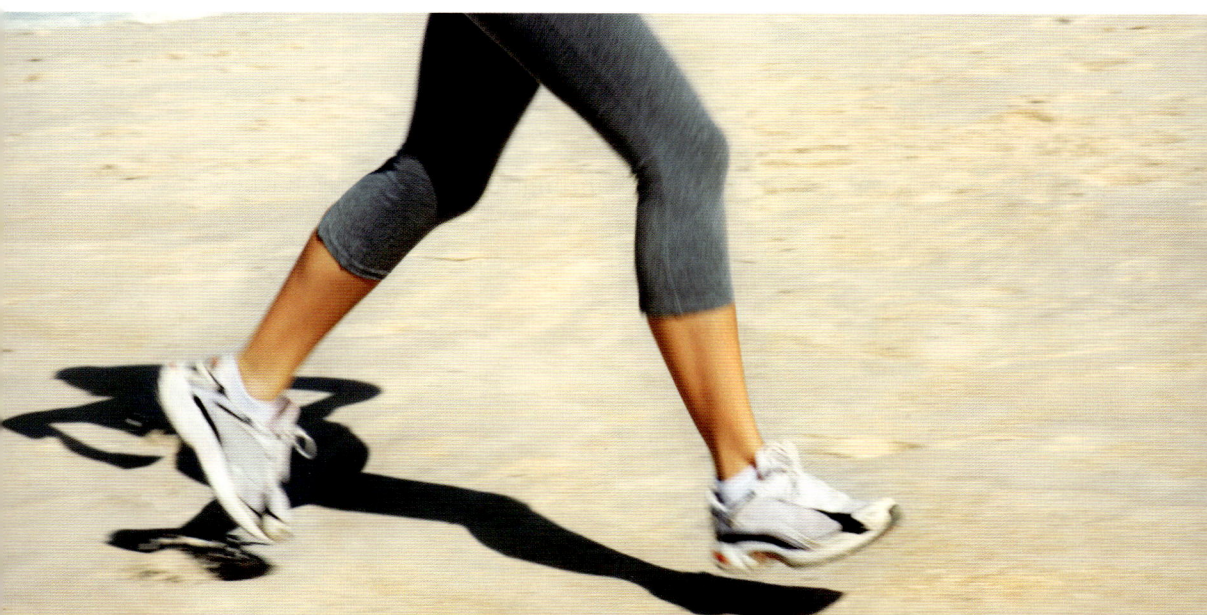

es sich auch mit Ihrem persönlichen Figur- und Fitnessziel. Gehen Sie Schritt für Schritt voran.

In den folgenden Kapiteln zeige ich Ihnen, wie Sie Ihre »Laufstrecke« sinnvoll unterteilen können, um garantiert dort anzukommen, wo Sie hinmöchten. Lesen Sie die nächsten Seiten bitte aufmerksam durch, und bearbeiten Sie auch die kleinen Aufgaben, die ich Ihnen stelle. Sie sind wichtige Zwischenschritte auf Ihrem Weg zum Erfolg und bringen Sie Ihrem Ziel jedes Mal ein Stückchen näher. Immer wieder werden Sie gebeten, Ihre Antworten oder Gedanken direkt in dafür vorgedruckte Zeilen einzutragen. Werden Sie so zum Autor Ihres ganz persönlichen Buches.

Mein Programm setzt sich aus insgesamt sieben Steps zusammen, wobei jedem Step ein Kapitel des Buches gewidmet ist. Im ersten Step werden wir damit beginnen, Ihre persönliche Situation genau zu analysieren und Ihr individuelles Ziel zu formulieren. Anschließend geht es darum, mögliche Barrieren und Schwierigkeiten aus dem Weg zu räumen und Sie sowie Ihre Umgebung auf das »Projekt Traumfigur« vorzubereiten. Dieser erste Teil des Programms ist enorm wichtig! Wenn Sie sich dem Projekt

erst einmal mit ganzem Herzen verschrieben haben und es ganz oben in Ihrer Prioritätenliste verankert ist, werden Sie auch die folgenden Steps motiviert und voller Tatendrang angehen. Mit vielen tollen Übungen und Workouts für den ganzen Körper kommt reichlich Bewegung in Ihren Alltag. Wir bringen Ihren Stoffwechsel in Schwung, stärken Ihre Muskulatur, verbessern Ihre Haltung, Koordination, Balance und Ausdauer, und Sie werden sich schon bald fitter und zufriedener fühlen. Fettpölsterchen verschwinden und werden durch straffes Muskelgewebe ersetzt, wodurch Ihr Körper ein harmonischeres, vitaleres und schlankeres Erscheinungsbild erhält. Das Intervallsystem, in dem die Übungen in meinen Übungsprogrammen zusammengestellt sind, führt außerdem dazu, dass Ihr Grundumsatz an Kalorien sich erhöht. So lässt sich wunderbar Fett verbrennen. Dafür, dass Sie das Richtige essen und so die nötige Energie bekommen, ohne zuzunehmen, sorgen wir im umfangreichen Ernährungsteil am Ende des Buches. Dort vermittle ich Ihnen alles nötige Wissen für eine gesunde und natürliche Ernährung und gebe Ihnen viele schöne Rezepte für leckere Mahlzeiten mit auf den Weg, die Körper und Seele guttun.

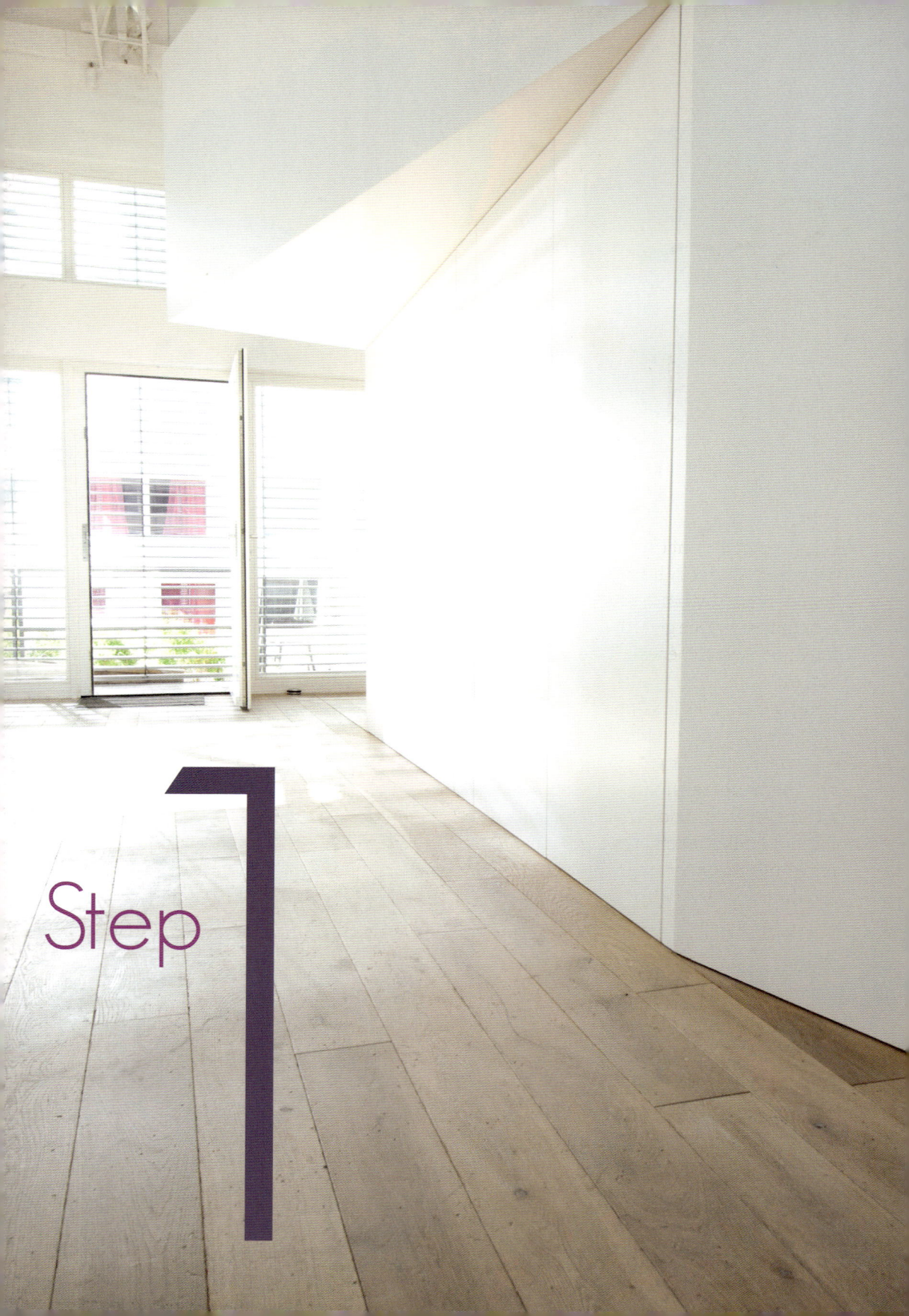

Step 1

Step 1
An der Startlinie

Bevor Sie mit dem eigentlichen Programm loslegen, sollten Sie sich zuerst einmal genau anschauen, wo Sie gerade stehen. Der folgende Selbstcheck deckt Hürden auf, die Ihnen den Weg zum Ziel unnötig schwer machen könnten.

Der Selbstcheck ist in verschiedene Themenbereiche gegliedert, die alle einen entscheidenden Anteil an Ihrem Wohlbefinden haben – von Ihrem Äußeren über Gesundheit und Ernährung bis zur Bewegung und Erholung. Im Anschluss an den Fragebogen finden Sie zu jedem dieser Themenbereiche einen kurzen Kommentar, der Ihnen bei einer ersten Einschätzung Ihrer Testergebnisse helfen soll.

Ihr Erfolgserlebnis beim Erreichen Ihres Zieles wird umso größer sein, wenn Sie das, was Sie erreicht haben, mit Ihrer Ausgangssituation vergleichen können. Aus diesem Grund finden Sie den gleichen Selbstcheck noch einmal am Ende dieses Buches.

Selbstcheck

Für die folgende Standortbestimmung sollten Sie sich genügend Zeit nehmen und einen ruhigen Moment wählen. Beantworten Sie die Fragen ehrlich – das hier ist nur für Sie.

Bild

Kleben Sie hier ein aktuelles Bild von sich ein, auf dem Ihre Figur gut erkennbar ist.

Figur

Körperteile, die Sie an sich mögen:

_____

Körperregionen, die Sie gerne ändern möchten:

_____

Beschreiben Sie Ihre Figur in knappen Worten

_____

Aus welchen Gründen sind Sie derzeit nicht in Topform?

_____

Vermessung

Nehmen Sie ein Maßband, und messen Sie den Umfang
folgender Körperpartien (nicht abdrücken!)

Brust (Brustumfang unterhalb der Brust): _____

Taille (engste Stelle am Bauch, etwa auf Bauchnabelhöhe): _____

Bauch (breiteste Stelle): _____ Hüfte/Gesäß (breiteste Stelle): _____

Oberschenkel (breiteste Stelle): _____

Waden (Mitte): _____ Oberarme (Mitte): _____

Wohlbefinden

Beschreiben Sie Ihren aktuellen Gemütszustand in knappen Worten:

_____

Fühlen Sie sich wohl in Ihrem Körper – wenn nein, warum nicht?

_____

In welchen Situationen fühlen Sie sich richtig gut?

_____

Wie oft lachen Sie?

_____

Sind Sie traurig oder deprimiert? Wie gehen Sie damit um?

_____

Schreiben Sie auf, wie Sie sich fühlen möchten. Wie werden Sie aussehen?

_____

Gesundheit

Wie oft sind Sie krank? _____

Haben Sie gesundheitliche Probleme?

_____

Ist Ihre sportliche Leistungsfähigkeit durch Schwangerschaft, Verletzungen, Übergewicht, Bluthochdruck o.Ä. eingeschränkt?

_____

_____

Rauchen Sie? _____

Wie viel Alkohol trinken Sie pro Woche? _____

Alltag und Freizeit

Wie viele Stunden arbeiten Sie an einem typischen Werktag? _____

Macht Ihnen Ihr Beruf Spaß? _____

Was sind Ihre größten »Energiefresser«? _____

Leiden Sie unter Stress? _____

Sind Sie oft müde – wenn ja, wann? _____

Zu welcher Tageszeit fühlen Sie sich am fittesten? _____

Wie viel Zeit für sich selbst bleibt Ihnen an einem typischen Werktag, und was unternehmen Sie in dieser Zeit?

_____

Was sind Ihre Hobbys? _____

PROJEKT TRAUMFIGUR

So sieht ein typischer Tag aus:
(Beispiel:)

Uhrzeit	Tätigkeit	Mahlzeit/Snack	Gemütszustand
7.30	aufstehen		müde
8.00		1 Kaffee mit Milch und Zucker	entspannt
		2 Brötchen mit Nutella oder	
		Müsli mit Milch und frischen Früchten	wach
8.30	Büro		motiviert
10.00		Brötchen mit Pute und Mayonnaise	gestresst
...	...	...	...

Ihr typischer Tag:

Uhrzeit	Tätigkeit	Mahlzeit/Snack	Gemütszustand

Ernährung

Die fünf Lebensmittel, die Sie am häufigsten essen:

_____

Bei diesen fünf »Ernährungssünden« werden Sie häufig schwach:

_____

Was und wie viel trinken Sie täglich (in Litern): _____

Essen Sie bewusst, in Gesellschaft, in Ruhe oder einfach nebenher, weil Sie eigentlich schon wieder auf dem Weg zum nächsten Termin sind?

_____

Bewegung

Machen Sie bereits Sport? _____

Wenn ja, wie oft, wie lange und wie regelmäßig machen Sie Sport?

_____

Wie fühlen Sie sich jeweils nach dem Sport?

_____

Falls Sie nicht trainieren, warum nicht?

_____

Wie viel bewegen Sie sich in Ihrem normalen Alltag – gehen Sie einer vorwiegend sitzenden Tätigkeit nach, oder sind Sie ständig auf den Beinen?

_____

Erholung

Wo und wie können Sie Kraft tanken?

_____

Wie entspannen Sie sich?

_____

Im Schnitt haben Sie letzte Woche pro Nacht so viele Stunden geschlafen:

_____

Leiden Sie an Schlafstörungen?

_____

Erholen Sie sich hin und wieder aktiv – wenn ja, wann und wie?

_____

Abschlussfrage

Haben Sie die Beantwortung dieser Fragen schon einige Male unterbrochen, weil etwas dazwischenkam oder Sie die Geduld verloren haben?

_____

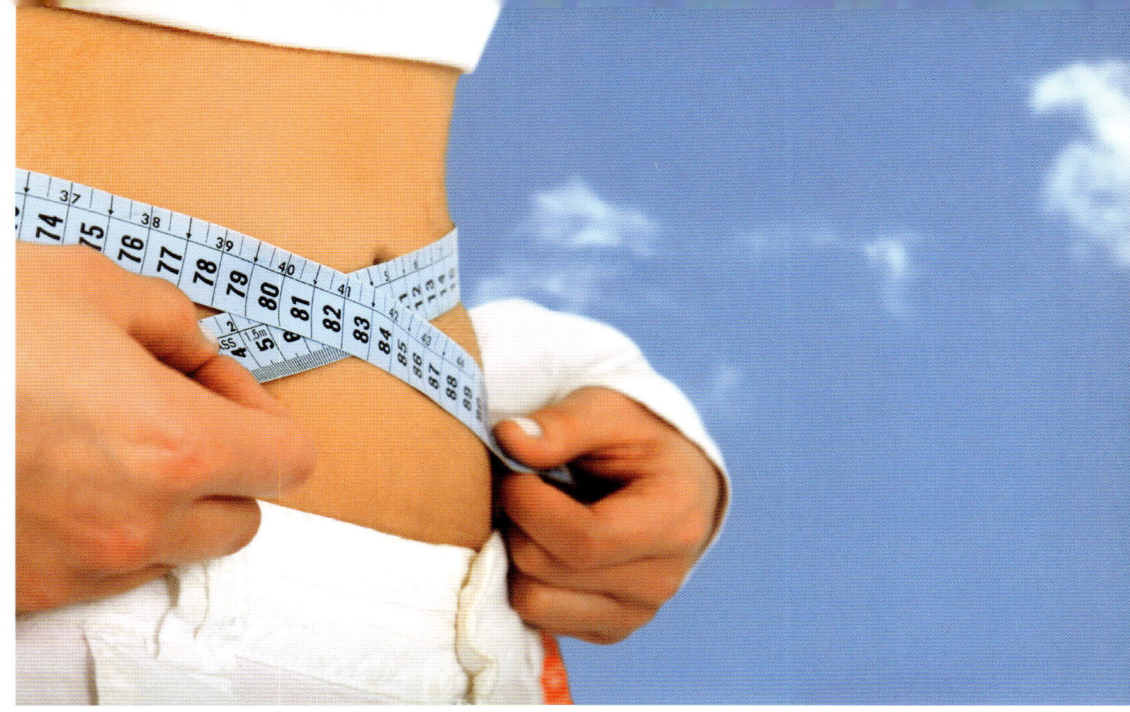

Um Ihren Erfolg zu messen, benutzen Sie besser das Maßband, nicht die Waage!

Erklärungen zum Selbstcheck

Figur

Zum jetzigen Zeitpunkt trennen Sie vermutlich an einigen Stellen ein paar Zentimeter von Ihrer Traumfigur. Mein Programm vermittelt Ihnen alles nötige Wissen, um Ihren Körper erfolgreich zu formen, sich darin wohlzufühlen und die so erarbeitete Traumfigur auch zu halten. Gezielt an bestimmten Stellen abzunehmen, wie nur am Tri-zeps oder an der Oberschenkelaußenseite, funktioniert aber leider nicht. Ein intensives Kraftausdauertraining, das den gesamten Körper beansprucht und das gesamte Stoffwechselsystem anregt, ist die einzige Möglichkeit, die ungeliebten Körperstellen toll in Form zu bringen.

Keinesfalls sollten Sie sich auf ein bestimmtes Wunschgewicht als Figurziel versteifen. Wie Sie vielleicht schon wissen, sind Muskeln schwerer als Fett. So können zwei gleich schwere und gleich große Personen eine völlig verschiedene Körperzusammensetzung haben. Unser Ziel ist es, Ihren Körperfettanteil zu senken und Ihre Muskulatur zu stärken. Zudem werden wir Schlackenstoffe abbauen und zukünftig verhindern, dass diese überhaupt erst einlagert werden. Das tut zum einen Ihrer Gesundheit gut, zum anderen werden Sie fitter und schlanker sein und auch besser aussehen. Toll, oder?

haben Sie Freude bei allem, was Sie tun, auch wenn es zunächst als lästige Aufgabe erscheint. Manche Dinge lassen sich einteilen. Wenn Sie keine Lust auf das eine haben, machen Sie erst das andere. Mit Freude am Tun arbeitet man viel effektiver.

Wer häufig lacht, kommt mit Stresssituationen besser zurecht. Außerdem vermittelt Lachen eine positive Lebenseinstellung und wirkt auf andere attraktiv.

Wohlbefinden

Sie lachen häufig? Sehr gut! Lachen baut Stress ab und stärkt das Immunsystem. Außerdem werden dabei ähnlich wie bei einem Langstreckenläufer Endorphine freigesetzt, die eine euphorisierende Wirkung haben. Kurz, Lachen ist gesund, und wer nichts zu lachen hat, läuft Gefahr, krank zu werden. Beobachten Sie sich in Ihrem Alltag: Wann lachen Sie? Welchen Grund könnte es haben, dass Ihnen nicht nach Lachen zumute ist? Schaffen Sie sich viele Situationen, die Ihnen ein Lächeln ins Gesicht zaubern. Umgeben Sie sich häufig mit Menschen, die Ihnen guttun, und

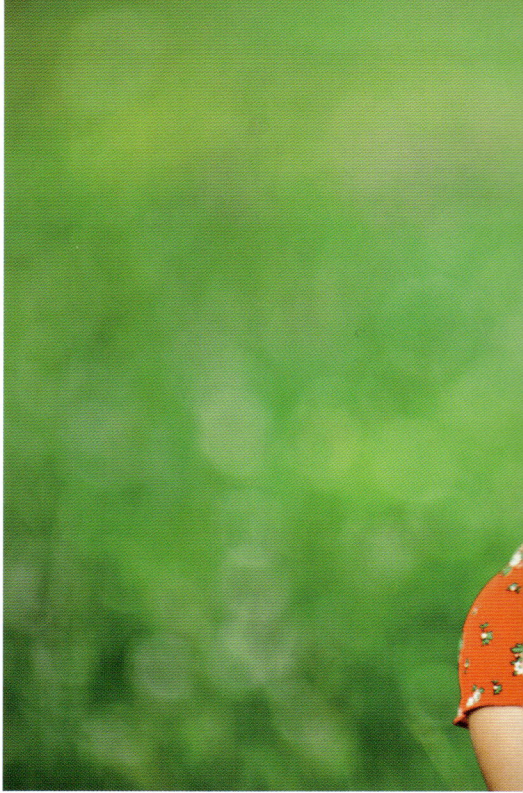

Jeder von uns ist auch mal traurig, wenn ein Projekt misslingt, ein Plan nicht so aufgeht, wie man es sich vorgestellt hat, oder man von einem anderen Menschen enttäuscht wird. Akzeptieren Sie das als einen normalen Umstand, und überlegen Sie, wie Sie Ihre Stimmung aktiv wieder anheben können. Viel besser als mit Süßigkeiten oder Alkohol lässt sich Ihre Laune mit einer Fahrradfahrt über Land oder einem kurzen Waldlauf heben.

Vielleicht fühlen Sie sich aber auch in Ihrem Umfeld nicht wohl oder haben den Bezug zum Hier und Jetzt verloren, da Sie nur noch gehetzt von einem Termin zum nächsten eilen. Suchen Sie das Gespräch mit Ihren Kollegen oder mit Freunden, am besten beim gemeinsamen Essen, vielleicht reicht das schon, um die Situation zu verbessern.

Auch dieses Programm wird Ihnen helfen, sich in Ihrer Haut wohler zu fühlen: durch mehr Bewegung, bessere Ernährung, aktive Erholung und nicht zuletzt die mit dem Trainingserfolg zusammenhängenden Glücksgefühle. Probieren Sie es aus!

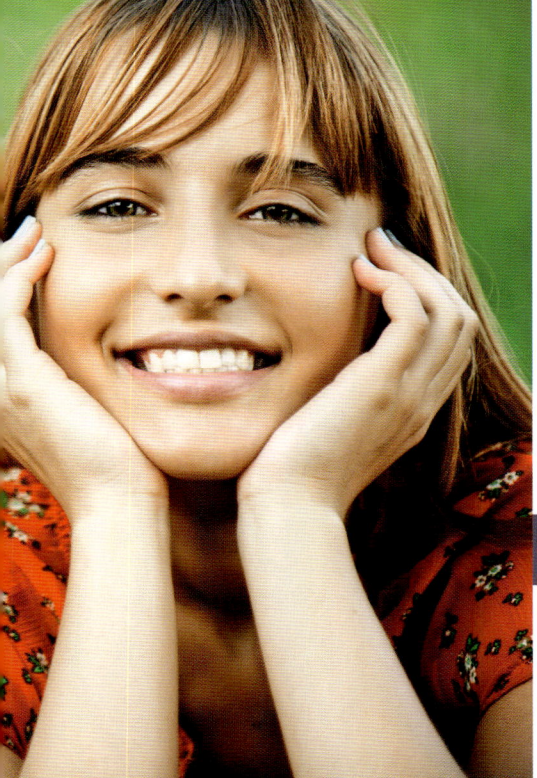

Gesundheit

Kaum ist die Grippe ausgestanden, kündigt sich Halsweh mit Husten an? Dann steht Ihr Immunsystem auf wackligen Beinen! Geben Sie Ihrer Gesundheit ein festes Fundament, indem Sie sich ausgewogen ernähren, viel trinken, ausreichend schlafen und für genügend Erholung vom Alltag sorgen. Wie Sie all das umsetzen können, erfahren Sie in diesem Buch. Und noch etwas: Alkohol in großen Mengen sowie das Rauchen schaden langfristig nicht nur Ihrer Gesundheit, sondern auch Ihrem Aussehen. Vielleicht ist es Zeit, auch hier das Ruder herumzureißen?

Sind Sie in Ihrer sportlichen Leistungsfähigkeit eingeschränkt oder haben mehrere Jahre keinen Sport getrieben, sollten Sie sich, bevor Sie mit dem Training beginnen, von einem Arzt durchchecken lassen. Liegen frühere Verletzungen oder Einschränkungen am Bewegungsapparat vor, klärt ein Physiotherapeut Sie über Besonderheiten im Umgang mit Bewegungen auf, falls Sie sich noch unsicher fühlen sollten.

Alltag und Freizeit

Wer schon gehetzt in den Tag startet, schadet seiner Energiebilanz. Stresshormone begünstigen die Einlagerung von Bauchfett. Meistens zieht sich die Hektik dann auch durch den ganzen Tag – wer hingegen gelassen gestartet ist, bleibt später auch ruhiger, wenn der Trubel im Job losgeht. Stellen Sie den Wecker daher lieber ein paar Minuten eher, um in Ruhe aufstehen zu können. Lesen Sie die Zeitung, hören Sie Radio im Bad, trinken Sie gemütlich einen Tee, während Sie sich durch den Kopf gehen lassen, was Sie an diesem Tag alles vorhaben.

Sorgen Sie für ein ausgeglichenes Arbeitspensum. Forschungen zeigen, dass der Mensch spätestens nach zehn Stunden nicht mehr produktiv und schon gar nicht mehr kreativ arbeiten kann. Zudem fehlt Ihnen nach einem solchen Arbeitstag wichtige Zeit zum Regenerieren, sodass Sie am nächsten Tag keine Höchstleistungen bringen werden – ein Teufelskreis mit dem Nebeneffekt, dass Sie konsequente Vorhaben wie eine gesunde Ernährung und mehr Bewegung schneller schleifen lassen. Machen Sie sich klar: Es geht um Sie, und das ist Ihr wichtigstes Projekt. Alle anderen Projekte werden Ihnen besser gelingen, wenn Sie ausgeruht und mit sich im Reinen zu einem späteren Zeitpunkt daran weiterarbeiten.

Wer viel um die Ohren hat, merkt oft auch kaum, wie viel und vor allem was er sich in den Mund schiebt. Wer sich hingegen langweilt, greift zum Trost zur Schokolade – beides tut nicht gut. Sind Überstunden oder Unterforderung bei Ihnen die Regel, sollten Sie dringend Abhilfe schaffen und gegebenenfalls mit Ihren Kollegen oder mit Ihrem Chef sprechen. Wichtig ist zudem, Kalorienbomben aus Ihrer Griffweite zu verbannen. Wenn Sie die Schokolade erst gar nicht einkaufen oder weit hinten im Speiseregal lagern, werden Sie seltener zugreifen, als wenn die Süßigkeit in Ihrer Schreibtischschublade liegt.

Sie sind oft müde? Das kann zum einen daran liegen, dass Ihre Mahlzeiten zu üppig oder zu deftig ausfallen. Zum anderen können auch zu wenig Schlaf in der Nacht zuvor, zu viel Stress am Tag oder ein Nährstoffmangel die Ursache sein. Beherzigen Sie die Ratschläge im Ernährungsteil dieses Buches, und Ihr Körper wird genügend mit Nährstoffen versorgt werden.

Sollten Sie sich vor einer Trainingseinheit schlapp fühlen, dürfen Sie gerne durch eine Tasse Kaffee Abhilfe schaffen. Das Koffein wirkt sich positiv auf die Fettverbrennung aus. Falls Sie gemeinsam mit Freundinnen trainieren, trinken Sie das Tässchen zusammen. So können Sie sich erst einmal austauschen und sich dann voll und ganz auf das Training konzentrieren.

Es vergeht kein Abend, an dem Sie nichts vorhaben? Schieben Sie dem Ganzen einen Riegel vor. Sie brauchen Zeit zur Erholung, Zeit für sich. Bestimmt kann der Vater die Kinder zweimal die Woche abholen oder Ihre Nachbarin, und Sie wechseln sich ab. Bestimmt werden Sie auch mal eine Woche ohne das Freundinnentreffen am anderen Ende der Stadt auskommen. Verteilen Sie Ihre Prioritäten neu! Es kann auch eine gute Idee sein, den Frauenabend in die Sauna zu verlegen. So schlagen Sie zwei Fliegen mit einer Klappe: Sie können entspannen und halten trotzdem den Anschluss zu Ihrem sozialen Umfeld. Egal, wie Sie Ihre Abende gestalten, sie dürfen ruhig auch mal anders aussehen als sonst und Ihnen richtig guttun.

Bei der Frage nach den Hobbys konnten Sie idealerweise mehrere Antworten notieren. Schwierig wird es, wenn Sie neben Beruf und Familie nichts mehr haben, was Ihnen Spaß macht. Vielleicht haben Sie geantwortet, dass Ihre Familie Ihr Hobby ist. Das ist schön, doch in den Familienstunden sind Sie auch wieder für andere da. Gönnen Sie sich Zeit ganz für sich allein, in der Sie auftanken können. Das ist nämlich der entscheidende Punkt: Ein Hobby, eine ganz persönliche Leidenschaft, sollte Ihnen Kraft geben. Mein Vorschlag: Sie widmen sich jetzt ganz und gar Ihrem persönlichen »Projekt Traumfigur« – mit allem, was dazugehört. Machen Sie Ihre Lebensumstellung, Ihr neues Bewegungs- und Ernährungsprogramm zum Hobby Nummer eins.

Falls Sie mittags regelmäßig ein Drei-Gänge-Menü mit Dessert verspeisen, ahnen Sie wahrscheinlich schon, dass das nicht die beste Wahl ist. Gerade Frauen machen aber auch häufig den Fehler, zu wenig zu essen – und dann am Nachmittag oder am Abend alles nachzuholen. Isst man zu wenig, braucht der Körper irgendwann Energie ... sofort! Was geht sofort ins Blut? Zucker! So bekommt man Lust auf Süßes. Besser ist es, das Energielevel konstant zu halten und regelmäßig, aber dosiert zu essen. So haben Sie dann auch genügend Power fürs Training.

Ernährung

Wer regelmäßig Stärke (etwa aus Weißmehl) mit Fett und Zucker kombiniert, wie in Kuchen, Fertiggerichten, Fast Food, kann sich die Fettpölsterchen gleich an die Hüften kleben. Schauen Sie sich Ihren aktuellen Ernährungsplan an. Morgens Nuss-Nougat-Creme auf weißen Semmeln mit Milchkaffee und Zucker, später ein Müsliriegel und mittags die Pasta mit Fertigsahnesoße ist einfach zu viel von dieser Mischung! Stärke und Zucker in zu großen Mengen werden vom Körper in Fett verstoffwechselt und gespeichert. Wie Sie satt werden und Ihrem Körper dabei Gutes tun können, erfahren Sie in Step 6 dieses Buches.

Bewegung

In den nächsten Wochen wird es unser Ziel sein, Bewegung fest in Ihrem Alltag zu verankern. Wenn Sie bereits einen aktiven Lebensstil pflegen, wird Ihnen das sicherlich leichter fallen, als wenn Sie den ganzen Tag an einem Schreibtisch sitzend verbringen. Doch auch Arbeitstätige mit Bürojob können mit kleinen Veränderungen schon viel bewirken. Mehr dazu erfahren Sie in Step 2.

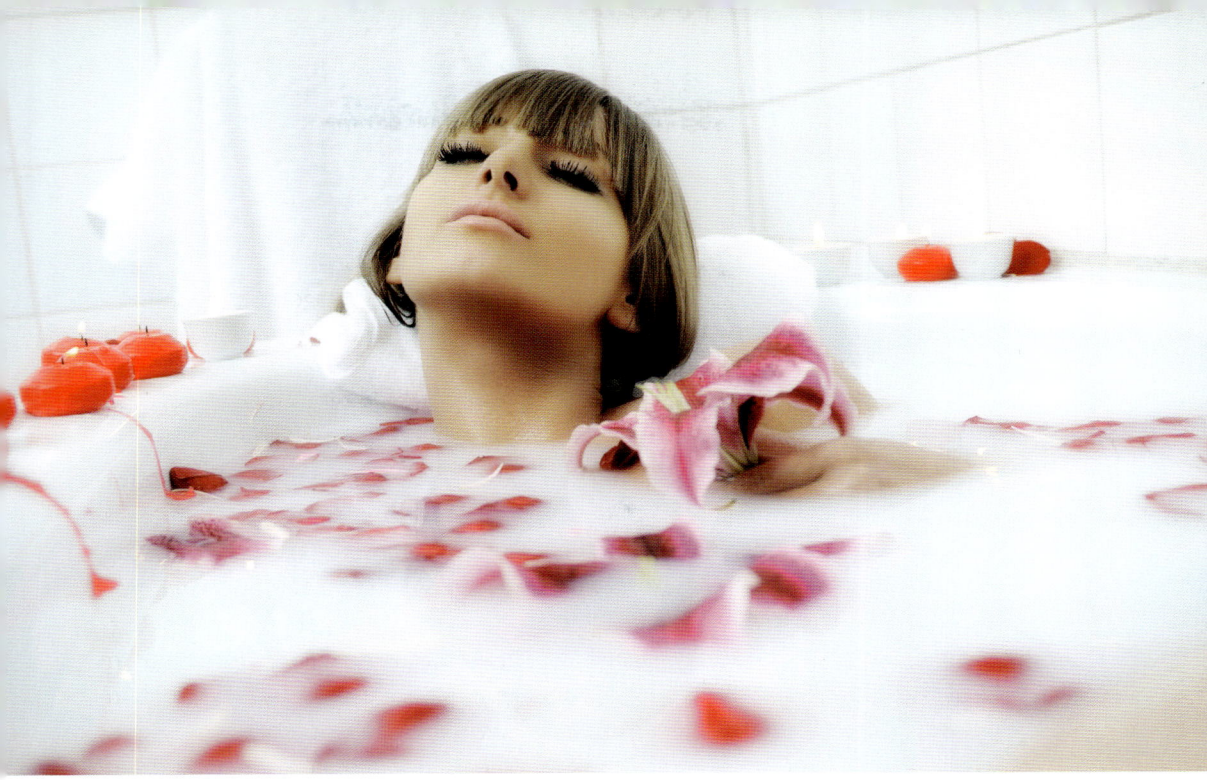

Ein heißes Bad regt den Stoffwechsel an und entspannt Körper und Seele.

Erholung

Fernsehen lässt Sie vollkommen abschalten? Mit dieser Aussage belügen Sie sich selbst. Studien beweisen, dass ausgiebiger TV-Konsum und der damit zusammenhängende Mangel an Bewegung gesundheitsschädlich sind. Stundenlang regungslos vor dem Bildschirm zu verharren bedeutet keine echte Erholung. Zudem lassen die größtenteils negativen Nachrichten den Kopf nicht zur Ruhe kommen. Gönnen Sie sich lieber einen Abendspaziergang, ein heißes Bad oder eine Gesichtsmaske (oder alles zusammen), um zu entspannen.

Der Schriftsteller Kurt Tucholsky sagte einst: »Gebt den Leuten mehr Schlaf – und sie werden wacher sein, wenn sie wach sind.«

Gerade Frauen sollten pro Nacht mindestens acht Stunden schlafen, denn sie reagieren, wie die Forschung gezeigt hat, besonders empfindlich auf Schlafmangel. Im Schlaf erholt sich das Immunsystem. Fehlt Ihnen die Ruhephase, werden Sie schneller krank. Zwei bestimmte Muskelwachstumshormone werden außerdem nur produziert, wenn Sie schlafen. Sind diese nicht ausreichend vorhanden, bleibt der Trainingserfolg ein Traum. Auch das Hormon, das für das Sättigungsgefühl zuständig ist, wird im Schlaf gebildet. Wer zu wenig schläft, hat demnach mehr Hunger.

Ärgern Sie sich nicht, wenn Sie nicht sofort einschlafen können, denn solcher Unmut kann dazu beitragen, dass Sie wach bleiben. Auch wenn Sie nur ruhig liegen, regeneriert sich der Körper. Mit diesem Gedanken können Sie sich beruhigen, wenn Sie beim Schäfchenzählen mal wieder bei Nummer 3765 angekommen sind. Übrigens sollten Sie auf dieses Einschlafritual lieber verzichten: Es fördert die Konzentration, hält also wach. Lesen Sie stattdessen noch ein paar Seiten in einem guten Buch, oder hören Sie sanfte Musik. Sorgen Sie für eine kuschelige Atmosphäre, machen Sie sich eine Wärmflasche, wenn es draußen kalt ist, oder tragen Sie dicke Socken – alles, was Ihnen angenehm erscheint, ist erlaubt. Werden die Schlafstörungen zum täglichen Begleiter, sollten Sie einen Arzt zurate ziehen.

Zum alltäglichen Entspannen gehören kleine Rituale, die Sie runterkommen lassen, wie Lesen im Lieblingsstuhl, ein Hörspiel zum Einschlafen oder ein leckerer Tee. Natürlich will ich Ihnen nicht vorschreiben, wie Sie Ihren Feierabend gestalten, aber ich möchten Ihnen aufzeigen, wie wichtig und vor allem wie einfach es sein kann, sich selbst in den Mittelpunkt zu stellen. Wenn Sie das erkannt haben und umsetzen können, sind Sie wirklich bereit, das »Projekt Traumfigur« anzugehen und bis zum Ende durchzuziehen.

Abschlussfrage

Ich möchte nicht zu streng mit Ihnen umgehen, aber wenn hinter dieser Frage ein Ja steht, sollte Ihnen das zu denken geben. Sie müssen jetzt in erster Linie an sich denken, dann werden Sie den Weg zu Ihrem Figurziel schnell zurücklegen. Stellen Sie sich einen Scheinwerfer vor, der in eine Höhle hineinleuchtet, deren Wände mit vielen kleinen Zetteln behängt sind. Auf diesen Zetteln stehen unzählige Projekte, die Sie angehen möchten. Achten Sie darauf, dass das Blatt mit der Notiz »neues Ich« stets am besten ausgeleuchtet wird.

Geschafft!

»Bist du schwanger?«

Diese Frage war für Desiree Jezierski, 23, der Auslöser, in nur drei Monaten zehn Kilo wegzutrainieren.

vorher

»Warum ich zunahm, ist schnell erzählt: Neu im Arbeitsleben, saß ich plötzlich jeden Tag acht Stunden lang am Schreibtisch und fühlte mich abends viel zu erschöpft, um noch Sport zu treiben. Gerade der Bauch wuchs stetig. Eines Tages fragte mich jemand, ob ich schwanger sei – ein Albtraum! Von da an wusste ich, es musste etwas passieren!

Ich sah mir einige Fitnessstudios an und hätte gerne eine Mitgliedschaft abgeschlossen, doch die war einfach viel zu teuer für mich. Von dieser Enttäuschung erzählte ich meiner Klavierlehrerin. Sie empfahl mir eine Fitness-DVD, die super motivierend und dabei auch sehr effektiv sei. Gehört, gekauft – und schon trainierte ich am nächsten Tag mit dem Fatburner-Workout von Johanna Fellner. Ganz ehrlich, ich schwitzte mich zu Tode! Es war alles andere als einfach mitzuhalten. Aber wo ein Wille ist, ist auch ein Weg. Vor allem aber hielt mich der Spaß an der Bewegung, den Johanna echt gut rüberbringt, bei der Stange. Ich besorgte mir also nach und nach weitere DVDs. Dreimal pro Woche trainierte ich ein bis zwei Stunden lang damit. Dieser Einsatz lohnte sich: Innerhalb von drei Monaten hatte ich die zehn überflüssigen Kilos wieder runter. Und das, ohne auf Schokolade oder Chips zu verzichten. Wer weiß, vielleicht wäre es dann noch schneller gegangen …

Jetzt halte ich mein Gewicht von 55 Kilo bei einer Größe von 1,65 Meter locker, indem ich weiterhin dreimal die Woche trainiere. Durch meinen Erfolg habe ich auch viele Kolleginnen mit dem Fellner-Fieber angesteckt. Mittlerweile halten sich sage und schreibe 22 Leute aus meinem Büro mit Johanna vor dem Fernseher fit. Die Älteste ist sogar schon 56 Jahre alt!«

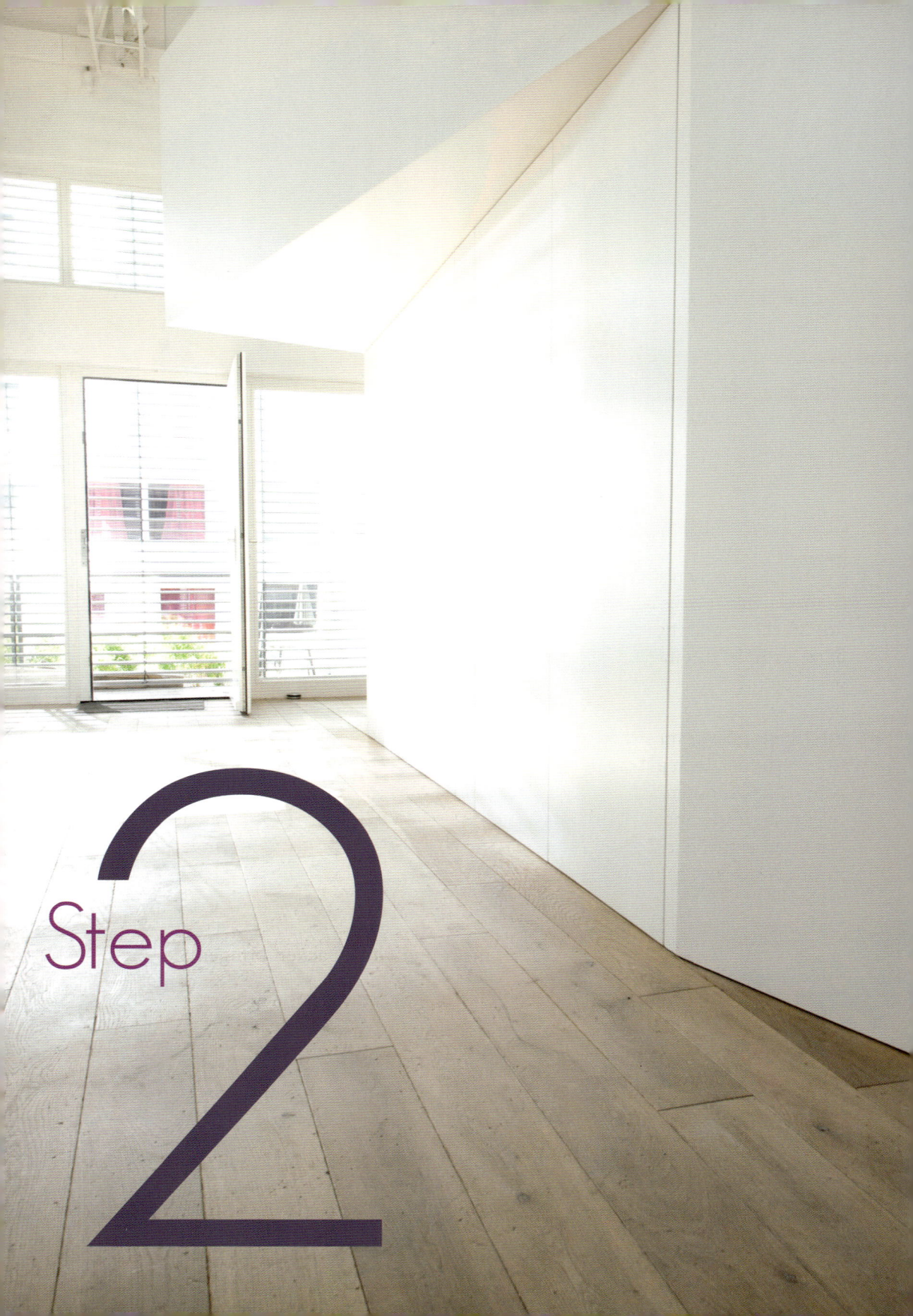

Step 2

Step 2
Erste Schritte

Herzlichen Glückwünsch – Sie haben sich entschieden, das »Projekt Traumfigur« anzupacken, und befinden sich an der Startlinie zu einem schlankeren, gesünderen und glücklicheren Leben. Damit Sie Ihr Ziel auch wirklich erreichen, gilt es nun, Ihr gesamtes Denken und Fühlen auf die neue Aufgabe einzustimmen. Nutzen Sie die folgenden Anregungen als Bausteine, um Ihre persönliche Route 90-60-90 in eine Autobahn zu verwandeln.

1. Baustein: Schlanke Gedanken

Sie möchten abnehmen, fit werden, besser aussehen? Das reicht nicht, Sie müssen es wollen! Machen Sie das »Projekt Traumfigur« zu Ihrer obersten Priorität. Legen Sie den Schalter in Ihrem Kopf um, der alles andere nebensächlich erscheinen lässt. Jetzt sind erst einmal Sie dran. Seien Sie dabei ehrlich zu sich selbst. Schummeln und halbe Sachen bringen Sie nicht weiter. In diesem Buch finden Sie unzählige Anregungen, wie Sie sich und Ihren Körper in die beste Form Ihres Lebens bringen können. Diese zeigen aber nur dann die gewünschte Wirkung, wenn Sie voller Überzeugung hinter Ihrem Vorhaben stehen. Stellen Sie sich immer wieder vor, wie Sie aussehen, wie Sie sich fühlen werden, wenn Sie schlanker, fitter und straffer geworden sind. Freuen Sie sich auf das Lob Ihrer Außenwelt. Zur mentalen Unterstützung empfehle ich Ihnen, einen persönlichen Slogan zu entwerfen. Schreiben Sie diesen auf einen oder mehrere Klebezettel, die Sie dann auf Sichthöhe anbringen, zum Beispiel an Ihrem PC-Bildschirm oder am Badezimmerspiegel. So dringt die neue Sichtweise bis ins Unterbewusstsein vor. Mögliche Slogans könnten sein: »Ja, ich will!«, »Ich schaffe das« oder »Jetzt komme ich – ich bin toll«.

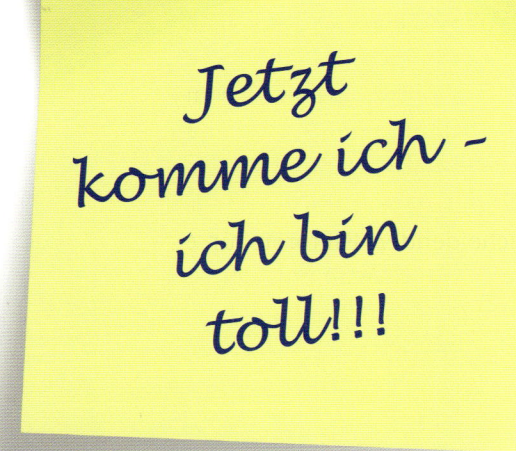

2. Baustein: Scharfer Fokus

Sie sind bereit, etwas zu verändern, sehr gut. Überlegen Sie nun, was dieser Vorsatz genau beinhaltet – und bleiben Sie realistisch. Niemand verliert von heute auf morgen zehn Kilogramm, trägt nach zwei Wochen vier Kleidergrößen weniger oder ist nach 14 Tagen fit für einen Halbmarathon. Setzen Sie sich ein echtes Ziel. Überlegen Sie, was Ihnen wichtig ist, und seien Sie nicht zu streng mit sich selbst. Vielleicht haben Sie die Erfahrung bereits gemacht, dass ein zu rigoroses Vorgehen Sie schnell aufgeben lässt, Sie die Motivation verlieren oder das Vorhaben gar ins Gegenteil umschlägt. Am besten ist es, sich nicht an Zahlen festzubeißen. Sicher haben Sie noch eine alte Hose, in die Sie gern wieder hineinpassen würden, oder Sie möchten, dass die Unterseite des Oberarms beim Anheben der Arme nicht so schlaff herabhängt – solche Ziele sind sinnvoller und einfacher zu erreichen, als den Oberschenkelumfang um genau drei Zentimeter zu reduzieren.

Dennoch sollten Ziele sehr konkret formuliert werden. Gute Beispiele sind: »Ich möchte ohne Pause zehn

Stockwerke zu Fuß hochgehen können«, »Ich möchte an einem Volkslauf
teilnehmen«, »Ich möchte vor Energie sprühen« oder »Ich möchte mein
zu klein gewordenes Lieblingskleid
wieder tragen können«. Formulieren
Sie Ihr Ziel positiv, konzentrieren Sie
sich also darauf, wie etwas in Zukunft
sein soll, und nicht darauf, was sich
ändern oder was verschwinden soll.
»Ich möchte, dass meine Oberarme
straff und definiert aussehen« funktioniert besser als »Die schwabbelige
Stelle zwischen Ellbogen und Schulter soll verschwinden«. Sie glauben
gar nicht, wie aufmerksam Ihr Unterbewusstsein diese scheinbar kleinen
Unterschiede speichert.

Notieren Sie hier
Ihr ganz persönliches Ziel:

3. Baustein:
Starkes Wissen

Ihre Mutter ist übergewichtig, Ihre
Oma auch und ebenso die Schwester
Ihres Vaters? Die Gene können wie
auch die über Jahre innerhalb einer
Familie gepflegten Essgewohnheiten Mitverursacher von Übergewicht
sein. Trotzdem hat jeder seinen Stoffwechsel selbst in der Hand. Sicher
muss der eine etwas mehr dafür tun,
um seine Figur zu halten, als der andere, und nicht jedem fällt es leicht,
sich gesund und ausgewogen zu ernähren – nichtsdestotrotz sind Sie
Ihrem Schicksal nicht hilflos ausge-
liefert.

Der Weg, den Sie mit diesem Buch
eingeschlagen haben, ist auf jeden
Fall richtig, egal, ob Sie abnehmen
möchten oder nicht. Die Grundbau-
steine für einen gesunden, schönen
Körper, lebenslange Fitness und
Wohlbefinden sind nämlich zugleich
die entscheidenden Faktoren für einen langfristigen Abnehmerfolg:

Achtung, Stolpersteine!

1. DIE WAAGE

Wenn Sie zu dick sind, werden Sie das spüren, sehen und wissen. Das Problem ist da und muss nicht von einer Waage bestätigt werden. Verlassen Sie sich lieber auf das eigene Körpergefühl.

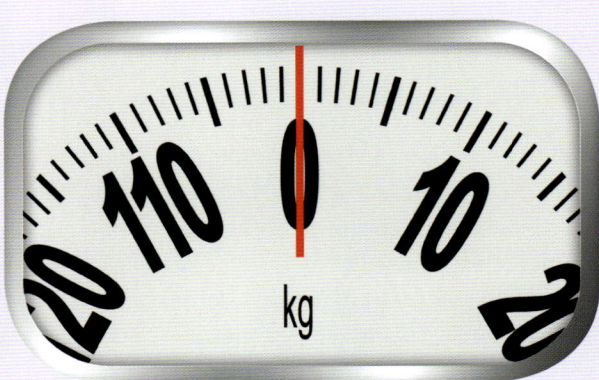

Meine Waage musste sich verabschieden, als ich 15 war. Vom Kunstturnen geprägt, war ich schon immer sehr extrem und wollte alles ausprobieren. So habe ich alle Ernährungsrichtungen, die wir in der Schule behandelt hatten, selbst getestet. Ich war Vegetarierin, Ökoverfolgerin, Trennkostlerin, habe auch mal komplett auf Zucker und überwiegend auf Fett verzichtet.

Gleichzeitig habe ich mit Krafttraining begonnen. Dies bewirkte, dass ich Fett und Wasser abgebaut, Muskelkraft und Definition aufgebaut habe. Ich wurde sichtlich schlanker, definierter, auf der Waage jedoch immer schwerer. Der auch wissenschaftlich bewiesene Fakt ist: Muskeln sind schwerer als Fett.

Mit meinem Bewegungsprogramm werden Sie nicht nur Körperfett verlieren, sondern auch Muskeln aufbauen. Das heißt, Sie werden schlanker und straffer sein und viel besser aussehen (und sich natürlich auch besser fühlen), selbst wenn der Zeiger sich auf der Waage zunächst nur wenig bewegt. Darum ist die Berechnung des Body Mass Index (BMI) nur eine Orientierungshilfe und keine ideale Formel, um ein gesundes Gewicht zu ermitteln.

Und nur keine Sorge: Sie werden mit meinen Workouts und Übungen, die alle ohne Hanteln und andere Gewichte auskommen, keine dicken Muskelpakete aufbauen. Wir trainieren in erster Linie Ihre

Kraftausdauer. Mit dieser Methode formen und festigen sich die Muskeln, sodass Sie eine harmonische, schlanke Figur und straffe, schöne Haut bekommen und keine aufgepumpten Bodybuildermuckis.

Also: Weg mit der Waage.

2. KALORIENZÄHLEN

Kalorienzählen bringt gar nichts, denn Kalorie ist nicht gleich Kalorie. 100 Kalorien, die Sie aus Gemüse zu sich nehmen, werden Ihrer Figur nicht schaden, und Sie werden sich damit wesentlich besser fühlen als mit 100 Kalorien aus einem Süßwarengebäck. Außerdem werden Sie satter sein, denn von dem Gemüse – das außerdem sättigende Ballaststoffe und viele andere gesunde Nährstoffe enthält – können Sie viel mehr essen, um auf 100 Kalorien zu kommen. Der Körper kann das Gemüse besser verwerten, es regt den Stoffwechsel an, gibt Energie und stärkt die Immunabwehr, um nur einige positive Eigenschaften zu nennen. Das Süßwarengebäck hingegen blockiert den Stoffwechsel und lagert sich mit seiner Zucker-Weißmehl- und Zusatzstoffmischung direkt unter der Haut ins Fettgewebe ein.

Wozu brauchen Sie Kalorien? Es zählt einzig und alleine der Effekt. Messen Sie sich lieber daran, wie Sie sich in Ihrer Haut, in Ihren Klamotten fühlen und ob Sie mit Ihrem Spiegelbild und Ihrer Wirkung nach außen zufrieden sind.

Anstatt sich auf Zahlen zu konzentrieren, hören Sie auf Ihr eigenes Körperbewusstsein.

3. DIÄTEN

Egal, ob Sie die South-Beach-, FDH-, Kohlsuppen- oder Ananasdiät ausprobieren – jedes einseitig oder stark eingeschränkte Ernährungsprogramm führt am Ende zum Jo-Jo-Effekt. Auf eine Hungerszeit reagiert der Körper mit einem verzweifelten Bunkern von Kalorien, damit er für den nächsten Notfall besser gewappnet ist. Sobald Sie nach der Diät wieder normal essen – und kein Mensch kann sich sein Leben lang nur von Ananas oder von 1000 Kalorien am Tag ernähren –, nehmen Sie zu. Oft haben Sie danach sogar mehr auf den Hüften als vor der Diät. Der Körper hat die Systeme angepasst und heruntergefahren. Alles, was Sie ihm nun zuführen, kann nicht richtig verarbeitet werden, und bis der Stoffwechsel wieder richtig funktioniert, vergeht einige Zeit. Diäten können, wenn Sie es übertreiben, langfristig gesehen sogar Stoffwechselstörungen verursachen. Ersparen Sie Ihrem Körper solche Radikalkuren besser gleich von vornherein.

47

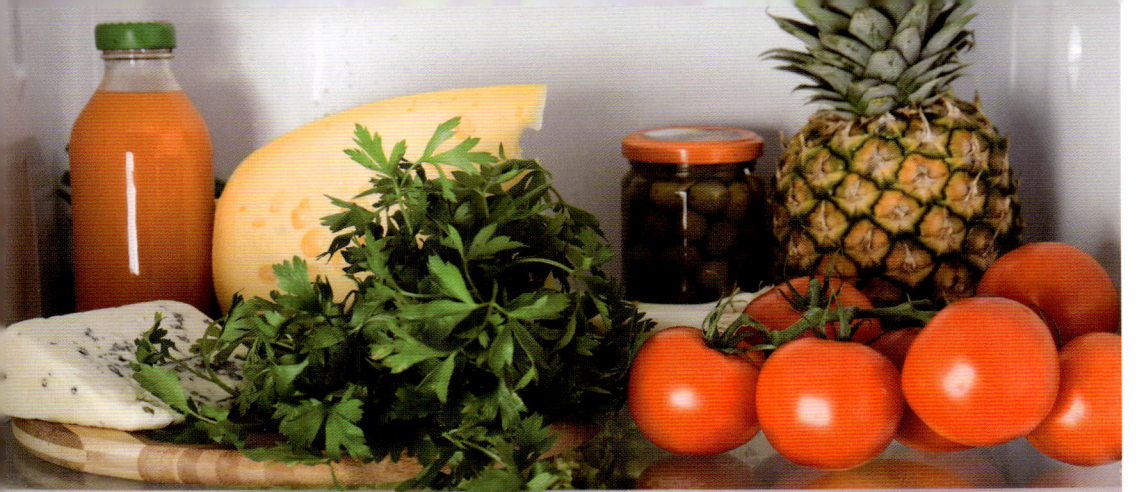

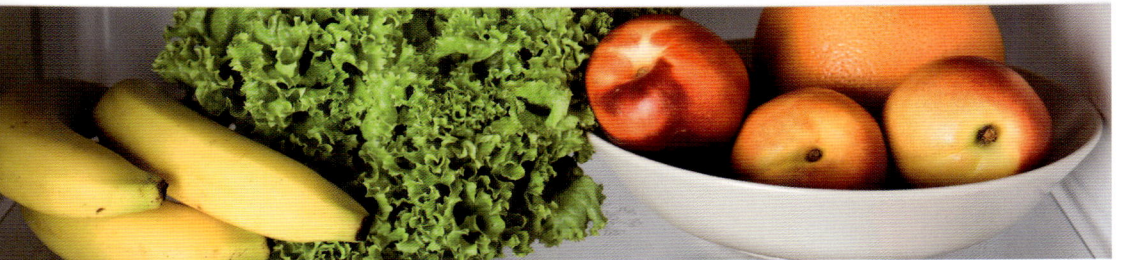

Ist Ihr Kühlschrank voll mit gesunden Sachen, kommen Sie gar nicht erst in Versuchung.

1. Krafttraining, das die Muskulatur stärkt. Die Zellen der Muskulatur wirken wie kleine Kraftwerke. Je mehr Kraftwerke vorhanden sind, umso mehr Kalorien können verbrannt werden. Die Methode wurde so gewählt, dass die Muskulatur geformt und gestrafft wird, ohne voluminöser zu werden.

2. Cardiotraining, das die Kraftwerke anheizt, sodass Körperfett reduziert und Ihr Herz-Kreislauf-System gestärkt wird.

3. Veränderte Essgewohnheiten, die Übergewicht dort bekämpfen, wo es entsteht – nämlich auf Ihrem Teller.

4. Baustein: Strenges Vorgehen

Werfen Sie einen Blick in Ihren Kühlschrank und in Ihre Vorratsschränke. Sie wissen doch selbst, welche Figurkiller Sie sofort wegsperren oder verschenken sollten, um nicht in Versuchung zu geraten. Entfernen Sie zunächst nur die Dinge, die Ihnen besonders gefährlich erscheinen, wie Nuss-Nougat-Creme, Kartoffelchips oder alkoholische Getränke, und ersetzen Sie diese durch gesündere Lebensmittel wie Honig, Gemüseschnipsel mit Quark und mit Saft gemischtes Wasser. Sobald Sie Ihr

Training fest in Ihren Alltag integriert haben, werden wir Ihre Vorräte in einem zweiten Schritt ganz genau unter die Lupe nehmen und Ihre Ernährung weiter optimieren.

5. Baustein: Schöne Sprünge

Wer seine Figur und Haltung verbessern, Fettpölsterchen durch straffe, schlanke Muskeln ersetzen und sich insgesamt vitaler, gesünder und attraktiver fühlen möchte, kommt um körperliche Aktivität nicht herum. Waren Sie für Bewegung bislang eher wenig zu begeistern, müssen Sie Ihre Einstellung zu diesem Thema dringend ändern. Schließlich geht es hier auch darum, Ihre Vitalität und Gesundheit bis ins hohe Alter zu erhalten.

Ein renommierter Professor der Sporthochschule Köln formulierte einst sehr treffend: »Wer sich keine Zeit für Bewegung nimmt, wird sich irgendwann sehr viel Zeit für Krankheiten nehmen müssen.« Folgende Studienergebnisse unterstützen diese These: Ausdauertraining senkt die Gefahr einer Herzerkrankung um

rund 70 Prozent und das Risiko, ein Diabetiker Typ 2 zu werden, ebenfalls um fast 70 Prozent. Krafttraining hingegen hilft, Bluthochdruck zu vermeiden. Mein Step-by-Step-Konzept bietet einen Mix aus Ausdauer- und Krafteinheiten, ist also nicht nur der Schlüssel zum Schlank- und Straffsein, sondern auch eine optimale Präventivmaßnahme für die größten Gesundheitsrisiken unserer Zeit.

Sport ist keine Qual – im Gegenteil! Es ist das beste Mittel, um glücklicher und ausgeglichener zu werden. Zahlreiche Studien zeigen, dass schon nach 20 Minuten Laufen Glückshormone ausgeschüttet werden, ähnlich wie beim Schokoladeessen, nur bleibt diese Art der Freude nicht an den Hüften kleben.

Vielleicht treiben Sie bereits Sport oder haben das früher gern getan. Machen Sie sich bewusst, wie viel Spaß es bedeutet, sich zu bewegen, zu spüren, wie die Muskeln arbeiten, zu sehen, was der eigene Körper leisten kann. Erinnern Sie sich an das tolle Gefühl und die wohlige Erschöpfung, die sich nach dem Sport einstellen. Freuen Sie sich darauf, sich wieder bewegen, dieses Glücksgefühl wieder genießen zu dürfen!

Sollte Sport für Sie hingegen Neuland sein, verspreche ich Ihnen, dass Sie die eben geschilderte Erfahrung im Laufe dieses Programms machen werden, auch wenn der Anfang für Sie vielleicht etwas schwerer wird.

Nutzen Sie auch außerhalb Ihrer Workouts in Ihrem Alltag jede Chance, sich zu bewegen. Fahren Sie mit dem Fahrrad oder gehen Sie zu Fuß zur Arbeit. Parken Sie Ihr Auto ein paar Häuserblocks von Ihrem Ziel entfernt – so haben Sie schon zwei kleine Spaziergänge in den Tag eingebaut. Sie sind mit öffentlichen Verkehrsmitteln unterwegs? Steigen Sie ein, zwei Haltestellen zu früh aus, und verzichten Sie auf einen Sitzplatz. Stehen verbraucht zum einen mehr Kalorien als Sitzen, zum anderen werden Ihre Balance und Koordination gefordert, wenn Sie sich während der Fahrt gerade halten müssen. Aufzüge lassen Sie generell links liegen und nehmen stattdessen die Treppe und dann gleich mehrere Stufen auf einmal, oder Sie joggen hinauf, und in der Mittagspause verleiht Ihnen ein kurzer Spaziergang neue Energie für den Rest des Tages. Legen Sie los, und haben Sie Freude an der Bewegung – Sie werden sehen, es wird Ihnen guttun!

6. Baustein: Smarte Lösungen

Oft liegt es ja gar nicht an einem selbst, dass man gerade nicht so in Form ist. Es sind die anderen, die einen davon abhalten, oder die tausend Dinge, die man noch erledigen muss, der Haushalt, die Verpflichtungen gegenüber den Freunden, der Job, die ... – STOPP!

Merken Sie, wie Sie sich selbst belügen? Wenn Sie Ihre Prioritäten anders verteilen, können Sie sich an fast jedem Tag noch ein Stündchen freischaufeln, und dann klappt es auch mit dem Fitterwerden. Eine Ausredentabelle mit individuellen Lösungsstrategien wird Ihnen helfen, Hindernisse aus dem Weg zu räumen und Ihren Plan zielsicher umzusetzen. In der linken Spalte tragen Sie ein, was Sie daran hindert, sich mehr zu bewegen und sich gesund zu ernähren. In die rechte Spalte schreiben Sie dann Ihre Lösungen zu den Hinderungsgründen. Wie das aussehen kann, sehen Sie in der folgenden Übersicht. Vielleicht finden Sie sich bereits in einigen Punkten wieder?

Ausrede

Lösung

»Ich habe keine Zeit für Sport.«	Stehen Sie früher auf, nutzen Sie Ihre Mittagspause, um schwimmen oder Rad fahren zu gehen, treffen Sie Ihre Freundin zum gemeinsamen Workout statt zum Kaffeetrinken – es ist alles eine Frage der Prioritäten.
»Meinem Mann gefallen meine Extrapfunde.«	Dass Ihr Mann Sie so liebt, wie Sie sind, auch wenn Sie vielleicht keine Modellmaße und keinen durchtrainierten Körper haben, ist wunderbar. Doch sicher würde es ihn noch mehr freuen, mit einer Partnerin zusammen zu sein, die sich in ihrer Haut wohlfühlt, die sich schön und sexy findet und dieses Selbstbewusstsein auch ausstrahlt.
»Beim Sport wird mir schnell schwindelig.«	Lassen Sie sich vor dem Trainingsbeginn von einem Arzt durchchecken. Leichter Schwindel ist am Anfang normal und lässt nach, sobald sich das Herz-Kreislauf-System an die regelmäßige Bewegung und den erhöhten Puls gewöhnt hat.
»Meine Kinder lassen mir keine freie Minute.«	Dann machen Sie Ihre Kinder zu Ihren Trainingspartnern! Wetten, dass die sich gern mit Ihnen bewegen?
»Im Job ist so viel zu tun. Wenn ich nach Hause komme, mag ich mich nur noch aufs Sofa legen.«	Sobald Sie in der Wohnung sind, schlüpfen Sie – ohne darüber nachzudenken – in Ihr bereitliegendes Trainingsoutfit und legen los. Wenn der Kreislauf erst mal in Schwung ist und Sie spüren, wie Ihr Körper sich strafft, ziehen Sie garantiert das gesamte Programm durch. Mitreißende Musik motiviert zusätzlich.
»Ich habe zu Hause keinen Platz zum Trainieren.«	Das Step-by-Step-Konzept braucht nicht mehr als vier Quadratmeter Raum. Die finden sich in jeder Wohnung, schließlich ist ein Tisch schnell verrückt.
»Sport ist mir zu teuer.«	Die wichtigste Anschaffung – dieses Buch – haben Sie bereits getätigt. Außer ein paar Sportschuhen und bequemer Kleidung sowie eventuell einer Yogamatte für die Bodenübungen brauchen Sie für das Step-by-Step-Konzept nichts weiter zu investieren.
»Ich trainiere nicht gern allein.«	Verabreden Sie sich mit Ihrer Freundin anstatt zum Wein einfach zum Workout: Bewegung wird auch ihr guttun. Sie haben keine Bekannte, die sich gern bewegt? Im Internet gibt es mittlerweile seriöse Portale zur Sportpartnersuche, auch für Nichtsingles, wie zum Beispiel www.mysporty.com. Die Anmeldung ist kostenlos und erfordert lediglich die Hinterlegung einiger Daten wie der E-Mail-Adresse.
»In meiner Region gibt es kein Sportangebot.«	Sie haben jetzt das Step-by-Step-Konzept, mehr brauchen Sie nicht. Sollten Sie den Cardiosprint hinzuziehen wollen – laufen kann man wirklich überall! Außerdem haben Sie ja jetzt mein Buch und können sogar in Ihrem Wohnzimmer trainieren.

Tragen Sie nun Ihre persönlichen Ausreden in die folgende leere Tabelle ein, und überlegen Sie sich für jede Ausrede eine Lösung.

Meine Ausrede

Meine Lösung

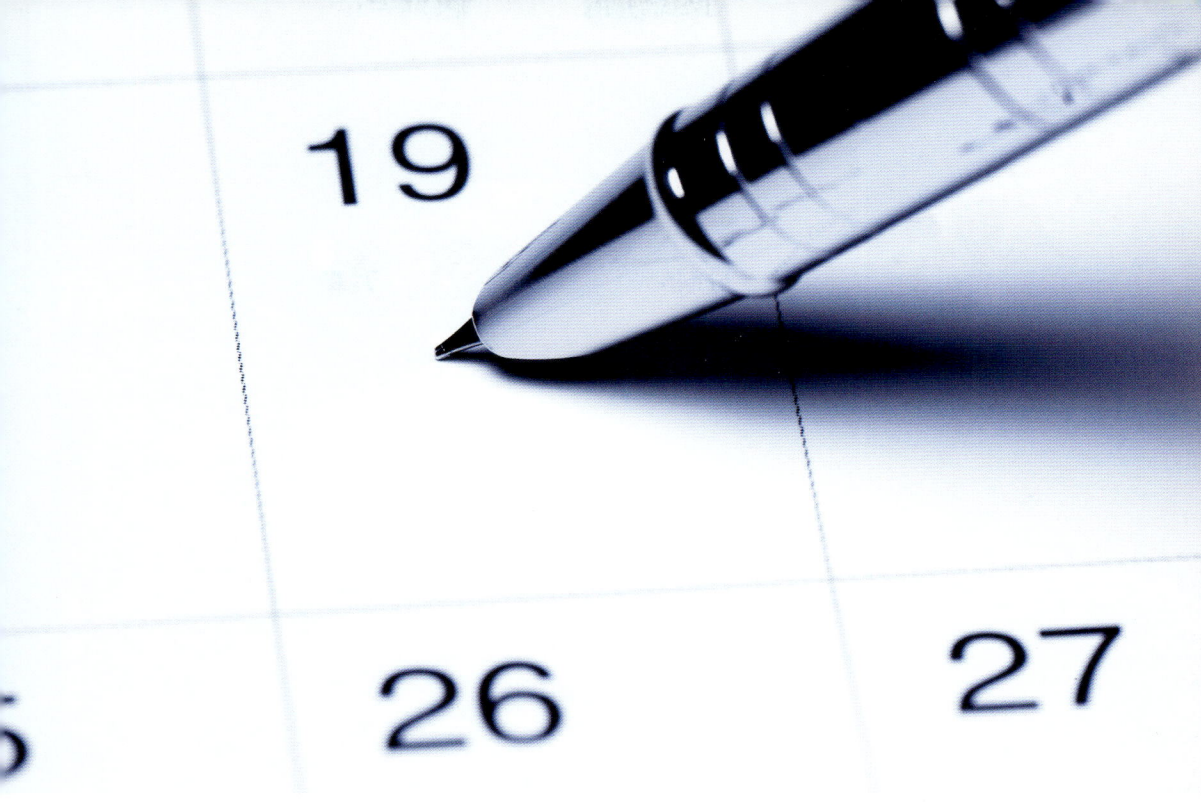

Reservieren Sie Zeit für Ihr Training, und tragen Sie die Termine im Kalender ein.

7. Baustein: Strukturierte Planung

Geben Sie Ihrem Workout feste Termine. Tragen Sie sich frühzeitig mit Großbuchstaben in Ihrem Kalender ein, wann Sie trainieren werden. Die Bewegung muss einen festen Platz in Ihrem Alltag bekommen – vergleichbar mit dem Zähneputzen. Sie denken ja auch nicht den ganzen Tag über daran, dass Sie Ihre Zähne noch putzen sollten, richtig? Sie tun es einfach. Genauso sollten Sie es mit dem Sport handhaben. Finden Sie heraus, wann Ihnen das Training am leichtesten fällt. Morgenmuffel sollten nicht versuchen, sich in aller Herrgottsfrühe aus dem Bett zu quälen, um vor der Arbeit zu trainieren. Die Motivation hält sonst nicht sehr lange an. Überlegen Sie auch, was Ihnen wirklich wichtig ist. Wenn Sie normalerweise jeden Abend zum Essen verabredet sind, sagen Sie einfach mal zwei Termine ab, um sich mit Ihrem neuen Partner, der Fitnesseinheit, zu treffen. Sie können sich auch ruhig vorstellen, eine Verabredung mit mir, Ihrem neuen Coach, zu haben. Bilder helfen, Neues und Ungewohntes zur Routine werden zu lassen.

8. Baustein: Schonungsloses Ausmisten

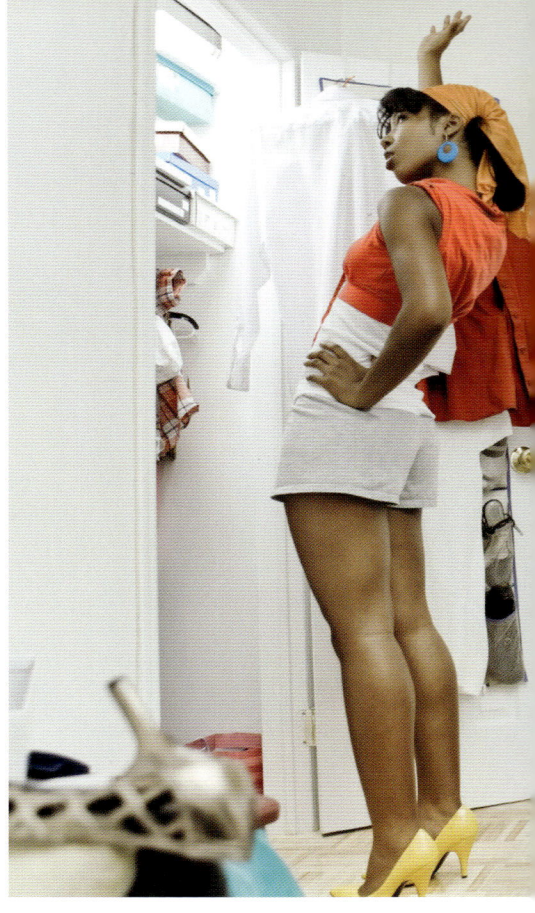

Veränderung tut gut: Befreien Sie sich auch in Ihrer Wohnung von unnötigem Ballast.

Sie möchten ein paar Pfunde verlieren und ein neues, fittes Ich gewinnen – trennen Sie sich auch in Ihrer Umgebung von unnötigem Ballast. Eine Veränderung braucht Raum, daher kann es helfen, die Wohnung zu entrümpeln oder den Kleiderschrank auszumisten. Viele Dinge sammeln sich an, ohne benutzt oder benötigt zu werden, wie zum Beispiel alte Zeitschriften. Weg damit! Genauso haben Extrapfunde keine Berechtigung, Sie zu begleiten. Studien zeigen, dass man nur 20 Prozent von dem, was man besitzt, auch wirklich oft und gern benutzt. Im Umkehrschluss bedeutet das, dass wir 80 Prozent unseres Hab und Guts nicht brauchen. Wem es richtig schwerfällt, Dinge wegzuwerfen, sortiert diese erst mal und bildet drei Stapel: Die Dinge in Stapel eins werden Sie behalten, jedes Teil von Stapel zwei darf in den Schrank zurück. Wenn Sie es bis zum nächsten Ausmisten aber nicht mehr benutzt haben, kommt es auf Stapel drei, auf dem alles landet, was Sie direkt verschenken, verkaufen oder wegwerfen. Sie werden sofort spüren, wie glücklich es macht, unnötigen Ballast abzuwerfen.

Befreien Sie sich einfach von allem, was Sie nicht mehr brauchen oder was Ihnen nicht (mehr) guttut – sei es in Ihrem Haus, Ihrem Umfeld, Ihrem Job oder an Ihrem Körper. Genießen Sie die neue Leichtigkeit!

Ebenso wie Sie bereits Ihre Küche auf Ihre neuen Essgewohnheiten vorbereitet haben, sollten Sie nun auch in

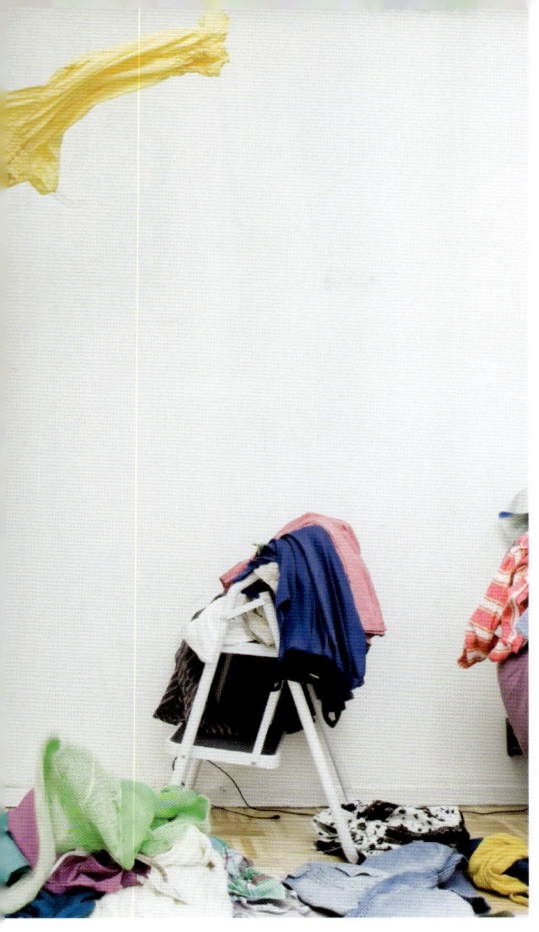

9. Baustein: Scharfe Anreize

Belohnungen helfen, dabeizubleiben und sich weiter zu motivieren. Gönnen Sie sich daher von Zeit zu Zeit etwas für sich, oder sagen Sie einfach mal zu sich selbst: »Hey, das hast du toll gemacht!« Anstatt auf Anerkennung von anderen zu warten, übernehmen wir das einfach selbst. Falls ein Lob von außen dazukommt, wird das gute Gefühl zusätzlich verstärkt.

Arbeiten Sie in kleinen Schritten, und belohnen Sie sich zwischendurch, wenn Sie wieder eine Hürde genommen haben. Sie haben es geschafft, das Programm wie geplant zwei Wochen durchzuziehen? Prima! Schenken Sie sich einen Strauß Blumen, so schaffen Sie die nächsten Wochen genauso gut. Sie haben bei den letzten Geschäftsessen auf Alkohol verzichtet? Glückwunsch, ein Ausflug ins Grüne gleicht den Verzicht doppelt aus. Versuchen Sie ein angemessenes Maß für die Belohnungen zu finden. Je größer der Erfolg, desto umfangreicher darf auch die Anerkennung für Ihre Anstrengungen sein. Passen Sie wieder in eine alte Hose, ist der Kauf eines neuen Gürtels mehr als gerechtfertigt. Tun Sie sich einfach

Ihrer Wohnung Platz für das Training schaffen. Vielleicht haben Sie einen großen Spiegel, den Sie für die Dauer des Programms abhängen und so aufstellen können, dass Sie sich bei den Übungen selbst korrigieren können. Legen Sie einen weichen Teppich bereit, oder besorgen Sie sich eine Übungsmatte. Neue Trainingsklamotten könnten zusätzlich motivieren loszulegen, und ein unbenutztes Fahrrad gehört spätestens jetzt in die Reparatur.

Geschafft!

Das Bootcamp

Karoline Maria Galal, 33, hat bei der Meerfit-Woche auf Kos mit Johanna Fellner trainiert und ist über sich hinausgewachsen.

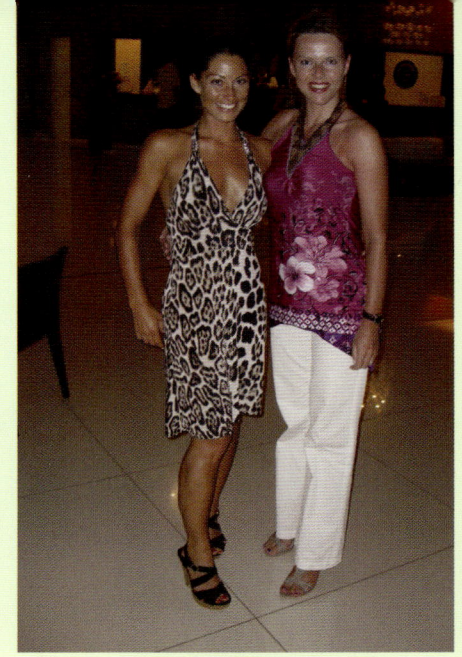

»35 Grad, tiefblaues Meer, der Wind streichelt sanft über meine Haut. Es ist Sonntagmorgen, kurz nach acht. Normalerweise stehe ich im Urlaub nicht so früh auf. Verschlafen trotte ich durch die noch ruhige Hotelanlage zur Trainingsfläche und frage mich, ob es eine gute Idee war, diese Meerfit-Woche zu buchen. Fit bin ich ja eigentlich schon, und im Urlaub sollte ich vielleicht einfach mal nichts tun.

»Hallo, ich bin die Johanna«, begrüßt mich Johanna Fellner mit einem strahlenden Lachen im Gesicht, das mir sofort signalisiert: Ja, hier bin ich richtig. Schlagartig bin ich wach. Eine Woche lang trainieren mit Johanna Fellner, der Johanna Fellner, mit der ich schon so oft Kniebeugen in meinem Wohnzimmer gemacht habe. Die ich bei den schweren Crunches verflucht habe (sorry, Johanna!). Die mich bei der Standwaage aus dem Gleichgewicht gebracht

hat. Meine Erwartung steigt: Ist sie tatsächlich so fit, wie sie auf ihren DVDs wirkt, oder hat sie einfach nur einen eifrigen Cutter? Ist sie wirklich so sympathisch? Kann ich von der noch etwas lernen, was mir die Trainer im Fitnessstudio noch nicht beigebracht haben?

5 Tage, 14 Frauen, 2 Trainingsstunden am Tag. »Morgens machen wir a bisserl was Ruhigeres wie Yoga oder Body Art und abends was mit mehr Power«, erklärt Johanna. Und schon geht's los. »Einatmen, Hände hoch, den Körper lang machen und strecken!« Das ist kein Problem, vor allem nicht bei dieser atemberaubenden Aussicht aufs Meer. »Körperspannung aufbauen!« Das kann ich. Dachte ich zumindest... Johanna erklärt, wie es richtig geht: »Stell dir vor, deine Hose ist zu eng, und du musst aufs Klo« (vielleicht sollte ich vor dem nächsten Training etwas mehr trinken, dann wird's authentischer),

»Bauchwand nach innen ziehen« (ich ziehe wie blöd und halte dabei unwillkürlich die Luft an), »atmen« (ach so, habe ich vor lauter Anspannung fast vergessen), »Rippenbögen schließen« (meine Rippenbögen finde ich ja noch, aber wie zur Hölle soll ich sie schließen?), »und jetzt Schultern nach unten ziehen« (das krieg ich hin) ... »und die Rippenbögen dabei geschlossen halten« (das nicht mehr). Nach ein paar Versuchen, viel Konzentration und Johannas perfekter Anleitung gelingt es mir schließlich, alle gefragten Körperteile gleichzeitig anzuspannen.

Eine Übung jagt die nächste. Pausen gibt es nicht, allerhöchstens eine »aktive«. »Den Oberkörper nach unten fallen lassen und durchschwingen! Alles loslassen außer der Bauchspannung«, ruft Johanna. Wir 14 Frauen gehorchen brav. Doch für die uner-

müdliche Münchnerin ist das offensichtlich nicht genug. »Koa Brotzeit machen da unten!« Ihr Tonfall wird energischer. Gegen die Fellner ist das Trommeln des Duracell-Hasen Tai-Chi für Anfänger.

Nach dieser Stunde ist mir klar: Wenn das »a bisserl ruhiger« war, will ich gar nicht wissen, was »mehr Power« bedeutet. Unsinn – natürlich will ich! Und ich hab's erlebt. Danach bin ich ins Bett gefallen wie ein Klecks Mousse au Chocolat, der von einem Löffel tropft: schwerfällig – aber glücklich.

Nach dieser Woche denke ich nur: WOW! Jeder Muskel meines Körpers ist auf eine völlig neue Art beansprucht worden. Ich fühle mich toll, gepusht und entspannt zugleich. Und ich hatte gedacht, ich wäre schon fit. Jetzt ist mir klar, ich kann noch viel mehr aufdrehen!«

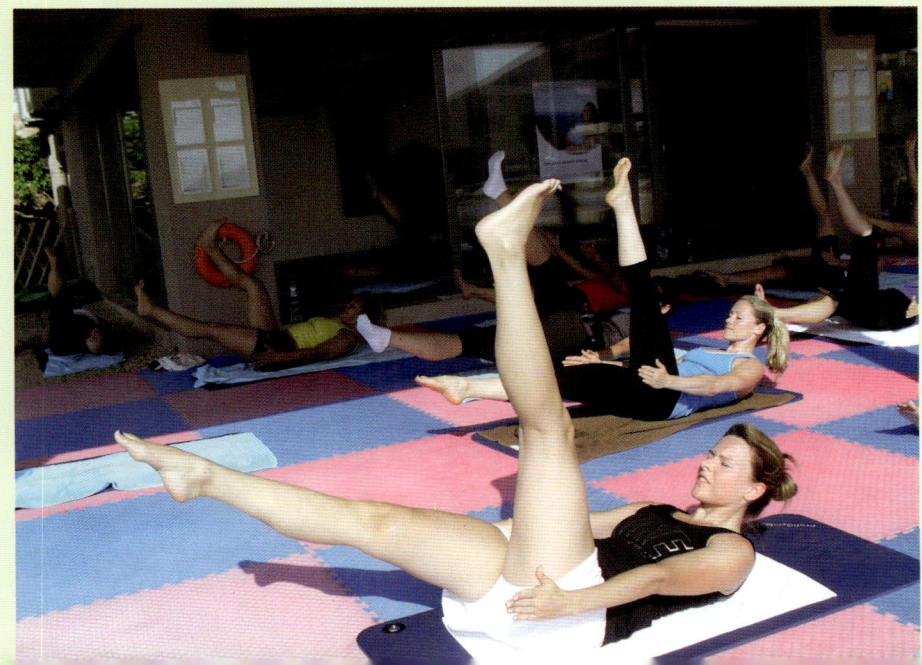

hin und wieder ganz bewusst etwas Gutes, wenn Sie merken, dass Sie das Programm erfolgreich umsetzen.

10. Baustein: Super Support

Weihen Sie Ihre Freunde, die Familie und auch die Arbeitskollegen in Ihr Vorhaben ein. So müssen Sie sich nicht ständig rechtfertigen, wenn Sie die Panade vom Fleisch entfernen oder Sahnesoßen nicht essen, die in der Kantine auf der Tageskarte stehen. Außerdem können Sie dann auch mit Unterstützung aus Ihrem Umfeld rechnen, sprich: Beim Familienfest wird es womöglich auch einen Obstsalat geben und nicht nur Sahnetorte, und es findet sich bestimmt schneller eine Begleitung für einen gemeinsamen Spaziergang. Ganz wichtig ist es, den Partner zu informieren. Vielleicht möchte er ebenfalls etwas für seine Figur tun, und Sie können gemeinsam leichte Gerichte zubereiten, die Ihnen beiden schmecken. Andernfalls sollten Sie auf jeden Fall mit ihm besprechen, wie die neue Situation im Kühlschrank geregelt wird. Es hilft nämlich nichts, wenn Sie die Schokocreme entfernen und er sie durch Erd-nussbutter ersetzt. Ist er nicht bereit, auf Schlemmereien zu verzichten, können Sie sich darauf verständigen, dass er eine eigene Ecke im Vorratsschrank bekommt, die nicht so leicht zugänglich ist. Oder er kauft sich einen kleinen Extrakühlschrank oder lagert die Salami im Kühlschrank an seinem Arbeitsplatz.

Achtung, Stolperstein!

Sollte Ihr Umfeld nicht positiv auf Ihr Figurvorhaben und die damit verbundenen Trainingstermine reagieren (leider gibt es unter denen, die sich selbst nicht aufraffen können, immer auch Neider) – machen Sie sich nichts daraus. Bieten Sie Freunden oder der Familie an, mitzumachen oder sich an einem anderen Tag zu treffen. Ganz wichtig: Stellen Sie Ihr Handy und Festnetztelefon aus, während Sie trainieren. Wenn nötig, dürfen Sie sich auch in Ihr Trainingszimmer einschließen. Jedem von uns steht private Zeit zu – Ihnen auch!

Geschafft!

Bereit für das Brautkleid

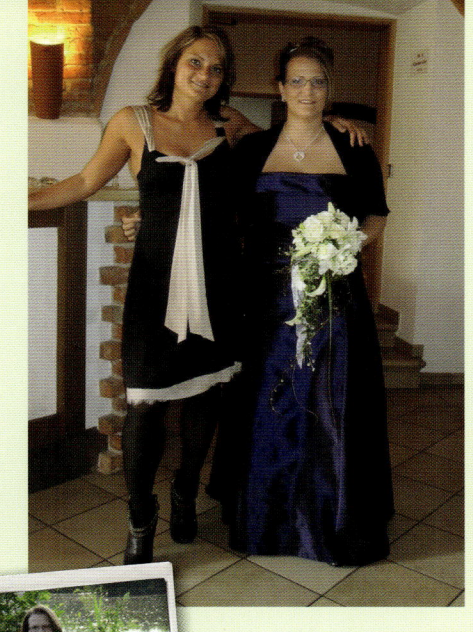

vorher

Andrea, 27, trägt nach zehn Monaten vier Kleidergrößen weniger!

»Früher wog ich 101 Kilo bei einer Körpergröße von 1,67 Meter. Ich hatte als Modeschneiderin eine Zeit lang enorm viel Stress, und aus Frust aß ich wahllos alles, was dick macht: vor allem Kohlenhydratreiches wie Nudeln oder Brot, Süßigkeiten und Fast Food. Und ich kann nicht behaupten, dass ich mich viel bewegte. Klar, dass der Zeiger der Waage irgendwann weit ausschlug. Viel zu weit!

Das wurde mir allerdings erst bewusst, als ich Urlaubsfotos von mir anschaute und fürchterlich erschrak. Erst ab diesem Zeitpunkt bemerkte ich, dass ich mich auch kaum noch bücken konnte und ständig überall Schmerzen hatte. Mit 26 Jahren fühlte ich mich wie eine alte Frau, das konnte so nicht weitergehen! Also besorgte ich mir die DVDs von Johanna. Am Anfang konnte ich keine bis zum Ende durchhalten. Aber ich gab nicht auf. Zum einen, weil ich bald heiraten wollte, zum anderen, weil die Übungen so einfach aussahen, wenn Johanna sie vormachte. Da hatte mich der Ehrgeiz gepackt!!

Mein Brautkleid trug ich zehn Monate später in Größe 44, früher hatte ich 52. Zusätzlich zum Figurtraining mit meiner »Personal Trainerin« Johanna laufe ich fast täglich 30 Minuten auf dem Crosstrainer oder fahre Fahrrad mit meinem Mann. Der ist durch mich nun auch viel motivierter, Sport zu treiben, und freut sich mit mir über meinen Erfolg. Er kannte mich schon, als ich noch unter 80 Kilo wog, und da will ich auch wieder hin, aber langsam. Ich denke, zehn Kilo pro Jahr sind ein gutes Ziel. Schließlich möchte ich mir zwischendurch auch mal etwas gönnen. Sonst esse ich sehr gesund, mit viel Gemüse oder Salat und wenig Kohlenhydraten. Ich fühle mich heute so viel wohler in meiner Haut, bin motivierter, fitter und auch viel selbstbewusster. Darum tue ich alles, um nie wieder zuzunehmen!«

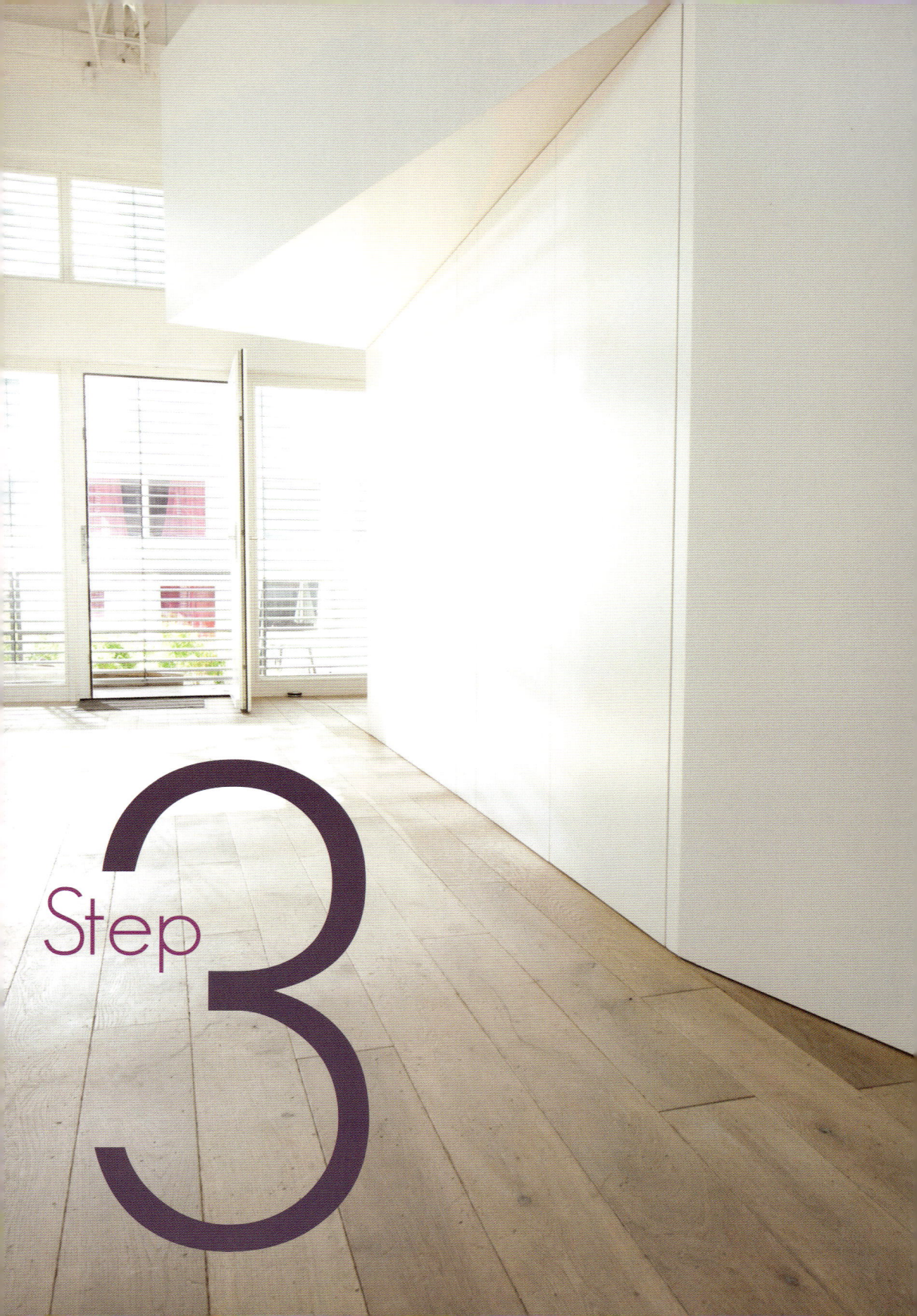

Step

3

Step 3
Fortschritt durch Fitness

Den Kern meines Step-by-Step-Konzepts bildet das umfangreiche Bewegungsprogramm, das eine Menge einfach zu erlernender Übungen für den gesamten Körper umfasst, die sich nahezu überall und zu jeder Zeit ausführen lassen.

Die Übungen sind in vier große Rubriken unterteilt: Warm-up, Cardio, Kraft und Stretching. In vier aufeinander aufbauenden Trainingsprogrammen habe ich Übungen aus allen Rubriken auf ideale Weise kombiniert. Indem Sie sich von dem einführenden Programm 1 bis zum anspruchsvollen Programm 4 vorarbeiten, bauen Sie Ihre Fitness step by step auf. Ich gebe Ihnen aber auch das Wissen an die Hand, das Sie benötigen, um Ihre eigenen Workouts zu kreieren.

Außerdem zeige ich Ihnen viele Möglichkeiten, Ihren Alltag aktiver zu gestalten. Jetzt heißt es loslaufen und auf Kurs bleiben!

Bewegung ist Leben

Bewegung gehört zum Leben wie Essen und Schlafen. Wenn wir Kinder beobachten, sehen wir, dass dem Menschen ein natürlicher Bewegungsdrang angeboren ist.

Babys können es nicht abwarten, sich zu drehen oder aufzurichten und zu laufen. Später wird getanzt, gehüpft, geklettert und geschaukelt. Der Körper funktioniert in diesem Alter noch einwandfrei und entwickelt sich Schritt für Schritt, solange die natürliche Bewegung nicht von außen unterbunden oder eingeschränkt wird. Das Kind braucht zudem entsprechende Reize und Förderung, um sich gesund und natürlich zu entwickeln. Diese Reize werden heutzutage oft unzureichend oder gar nicht mehr gesetzt und von äußeren Faktoren negativ verstärkt.

Vielleicht haben auch Sie in Ihrer Kindheit Erfahrungen gemacht, die Sie Bewegung mit einem schlechten Gefühl in Verbindung bringen lassen: ein Sportlehrer, der unnötigen Druck ausgeübt hat, Mitschüler, die andere, schwächere Schüler auslachten, Eltern, die Sport für Mord hielten. Es gibt Tausende Gründe, warum Bewegung nicht als natürlich erlebt werden kann. Fakt ist, Bewegung war für uns alle zu irgendeinem Zeitpunkt schon einmal ganz »normal«, ohne dass wir uns groß dazu motivieren mussten.

Unser Ziel ist es, diesen natürlichen Bewegungsdrang bei Ihnen wieder zu wecken. Bewegung soll zur Normalität werden, Spaß machen und ganz selbstverständlich in den Alltag integriert werden. Dazu brauchen Sie nicht immer Sportklamotten, viel freie Zeit und Raum. Um ein paar Kalorien mehr am Tag zu verbrauchen, reicht es oft, kleine Veränderungen in Ihrem Tagesablauf vorzunehmen.

Mit den folgenden einfachen Tipps wird Bewegung bei Ihnen bald (wieder) zur Gewohnheit, und Ihr Stoffwechsel bleibt auf Trab. Viele Übungen lassen sich einfach zwischendurch im Büro, in der Pause, im Flieger oder wo auch immer ausführen – und schon haben Sie wieder etwas für sich getan.

Kleine Übungen fürs Sitzen

Der erste Schritt heißt Anfangen, und dazu müssen Sie nicht einmal aufstehen. Wenn Sie viel sitzen – zum Beispiel in einem Bürojob oder zu Hause am Schreibtisch –, ändern Sie einfach von Zeit zu Zeit Ihre Sitzposition. Sitzen Sie mal aufrecht, mal auf den Tisch gestützt, sogar Lümmeln ist bei mir erlaubt, solange Sie immer wieder Ihre Haltung ändern. Denn die Wirbelsäule und die umliegende Muskulatur brauchen Bewegung. Zwischendurch sollten Sie sich auch immer mal wieder ganz bewusst bewegen. Sitzen Sie aufrecht, kippen Sie das Becken, spannen Sie Ihre Bauch- und Rückenmuskeln fest an, ziehen Sie die Schultern nach hinten unten. Halten Sie die Spannung fünf Sekunden, und lassen Sie dann komplett los, und entspannen Sie sich im Stuhl. Wiederholen Sie diese Übung etwa drei- bis fünfmal.

Nehmen Sie nun eine aufrechte Sitzposition ein, drehen Sie den Oberkörper und greifen Sie dabei die Stuhllehne als Unterstützung. Schauen Sie so weit als möglich nach hinten. Halten Sie diese Position einige Sekunden, und wechseln Sie dann zur anderen Seite. Wichtig ist, dass nur die Brust- und Halswirbelsäule rotieren. Das Becken und der untere Rücken bleiben aufrecht und drehen sich nicht mit.

Anschließend beugen Sie die Wirbelsäule nach vorne, so als wollten Sie Stirn und Becken zueinanderbringen. Von hier aus strecken Sie den Rücken wieder Wirbel für Wirbel.

Kleine Übungen fürs Stehen

Stehen Sie einfach mal auf einem Bein. Das aktiviert den Gleichgewichtssinn und regt mehr Muskelfasern an als der beidbeinige Stand. Wenn Sie die Balance gut halten können, machen Sie nebenher etwas anderes, etwa die Einkaufstasche von der einen in die andere Hand übergeben, die Zähne putzen, kopieren oder einfach von rechts nach links schauen. Das fördert zugleich die Koordination.

Legen Sie zu Hause Ihre Lieblingsmusik auf, oder suchen Sie sich gute Musik im Radio oder Internet, dann lassen Sie die Rollos runter, machen die Tür zu und tanzen einfach mal richtig ab!

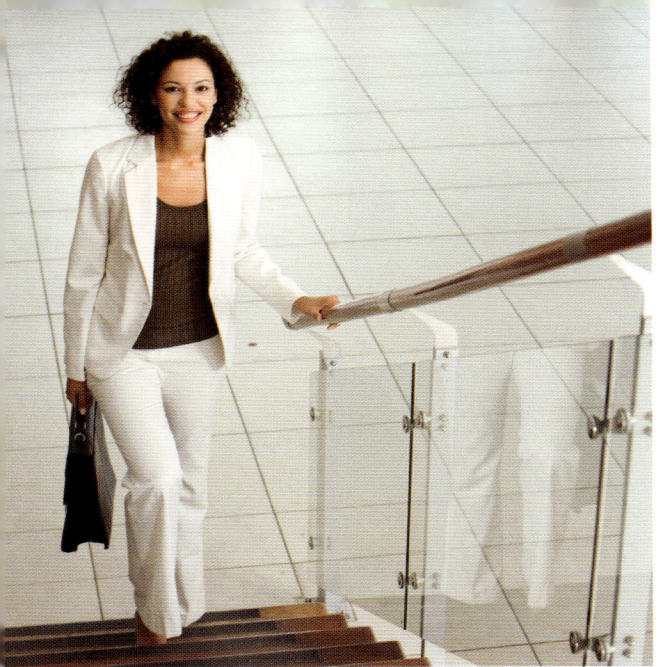

Der Aufzug ist ab jetzt für Sie tabu. Nutzen Sie jede Chance, Bewegung in Ihren Alltag zu integrieren.

Kleine Übungen für unterwegs

Jeder Schritt zählt! Sie glauben gar nicht, wie positiv sich auch kleinste Bewegungen auf Ihre Energiebilanz auswirken. Wenn Sie von A nach B unterwegs sind, gehen Sie die Wege am besten zu Fuß. Anstatt zu schlendern, legen Sie einen Gang zu. Nehmen Sie die Treppe und dabei gleich mehrere Stufen auf einmal.

Für längere Strecken ist das Fahrrad die erste Wahl. Und wenn Sie gar nicht ohne Auto auskommen, parken Sie dieses ein paar Häuserblocks von Ihrem Ziel entfernt – so haben Sie schon zwei kleine Spaziergänge in den Tag eingebaut. Sie sind mit öffentlichen Verkehrsmitteln unterwegs? Steigen Sie ein, zwei Haltestellen zu früh aus, und verzichten Sie auf einen Sitzplatz. Stehen verbraucht zum einen mehr Kalorien als Sitzen, zum anderen werden Ihre Balance und Koordination gefordert, wenn Sie sich während der Fahrt gerade halten müssen.

Falls Sie an einer Sitzbank vorbeikommen, nutzen Sie die Sitzfläche für ein paar Trizepsdips. Setzen Sie sich hierzu an den Rand der Bank, strecken Sie die Beine gerade nach vorne aus, positionieren Sie die Hände neben dem Becken, und umgreifen Sie die Sitzfläche. Stützen Sie sich nun mit beiden Händen von der Bank hoch, und heben Sie den Po ab. Dann beugen Sie die Ellenbogen, lassen sich an der Bank vorbei nach unten bis knapp über den Boden sinken und stemmen sich von dort wieder hoch.

Gehen Sie jeden Tag einmal an die frische Luft. Auch wenn es nur ein paar Minuten sind – das Tageslicht und die Sauerstoffzufuhr werden Ihnen guttun. Verbringen Sie beispielsweise Ihre Mittagspause mit einem Spaziergang.

Nutzen Sie wirklich jede Chance, sich zu bewegen – auch außerhalb Ihrer Workouts.

Das Miniworkout für den Notfall

Sollten Sie zeitlich mal wirklich so eingespannt sein, dass Sie nicht zum Sport gehen und auch zu Hause kein ganzes Workout ausführen können, machen Sie wenigstens

• 10 Kniebeugen
• 10 Liegestütze
• 10 Sit-ups

Das dauert gerade mal eine Minute.

Überlegen Sie sich, wo Sie persönlich mehr Bewegung in Ihren Alltag integrieren können. Einige Beispiele habe ich Ihnen ja schon genannt. Schreiben Sie Ihre Alltagsaktivitäten auf.

Mein aktiver Einsatz:

Freizeitsport und aktive Freizeitgestaltung

Jeder Freizeitsport unterstützt Ihr fittes Vorhaben, solange Sie dabei Spaß haben und sich wohlfühlen. Suchen Sie nach einer Sportart, die Ihnen Spaß macht. Jeder Mensch hat andere Vorlieben. Während der eine Ballsportarten mag, bewegt sich der andere lieber in der freien Natur, einen Dritten motiviert die Bewegung in der Gruppe. Finden Sie heraus, was Ihnen liegt, und machen Sie diesen Sport zusätzlich zu meinem Programm einmal die Woche. Suchen Sie sich hierfür am besten einen festen Sportpartner, eine Gruppe, einen Club oder Verein. Fixe Trainingstermine werden Ihnen dabei helfen, diese Sporteinheiten fest in Ihrem Alltag zu verankern.

Mein Freizeitsport:

Termin:

Gestalten Sie auch Ihre Freizeit aktiv, und nutzen Sie dabei die Besonderheiten Ihrer Region. Sind Berge in der Nähe, bietet sich am Wochenende eine schöne Bergtour an – zu Fuß oder mit dem Mountainbike. Leben Sie im Flachland, radeln Sie auf Fahrradwegen durch die Landschaft und machen ein gesundes Picknick im Grünen. Ist ein See in der Nähe, gehen Sie schwimmen, oder probieren Sie es mal mit Surfen oder Kiten. Auch Beachvolleyball, Badminton, Fußball, Inlineskaten, Wandern oder im Winter Skifahren, Langlaufen oder Schlittenfahren eignen sich hervorragend zur aktiven Freizeitgestaltung.

Solche sportlichen Abenteuer sind übrigens auch ein großer Spaß für die ganze Familie oder den Freundeskreis. Beziehen Sie Ihr soziales Umfeld mit ein, und schlagen Sie für die gemeinsame Zeit vermehrt Unternehmungen vor, die viel Bewegung beinhalten und die ganze Truppe auf Trab bringen. Überlegen Sie, welche Aktivitäten und Sportarten für Sie interessant sind, und nehmen Sie diese in Ihr Freizeitprogramm auf. Probieren Sie ruhig mal etwas Neues aus. Hochseilgärten erfreuen sich immer größerer Beliebtheit. Auch Rafting, Paintball, Kanufahren, Reiten oder Tauchen sorgen für Action.

Auf Nummer sicher gehen – die Vorbereitung

Generell sind alle meine Übungen für gesunde Menschen unbedenklich – sofern sie richtig ausgeführt werden. Lesen Sie sich die Übungsbeschreibung genau durch, bevor Sie mit einer Übung beginnen, und achten Sie während des Trainings stets auf die korrekte Körperhaltung und Übungsausführung. Stellen Sie, wenn möglich, einen

Spiegel auf, in dem Sie sich während des Workouts sehen können. Wird die Anstrengung zu groß, sodass Sie die Bewegungen nicht mehr sauber ausführen können, schalten Sie einen Gang runter. Die richtige Ausführung sollte immer an erster Stelle stehen!

Achten Sie auf Ihr Körpergefühl. Schmerzen, akute Atemnot und ein hochroter Kopf sind Warnsignale, die Sie ernst nehmen sollten. Unterbrechen Sie das Training in diesem Fall sofort, und machen Sie erst weiter, wenn Sie sich wieder gut fühlen. Sollten die Symptome auch bei niedriger Trainingsintensität immer wieder auftreten, ziehen Sie einen Arzt zurate.

Beachten Sie: Sobald eine Grippe im Anmarsch ist oder andere Krankheitszeichen auftreten, sollten Sie das Training nur sanft ausführen oder ganz ausfallen lassen. Auch wenn Sie Ihren neu gewonnenen Rhythmus ungern unterbrechen, kann ein Tag Pause sinnvoll sein. Wer mit einem Infekt trainiert, fördert die Verbreitung von Bakterien im Blutkreislauf. Diese können sich im schlimmsten Fall an den Herzklappen festsetzen und schwere Schäden verursachen. Hören Sie in sich hinein: Fühlen Sie sich trotz Schnupfennase fit genug fürs Workout? Generell sollten Sie mit einer Kör-

pertemperatur über 38 Grad niemals ins Trainingsoutfit schlüpfen, sondern nur noch unter die Bettdecke.

Zur optimalen Vorbereitung sollten Sie eine Stunde vor dem Workout rund einen halben Liter Wasser trinken, einen halben Liter Saftschorle verteilen Sie auf die Zeit während und nach dem Training. Der Saftspritzer liefert wertvolle Elektrolyte.

Ausrüstung

Sie fragen sich sicherlich, ob Sie für das folgende Training Equipment benötigen. An dieser Stelle ein klares Nein! Bei der Übungsauswahl habe ich darauf geachtet, komplett ohne Geräte auszukommen. Eine Trainingsmatte oder ein etwas weicherer und dennoch fester Untergrund wie ein Teppich plus das eigene Körpergewicht sind Hilfsmittel genug. So können Sie sich ganz auf die saubere Bewegungsausführung konzentrieren und dürfen sofort loslegen. Außerdem brauchen Sie nicht viel Platz und müssen kein zusätzliches Geld investieren.

Eine Matte können Sie klein zusammenrollen und hinter einem Schrank verstecken (gibt es ab 20 Euro zum Beispiel bei www.perform-better. de). Zudem benötigen Sie für einige Übungen einen gewöhnlichen Stuhl oder eine ähnlich hohe Kommode und eine oder zwei mit Wasser gefüllte Plastikflaschen. Wählen Sie ein bequemes Outfit, und tragen Sie Sportschuhe, die Ihnen festen Halt bieten.

Der 4x4-Aufbau

Der folgende Übungsteil (Seite 78–151)
ist in vier Rubriken unterteilt:
Warm-up, Cardio, Kraft und Stretching.

Alle vier Rubriken sind für ein ausgewogenes Bewegungsprogramm wichtig. Beginnen Sie jede Trainingseinheit mit einem Warm-up, um den Körper optimal auf das Training vorzubereiten, und schließen Sie sie mit einigen Stretchingübungen zur Entspannung ab. Die Anteile an Cardio- und Kraftübungen können je nach Trainingseinheit variieren. Hier sind zwar auch reine Kraft- oder Cardioeinheiten denkbar, in meinen Trainingsprogrammen kombiniere ich diese beiden Rubriken allerdings miteinander, was besonders effektiv und zeitsparend ist.

In jedem der vier Trainingsprogramme, die ich Ihnen im Anschluss an den Übungsteil präsentiere, finden Sie daher Übungen aus allen vier Rubriken.

Trotzdem habe ich in jedem Programm einen anderen Schwerpunkt gesetzt, sodass Sie viel Abwechslung bekommen, vor immer neuen Herausforderungen stehen und so Ihre Fitness systematisch, step by step, aufbauen.

Im ersten Programm trainieren Sie die allgemeine Kraftausdauer. Das zweite stärkt die Muskulatur, das dritte hat den Schwerpunkt Cardio. Wenn Sie sich mit diesen drei Programmen die Grundlagen erarbeitet haben, kommt im vierten Programm intensives Intervalltraining zum Einsatz.

Mir liegt es am Herzen, dass Sie sich selbst vertrauen und Ihren Körper spüren lernen. So können Sie die Intensität des Trainings über Ihr subjektives Belastungsempfinden steuern. Finden

Sie heraus, wie Sie jede Übung ausführen müssen, um sich zu fordern, ohne sich zu überfordern. Achten Sie auf eine korrekte Ausführung und eine genügend hohe Intensität.

Zur individuellen Steuerung der Intensität biete ich jede Übung aus den Kategorien Kraft und Cardio in drei Schwierigkeitsstufen an (siehe hierzu Seite 72).

Sie werden zunächst nach diesen vier Programmen trainieren, deren Schwierigkeitsgrad und Intensität sich im Laufe Ihres Trainingsfortschritts step by step erhöhen lassen. Sollten Sie sich nach einigen Monaten Training auch mit der höchsten Intensitätsstufe nicht mehr ausreichend gefordert fühlen oder sich sogar langweilen, können Sie aus den Übungen auch eigene Programme erstellen. Hierzu gilt es lediglich einige grundlegende Prinzipien der Trainingsgestaltung zu beachten (mehr dazu ab Seite 191).

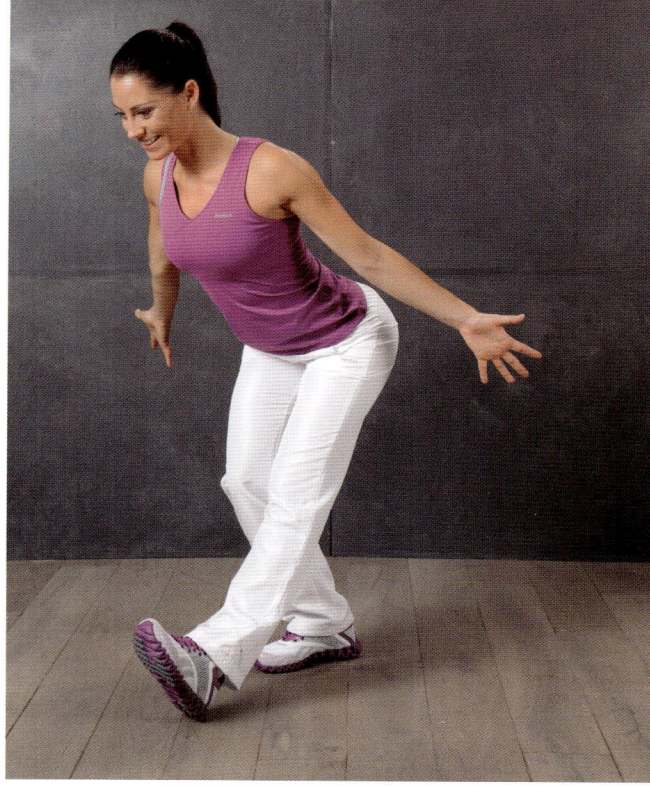

Ein gutes Warm-up vor dem Training beugt Verletzungen vor und macht Lust aufs Workout.

auf das bevorstehende Training vor. Die Mobilisationsübungen lassen die Gelenke schön geschmeidig werden und aktivieren die Muskulatur. Die Cardiomoves bringen zusätzlich das Herz-Kreislauf-System in Schwung und setzen Stoffwechselprozesse in Gang.

Sie halten Aufwärmen für eine lästige Pflicht? Alles eine Frage der Einstellung. Sehen Sie das Warm-up lieber als einen stabilen Schutzschild vor Zerrungen und anderen Verletzungen. Zudem hilft es Ihnen, sich mental auf das Training einzustellen, und je konzentrierter Sie bei der

Warm-up

Das Warm-up, das stets in einen Mobilisations- und einen Cardioteil unterteilt ist, bereitet Ihre Muskeln, Gelenke und auch den Kopf optimal

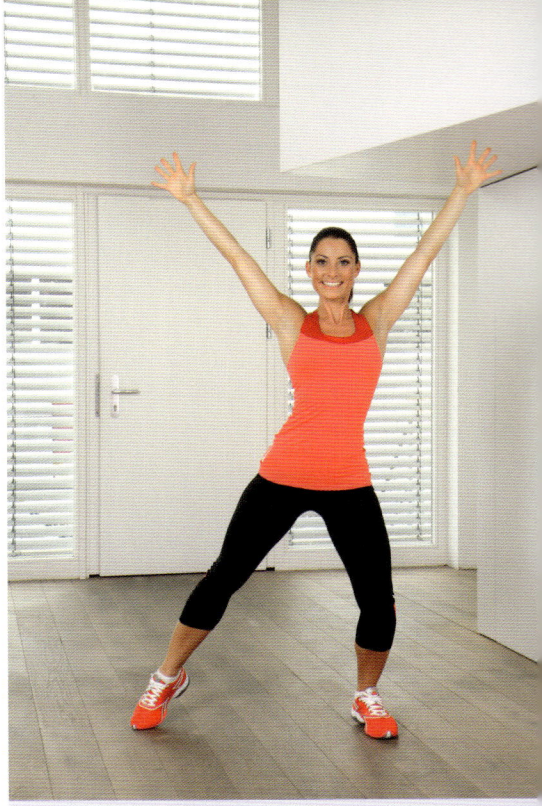

Sache sind, desto effektiver arbeiten Sie. Alle Warm-up-Übungen werden in gemäßigtem Tempo ausgeführt, sodass Sie jedes Mal wirklich langsam warm werden.

Wenn Sie noch mehr Abwechslung wünschen, können Sie die Übungen aus dem Cardio-Warm-up übrigens gern auch in Ihr Cardiotraining einbauen. Erhöhen Sie dann das Tempo und die Wiederholungszahl entsprechend.

Cardio

Cardiotraininig, auch Ausdauer- oder Herz-Kreislauf-Training genannt, verbessert Ihre Herz-Kreislauf-Leistung und somit Ihre Ausdauer. Wenn Sie regelmäßig Cardiotraining ausführen, können Sie über einen längeren Zeitraum aktiv sein, ohne dabei aus der Puste zu geraten, denn die Lunge lernt mit jedem Atemzug, mehr Sauerstoff zu tanken und diesen durch die neu gebildeten Lungenbläschen schneller ins Blut weiterzuleiten. Das unterstützt obendrein den Fettstoffwechsel, denn Fett kann nur mithilfe von ausreichend Sauerstoff verbrannt werden.

Cardiotraining + Fettverbrennung

Aktuelle Studien belegen: Intensität ist der Schlüssel zum Erfolg. Also raus aus der Komfortzone. Schrecken Sie nicht davor zurück, die Herzfrequenz durch intensive Bewegungen wie Sprünge zu erhöhen und dabei ins Atmen zu kommen. Mit einem moderaten Training, wie wir es in Programm 1 angehen werden, regen Sie den Fettstoffwechsel an. Das bedeutet, dass der Körper prozentual mehr Fett und weniger Kohlenhydrate verbraucht als beim Training mit höherer Intensität.

Allerdings liegt bei hoher Intensität wie in den Programmen 3 und 4 der Gesamtkalorienverbrauch um so viel höher, dass in absoluten Zahlen letztlich auch mehr Fett verbrannt wird. Ein einfaches Beispiel (die Zahlenangaben sind Durchschnittswerte und individuell unterschiedlich. Sie sind unter anderem vom Trainingszustand, Ernährungszustand und Körpergewicht abhängig):

Joggen bei 6 km/h
verbrennt 300 kcal,
davon 60 Prozent aus Fett
→ 180 kcal Fett

Joggen bei 12 km/h
verbrennt 600 kcal,
davon 40 Prozent aus Fett
→ 240 kcal Fett

Im Prinzip geht es gar nicht darum, während des Trainings »Fett zu verbrennen«, sondern darum, eine negative Kalorienbilanz zu schaffen und somit Körperfett abzubauen.

Wer noch nicht fit ist, sollte aber nicht gleich auf dem höchsten Intensitätslevel einsteigen, sondern sich zunächst eine Grundlage schaffen, um die Belastungen eines hochintensiven Cardiotrainings auch zu schaffen. Deshalb baut mein Programm Ihre Fitness step by step auf.

Im Unterschied zum Krafttraining trainiert Ausdauersport nicht in erster Linie die Muskeln des Bewegungsapparates, also zum Beispiel den Rücken, Bauch, die Beine oder Arme, sondern vor allem den Herzmuskel. Dieser kann im trainierten Zustand mehr Blut durch den Körper pumpen und muss nicht mehr so oft schlagen, um alle Bereiche zu versorgen. Dadurch senken sich der Puls und der Blutdruck, was große gesundheitliche Vorteile mit sich bringt: Die Lebenszeit Ihres Herzens verlängert sich. Wer seinen Ruhepuls zum Beispiel um 20 Schläge pro Minute senkt, spart im Vergleich zu vorher nach nur drei Jahren ein Jahr Herzleistung ein.

Die beliebtesten Ausdauersportarten sind Laufen, Schwimmen und Radfahren, doch die müssen – sofern Sie zu Hause weder Laufband oder Heimtrainer noch einen großen Pool zur Verfügung haben – alle außerhalb der Wohnung ausgeführt werden. Speziell für viel beschäftigte Frauen habe ich daher eine Reihe von Cardioübungen entwickelt, die sich problemlos in ein Workout für zu Hause integrieren lassen. Dazu gehören einige Aerobic-Klassiker sowie Sprünge, Sprints, Seitwärtsschritte und viele andere schnelle Bewegungen. Diese Moves machen gleichzei-

Die drei Schwierigkeitsstufen

Stufe 1
Grundübung, einfach in der Ausführung

Stufe 2
etwas anspruchsvoller, erhöhte Intensität

Stufe 3
komplexere Bewegungsabläufe,
sehr anspruchsvoll

Wählen Sie die Stufe aus, die Sie sauber ausführen können, in der Sie sich aber dennoch gefordert fühlen. Es gilt: Qualität vor Quantität, fordern, aber nicht überfordern.

Sobald Sie sich an eine Übung gewöhnt haben, steigern Sie sich. Erhöhen Sie langsam die Intensität. Haben Sie beispielsweise in einer Übung Stufe 2 gewählt und merken, es geht nicht mehr, machen Sie auf Stufe 1 weiter, aber bleiben Sie dabei.

Nicht jeder Tag ist gleich. Fühlen Sie sich belebt und könnten Bäume ausreißen, so ist das vielleicht der Tag, um Stufe 3 anzugehen. Merken Sie hingegen, dass Sie nicht ganz fit sind, oder haben Sie die Tage davor sehr intensiv trainiert, nehmen Sie es locker, und bleiben Sie auf Stufe 1.

tig schlank und straff und sind echte Kicks für die Kalorienverbrennung, denn hier müssen Sie richtig arbeiten. Von nichts kommt eben nichts. Obendrein bauen die Übungen Stress ab und lassen Sie im Alltag leistungsfähiger werden.

Jede Übung wird in drei Schwierigkeitsstufen gezeigt. Mit jeder Stufe wird die Übung leicht abgeändert und dadurch intensiviert. Für den Anfang empfehle ich Ihnen, stets mit Stufe 1 zu beginnen, bis Ihnen der Bewegungsablauf in Fleisch und Blut übergegangen ist und Sie auch von der Kondition her mithalten können. Danach wählen Sie sich einfach die Ihrem Trainingslevel und Ihrer Tagesform entsprechende Variante aus. Es macht nichts, wenn Sie einmal eine niedrigere Stufe wählen als in der Trainingseinheit zuvor – die Hauptsache ist, Sie bewegen sich und führen die Übungen richtig aus!

Bitte beachten Sie: Die Cardioübungen werden bei erhöhtem Puls zügig und ohne größere Pausen ausgeführt – schließlich trainieren wir hier Ihre Ausdauer. Werden Ihnen die Bewegungen zu intensiv, bleiben Sie nicht stehen, sondern wechseln kurz mit leichtem Joggen ab, bevor Sie ins Power-Tempo zurückkehren.

Wie messe ich meinen Ruhepuls?

Legen Sie abends eine Stoppuhr oder eine Armbanduhr mit Sekundenanzeige in Griffweite neben Ihr Bett. Messen Sie gleich nach dem Aufwachen – also noch vor dem Aufstehen – wie folgt Ihren Ruhepuls: Legen Sie zwei Finger der rechten Hand (nicht den Daumen!) auf das linke Handgelenk, und zählen Sie 15 Sekunden lang Ihre Herzschläge. Multiplizieren Sie diese Zahl mit 4, und notieren Sie hier Ihr Ergebnis:

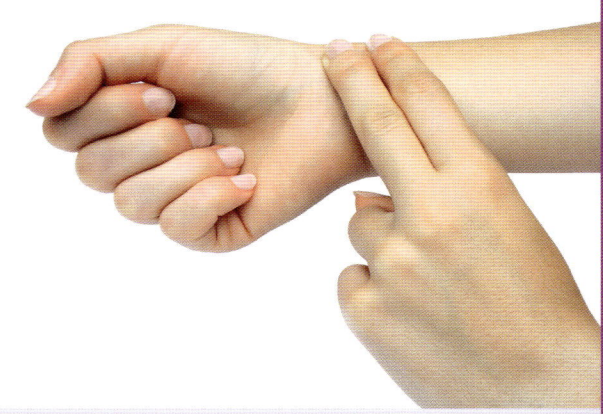

Ihr Ruhepuls:

Ein gesunder erwachsener Freizeitsportler hat einen Ruhepuls um die 60 Schläge pro Minute, Spitzensportler können einen Wert von 35 erreichen. Liegt Ihr Ruhepuls bei über 80 Schlägen pro Minute, sollten Sie einen Arzt konsultieren, bevor Sie mein Program ausführen.

Überprüfen Sie Ihren Ruhepuls von Zeit zu Zeit. Lassen Sie sich von jedem Schlag weniger zum Weitermachen motivieren!

Ihr Ruhepuls nach einer Woche Training

Ihr Ruhepuls nach zwei Wochen Training

Ihr Ruhepuls nach drei Wochen Training

Ihr Ruhepuls nach vier Wochen Training

Kraft

Beim Krafttraining geht es darum, die Muskulatur aufzubauen sowie die Sehnen und Gelenke zu stärken. Ein Körper, der zu einem großen Anteil aus Muskelmasse besteht, weist einen wesentlich höheren Grundumsatz auf als ein Körper mit hohem Fettanteil und wenig Muskelmasse. Das heißt, er verbraucht selbst im Ruhezustand mehr Kalorien. Warum? Ganz einfach, Muskeln verbrauchen Energie (und zwar pro Kilogramm 100 Kalorien am Tag), Fett hingegen nicht.

Dies ist aber nicht der einzige Grund, weshalb das Krafttraining ein so wichtiger Bestandteil jedes meiner vier Programme ist. Gesundheitsorientiertes Krafttraining verbessert die Haltung und reduziert Rücken-, Nacken- und Schulterprobleme. Außerdem regt es den Stoffwechsel der Knochen an und schützt so vor Knochenbrüchen und Osteoporose.

Auch für das »Projekt Traumfigur« ist Krafttraining ein Schlüsselelement: Während die intensiven Cardioeinheiten Ihr Körperfett zum Verschwinden bringen, lassen sich mit gezielten Kraftworkouts schön definierte Körperformen modellie-

ren. Ich habe Ihnen am Anfang des Buches erklärt, warum sich Fett leider nicht punktuell dort abbauen lässt, wo wir es gern hätten. Jedoch ist es möglich, einzelne Muskelpartien mit Krafttraining gezielt zu straffen und zu formen. Auf diese Weise lässt sich zum Beispiel auch Cellulitis lindern. Ein straffer Muskel drückt von unten gegen die Orangenhaut und verwandelt diese in eine aprikosenglatte Oberfläche.

Im folgenden Übungsteil sind die Kraftübungen nach Körperregionen aufgeteilt: Beine und Po, Rücken, Arme, Brust, Bauch. Möchten Sie etwas für eine bestimmte Partie tun, können Sie die Bewegungen aus der entsprechenden Rubrik jederzeit in zusätzliche Trainingseinheiten verpacken. Solche Kraft-Extras unterstützen den Erfolg, ersetzen jedoch kein komplettes Workout!

Wie auch die Cardioübungen finden Sie jede Kraftübung in drei aufeinander aufbauenden Schwierigkeitsstufen vor (siehe hierzu auch Kasten auf Seite 72). Ihre aktuelle Form und das erreichte Fitnesslevel entscheiden über die Auswahl, beginnen Sie zunächst jedoch immer mit Stufe 1, bis Sie die Technik sauber beherrschen!

Stretching

Am Ende jeder Trainingseinheit heißt es dehnen, denn durch die Belastung wird der Muskel – im besten Fall – maximal angespannt. Stretchingübungen helfen, den Muskel zu entspannen und ihm wieder seinen ursprünglichen Bewegungsumfang zu verleihen. Zudem wird die Durchblutung gefördert und so der Abtransport von Schlackenstoffen begünstigt. Sie werden merken, dass Sie sich gleich viel wohler fühlen, wenn Sie die verhärteten Partien strecken. Obendrein ist ein beweglicher, elastischer Muskel viel besser vor Verletzungen geschützt. Nutzen Sie das Stretching dazu, sich auch mental zu entspannen, und konzentrieren Sie sich voll und ganz auf die Atmung.

Alle meine Stretchingübungen sollten langsam und kontrolliert ausgeführt werden. Gehen Sie nur so weit in die Position, bis Sie einen leichten Zug wahrnehmen. Atmen Sie entspannt weiter. Erst wenn der Zug nachlässt, dehnen Sie vorsichtig noch ein wenig nach. Das Ergebnis kann sich sehen lassen: Geschmeidige Muskeln und Sehnen sowie ein elastisches Bindegewebe – zudem steigen Sie mit diesen Übungen entspannt aus dem Workout aus. Behalten Sie bitte das Dehnen in Ihrem Plan, es wird Ihnen guttun!

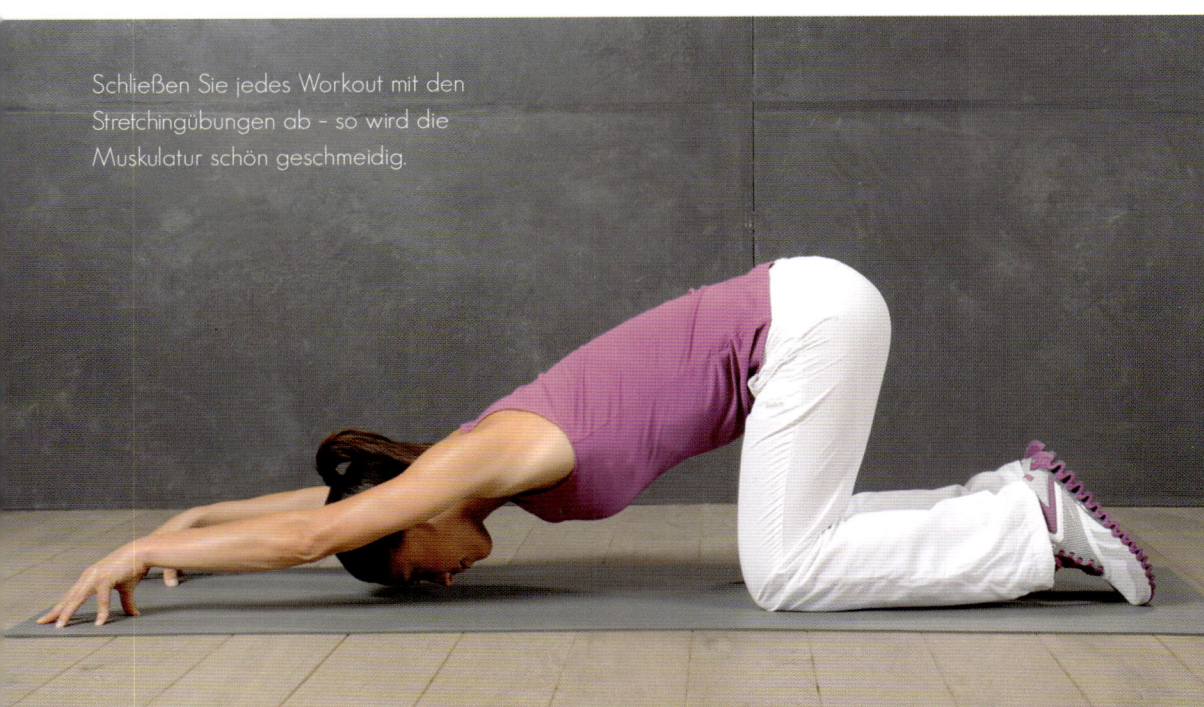

Schließen Sie jedes Workout mit den Stretchingübungen ab – so wird die Muskulatur schön geschmeidig.

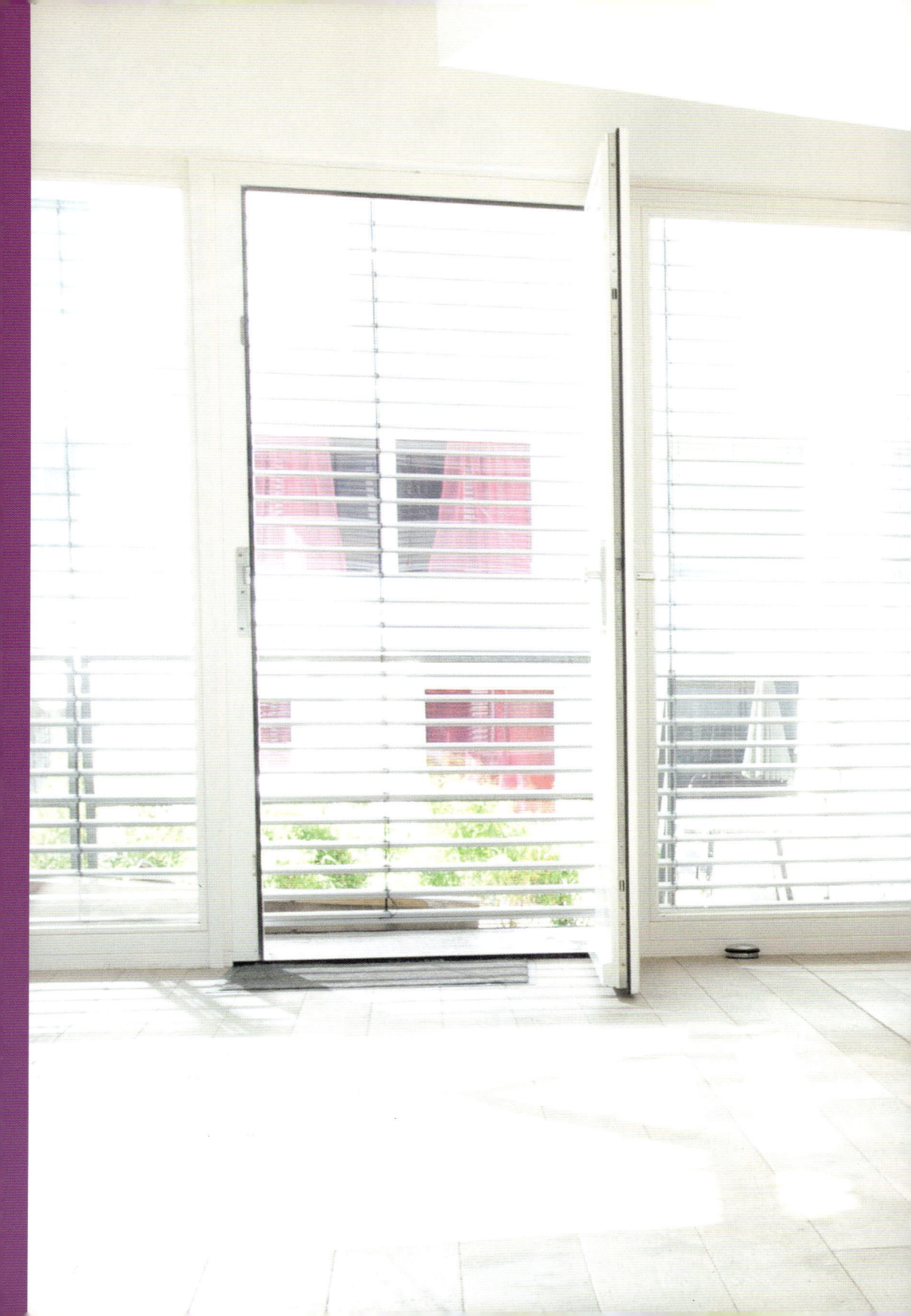

Die Übungen

Warm-up

Cardiotraining

Krafttraining

Stretching

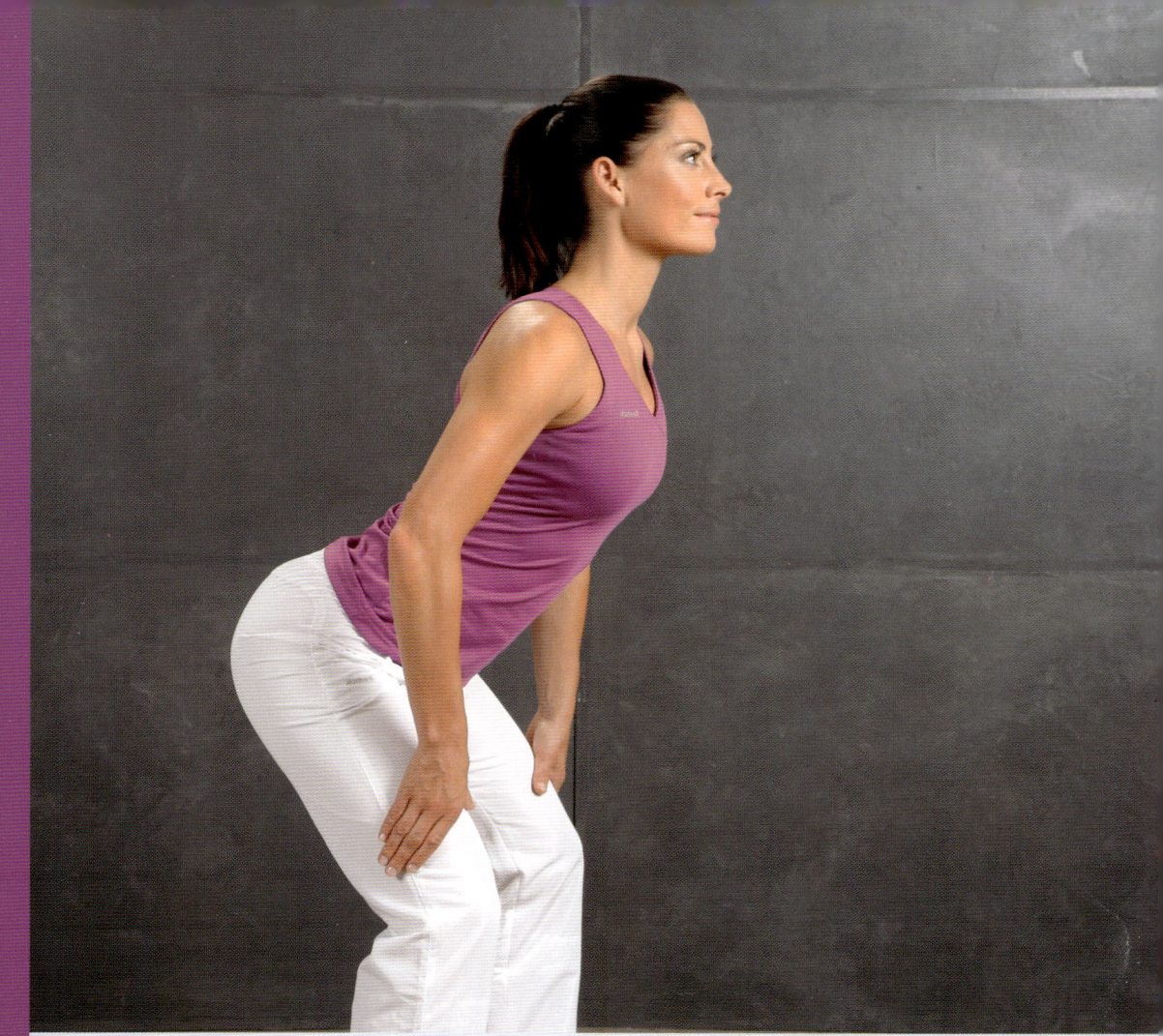

Warm-up
Mobilisation

Die Mobilisation bildet den ersten Teil jedes Warm-ups. Sie bereitet Muskeln und Gelenke auf das Training vor und schützt vor Verletzungen.

Schulterkreisen

Mobilisation macht die Gelenkbewegungen geschmeidig und ermöglicht so ein effektives, sicheres Training. Das Schulterkreisen nach hinten fördert zudem die aufrechte Haltung.

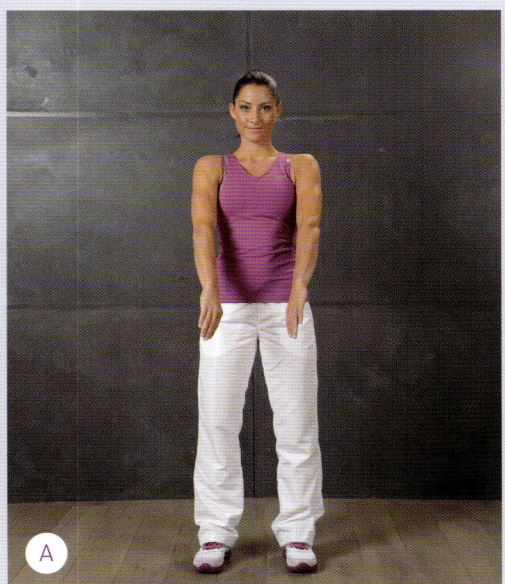

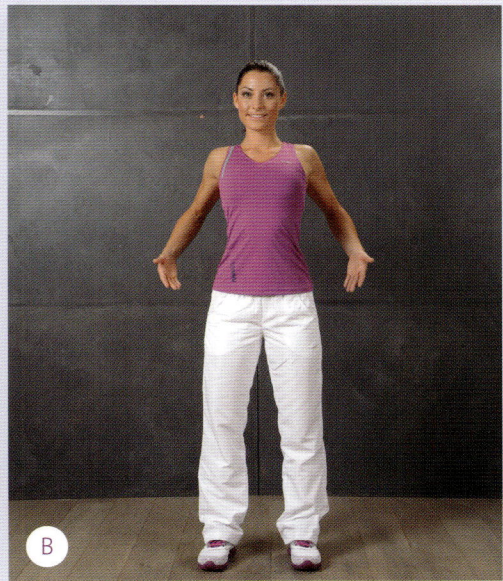

A Nehmen Sie eine hüftbreite Standposition ein, die Knie sind leicht gebeugt. Heben Sie Ihre Arme etwas an, und rotieren Sie die Schultern nach innen. Die Finger sind gestreckt, und die Handflächen zeigen nach außen. Der Blick richtet sich nach vorn.

B Kreisen Sie nun die Schultern langsam nach oben und dann nach hinten. Rotieren Sie die Schultern dabei wieder nach außen. Die Daumen zeigen vom Körper weg. Dann schließen Sie die Kreisbewegung ab, indem Sie die Schultern nach unten und wieder nach vorn führen. In der Vorwärtsbewegung drehen Sie die Daumen wieder nach innen.

Schaufelrad

Diese Übung bewegt den Schultergürtel, die Brust- und Halswirbel-säule. Die Durchblutung wird aktiviert, was Verspannungen im Nackenbereich entgegenwirkt.

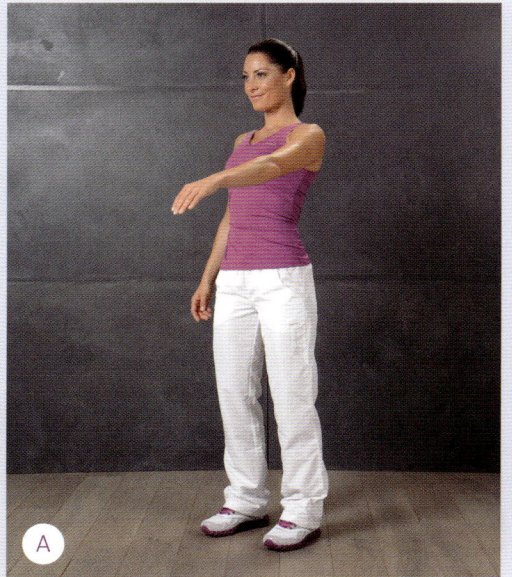

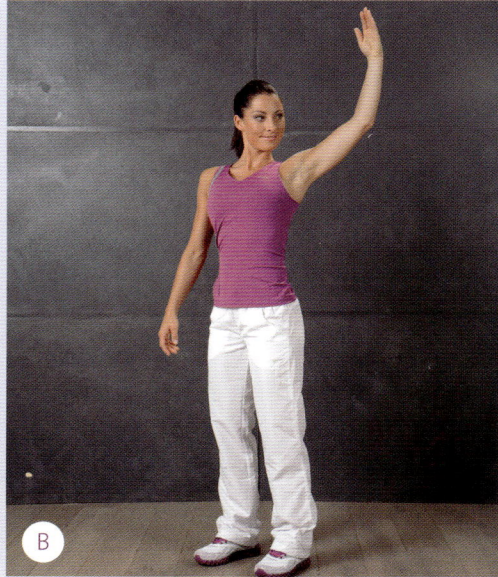

A Nehmen Sie eine hüftbreite Standposition ein, die Knie sind leicht gebeugt. Lassen Sie Ihre Arme neben dem Körper hängen. Heben Sie nun den linken Arm nach vorne an.

B Führen Sie den linken Arm in einer Kreisbewegung weit nach hinten. Die Brustwirbelsäule und der Kopf drehen dabei mit. Senken Sie den Arm hinter dem Körper ab, und führen Sie ihn dann im Kreis nach vorne. Wiederholen Sie die Kreisbewegung auf der anderen Seite.

Fußmobilisation

Da wir im Workout dynamisch arbeiten und auch Sprünge ausgeführt werden, muss das Sprunggelenk, das diese Bewegungen einleitet und abfängt, besonders auf die Belastung vorbereitet werden.

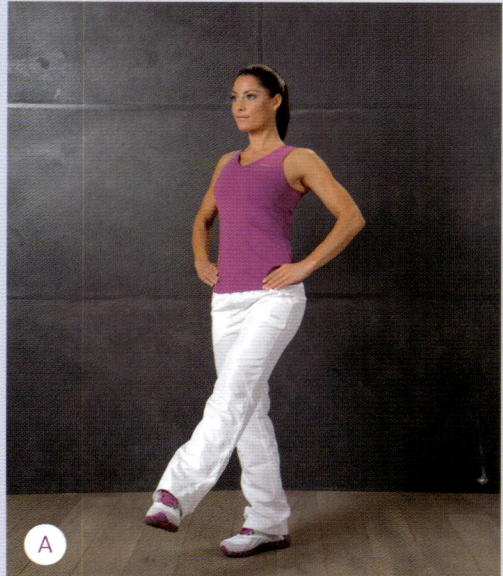
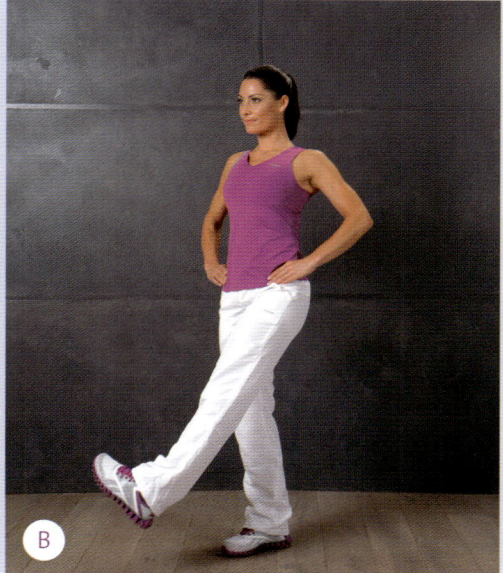

A Nehmen Sie eine hüftbreite Standposition ein, die Knie sind leicht gebeugt. Stützen Sie beide Hände in die Hüfte. Verlagern Sie nun das Gewicht auf den rechten Fuß. Heben Sie das linke Bein nach vorne an, und drehen Sie den linken Fuß im Kreis nach außen.

B Jetzt kreisen Sie den linken Fuß nach innen. Setzen Sie den Fuß ab, und wiederholen Sie den Ablauf mit dem rechten Fuß.

Wirbelsäulenmobilisation

Die Wirbelsäule besteht aus vielen kleinen Gelenken. Damit sie gesund bleibt, muss sie bewegt werden. Kleine Verspannungen können sich mit dieser Übung schon lösen, da sie die Durchblutung der Muskulatur fördert.

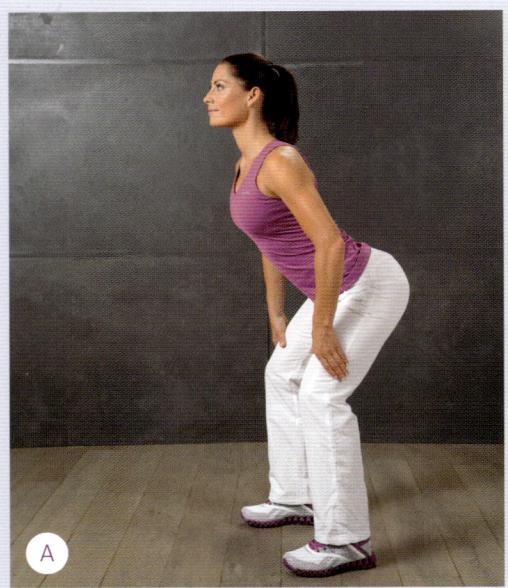 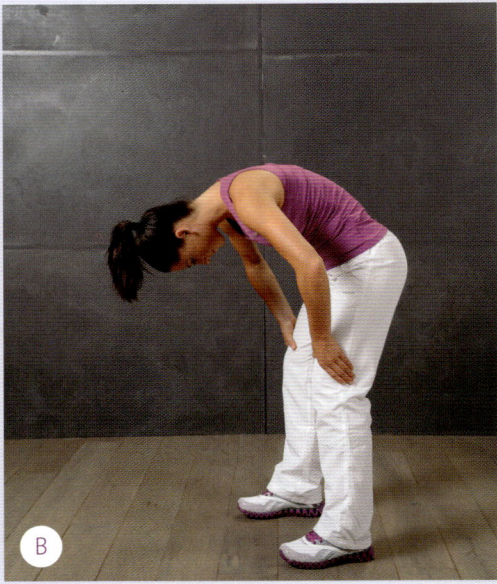

A Nehmen Sie eine weite Standposition ein, beugen Sie die Beine, und lehnen Sie den Oberkörper nach vorn. Stützen Sie die Hände oberhalb der Knie auf den Oberschenkeln ab. Die Daumen zeigen nach innen, die Fingerspitzen nach außen. Bauen Sie eine Längsspannung in der Wirbelsäule auf, und aktivieren Sie die Bauchmuskulatur. Halten Sie diese Spannung, und strecken Sie die Wirbelsäule so weit als möglich. Dabei ziehen Sie die Schulterblätter zusammen und nach unten. Ihr Blick geht schräg nach oben, der Nacken bleibt lang. Halten Sie diese Position kurz.

B Ziehen Sie nun die Bauchwand in Richtung Wirbelsäule ein, runden Sie den Rücken, und schieben Sie die Schulterblätter auseinander. Führen Sie dabei das Kinn zur Brust, und richten Sie Ihren Blick auf die Oberschenkel. Strecken und beugen Sie die Wirbelsäule so weit als möglich. Das Gewicht des Oberkörpers liegt dabei auf den Armen.

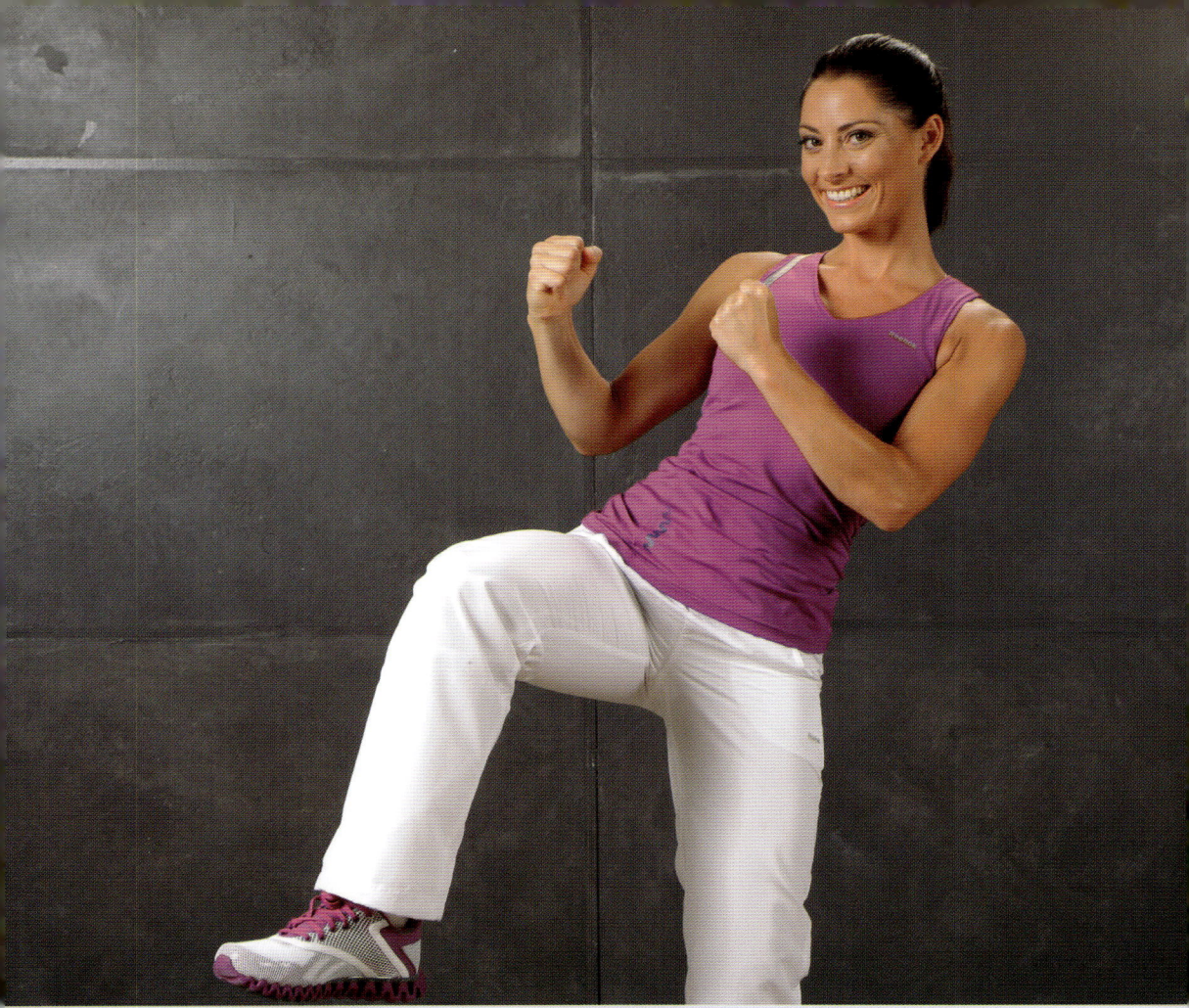

Warm-up
Cardio

Der zweite Teil jedes Warm-ups besteht aus leichten Cardio-bewegungen, die den Kreislauf in Schwung bringen und den Stoffwechsel anregen.

Side to Side

Ein Cardioklassiker! Bringen Sie Spannung in den Körper, vor allem in Ihre Armbewegungen. Stellen Sie sich vor, Sie schneiden die Luft mit Ihren Armen.

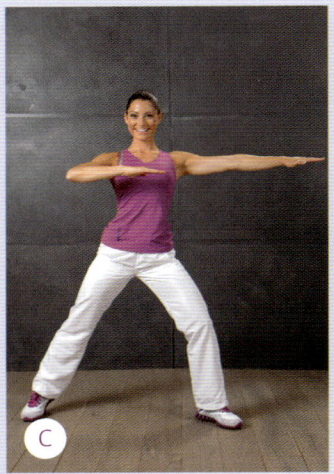
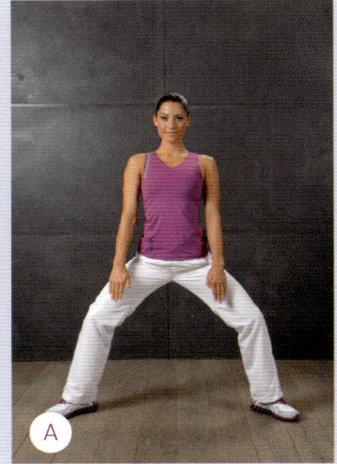
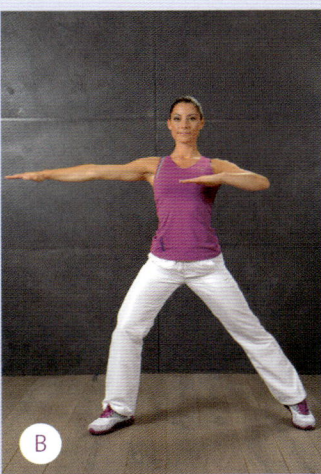

A Nehmen Sie eine weite Standposition ein. Drehen Sie die Zehen nach außen, und beugen Sie Ihre Beine. Halten Sie Ihre Arme neben dem Körper ausgestreckt, die Hände befinden sich vor den Oberschenkeln. Achten Sie darauf, die Schultern tief zu halten.

B Verlagern Sie nun das Gewicht auf den rechten Fuß, strecken Sie das linke Bein, und tippen Sie mit der linken Fußspitze kurz auf den Boden. Die linke Ferse bleibt in der Luft. Gleichzeitig strecken Sie den rechten Arm auf Schulterhöhe zur Seite aus und winkeln den linken Arm waagerecht auf Schulterhöhe vor der Brust an. Beide Handflächen zeigen zum Boden.

C Verlagern Sie nun das Gewicht auf den linken Fuß, tippen Sie mit dem rechten Fuß auf den Boden, und strecken Sie das rechte Bein. Jetzt bleibt die rechte Ferse in der Luft. Wechseln Sie dabei die Armhaltung gegengleich. Führen Sie die Bewegung im dynamischen Wechsel und fließend aus.

Leg Curl

Der Leg Curl aktiviert die Beinbeugemuskulatur, die später in der Kräftigung besondere Aufmerksamkeit bekommt. Durch die Armstreckbewegungen kommt außerdem die Trizepsmuskulatur zum Einsatz.

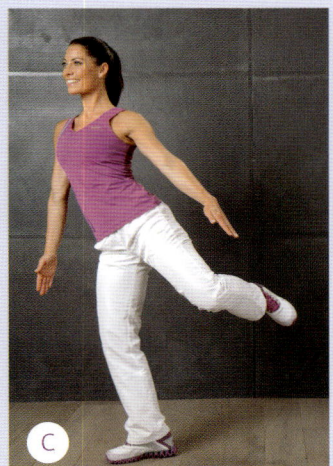
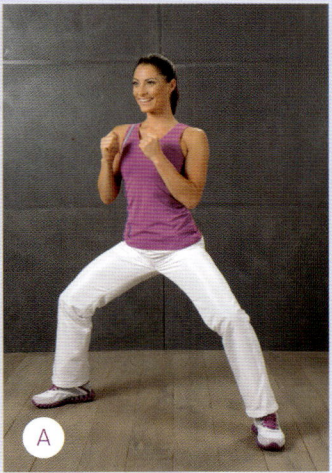
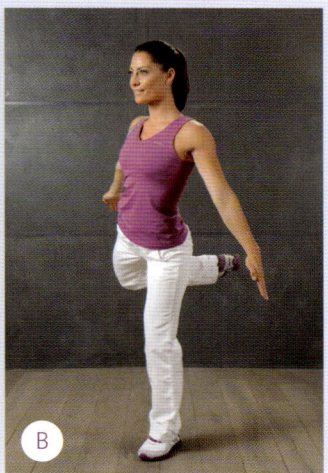

A Nehmen Sie eine weite Standposition ein, und drehen Sie die Zehen nach außen. Beugen Sie die Beine, und halten Sie Ihre zu Fäusten geballten Hände vor der Brust, sodass die Ellbogen zum Boden zeigen.

B Verlagern Sie das Gewicht auf den rechten Fuß. Drücken Sie sich nun mit dem linken Fuß vom Boden ab, strecken Sie den gesamten Körper, und führen Sie den linken Fuß in Richtung Po. Strecken Sie gleichzeitig die Arme und Hände nach unten aus, die Handflächen zeigen dabei zum Körper.

C Kehren Sie in Position A zurück, und führen Sie den Bewegungsablauf dann zur linken Seite hin aus. Führen Sie die Bewegung dynamisch aus, und achten Sie auf eine gute Grundspannung, auch in Bauch und Armen.

Heel Touch

Bei dieser Übung werden die Bein- und Gesäßmuskulatur aktiv, gehen Sie richtig tief in der Bewegung, und achten Sie auf einen geraden Rücken!

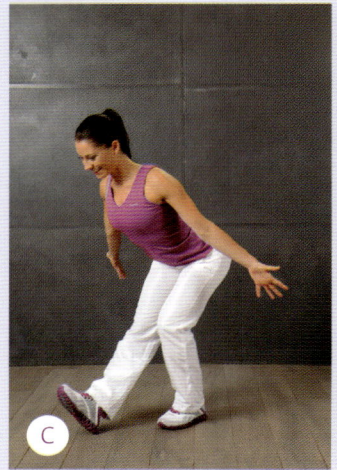 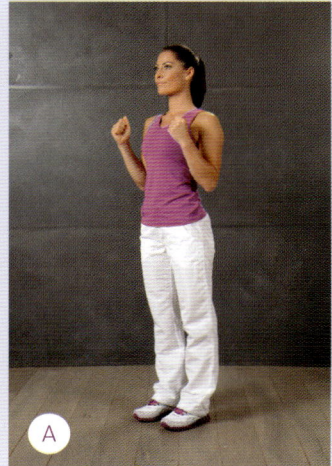 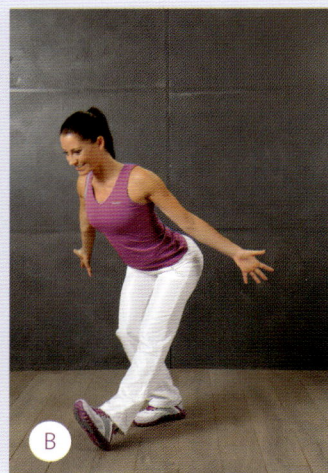

A Nehmen Sie eine hüftbreite Standposition ein. Ballen Sie beide Hände zur Faust, und halten Sie sie seitlich neben der Brust. Achten Sie darauf, dass die Ellbogen zum Boden zeigen.

B Strecken Sie nun das linke Bein gerade nach vorne aus, und setzen Sie nur die Ferse auf den Boden auf. Dabei beugen Sie sich mit gestrecktem Oberkörper – der Rücken ist gerade, der Bauch ist angespannt – nach vorn und strecken die Arme neben dem Körper aus. Die Daumen zeigen nach außen, die Finger sind weit gespreizt.

C Kehren Sie in Position A zurück, und führen Sie den Bewegungsablauf dann mit dem rechten Bein aus.

Lunge diagonal

Wenn Sie das Bein leicht diagonal nach hinten verschieben, arbeitet neben den Schenkelabspreizern auch der Gesäßmuskel mit. Halten Sie immer die Spannung von den Finger- bis zu den Fußspitzen!

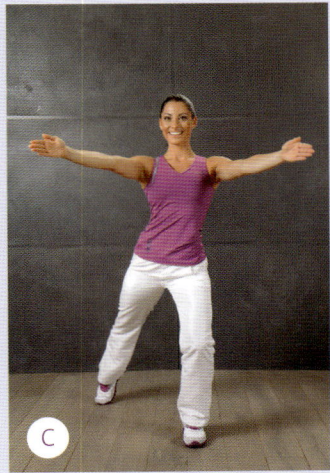 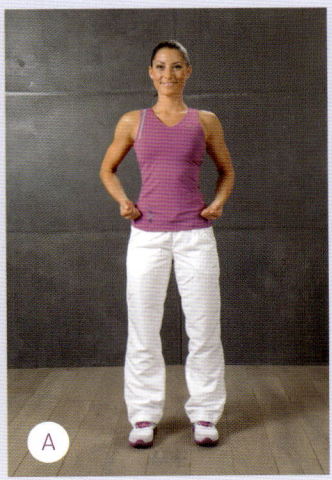 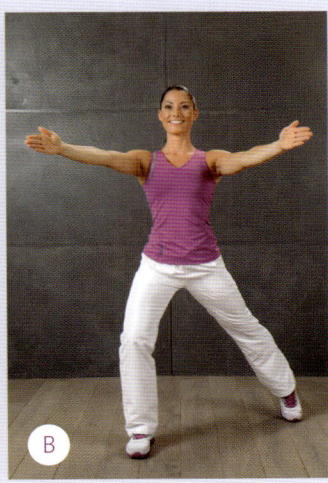

A Nehmen Sie eine enge Standposition ein, und stützen Sie Ihre zu Fäusten geballten Hände in die Hüfte. Spannen Sie die Bauchmuskulatur an.

B Strecken Sie nun das linke Bein diagonal nach hinten, und setzen Sie nur die Zehen auf dem Boden auf. Gleichzeitig strecken Sie die Arme auf Schulterhöhe in V-Haltung nach vorne aus. Die Handflächen zeigen zueinander.

C Kehren Sie in Position A zurück, und führen Sie den Bewegungsablauf dann zur rechten Seite hin aus.

Knee Lift

Stellen Sie sich vor, Sie befinden sich im Kampf. Ziehen Sie den Gegner zu sich her, und verpassen Sie ihm einen Kniestoß. Dabei den Bauch fest anspannen und eine stabile Standposition bewahren.

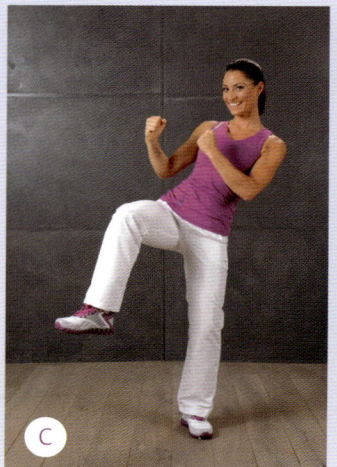 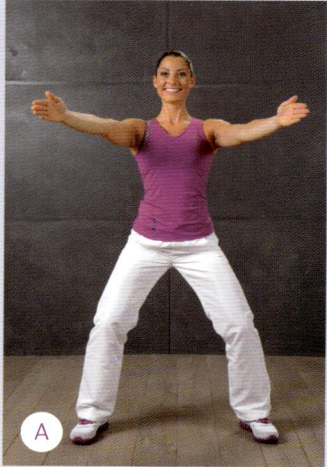 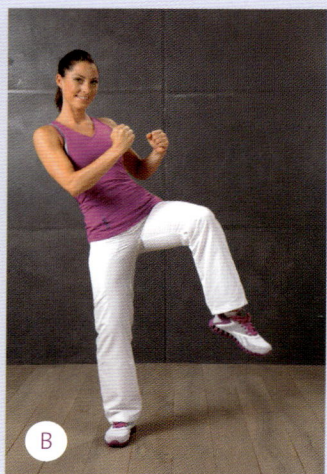

A Nehmen Sie eine weite Standposition ein, die Zehen zeigen leicht nach außen. Beugen Sie die Beine, und strecken Sie die Arme auf Schulterhöhe nach vorne aus. Achten Sie darauf, dass die Schultern dabei tief bleiben. Die Handflächen zeigen zueinander.

B Verlagern Sie nun das Gewicht auf den rechten Fuß, und heben Sie das linke Knie bis auf Hüfthöhe an. Lehnen Sie dabei den Oberkörper leicht nach hinten, spannen Sie Ihre Bauchmuskeln an, und ziehen Sie die Ellbogen kräftig in Richtung Taille. Spannen Sie die Arme fest an.

C Kehren Sie in Position A zurück, führen Sie den Bewegungsablauf dann zur anderen Seite hin aus.

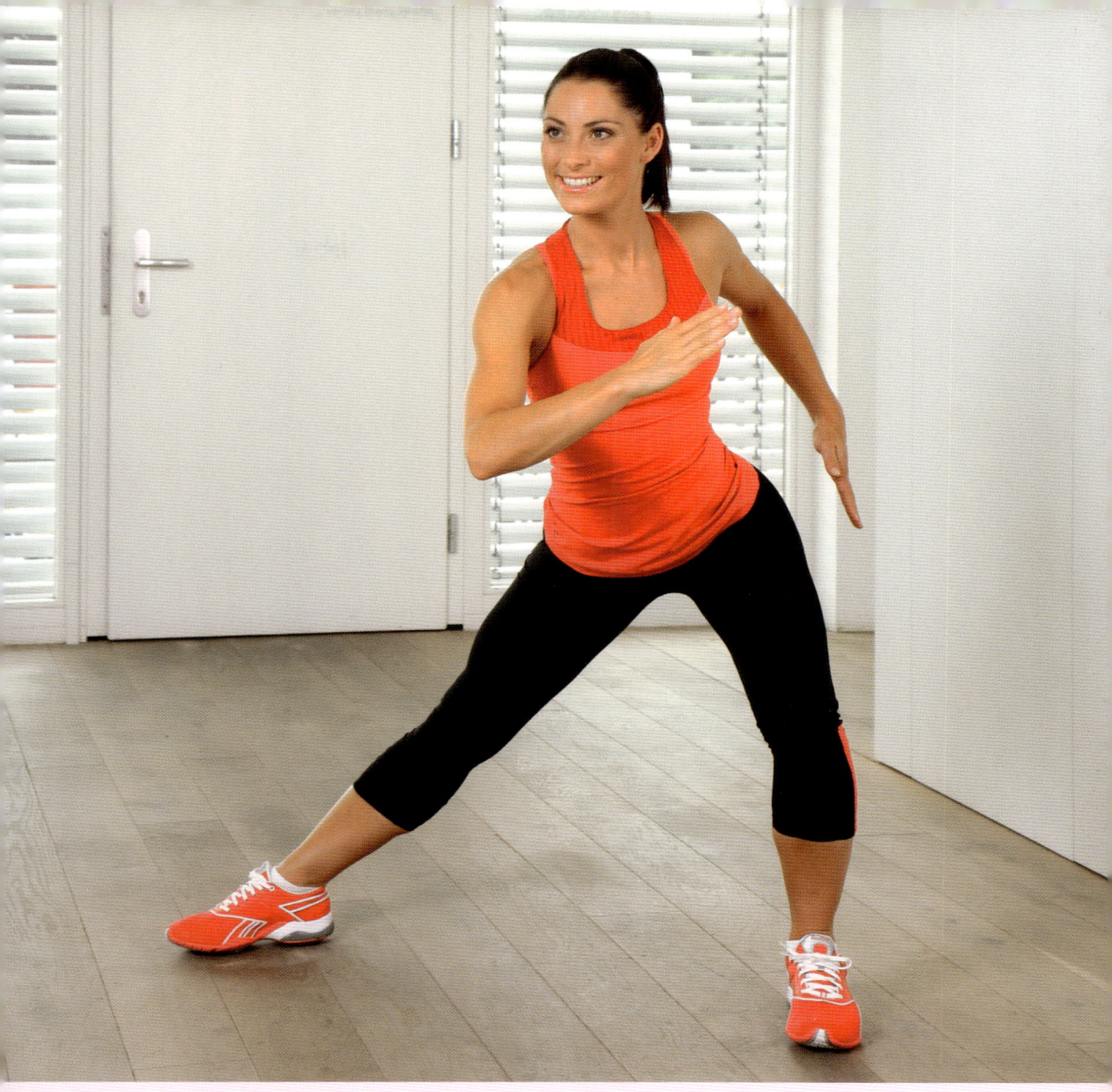

Cardiotraining

Im Ausdauertraining werden richtig Kalorien verbrannt. Es gibt alle Cardioübungen in drei Schwierigkeitsstufen, sodass sich die Intensität an Ihr Fitnesslevel anpassen lässt.

Jogging

Stellen Sie sich vor, Sie laufen durch eine schöne Landschaft. Fangen Sie die Laufbewegungen mit Fuß-, Knie- und Hüftgelenken ab, indem Sie diese beugen. Rollen Sie immer auch die Ferse zum Boden zurück.

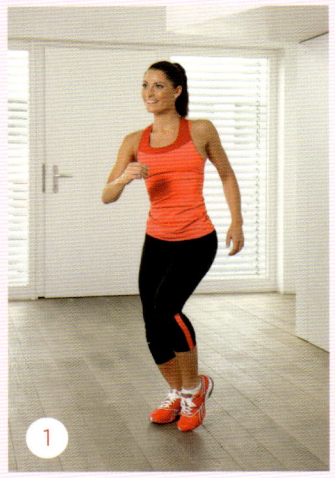
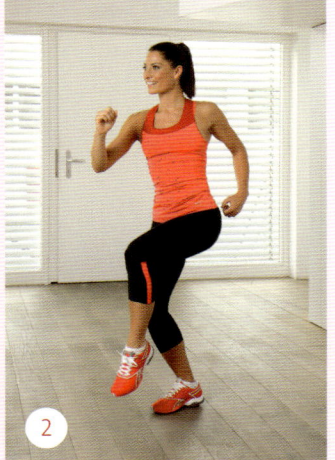
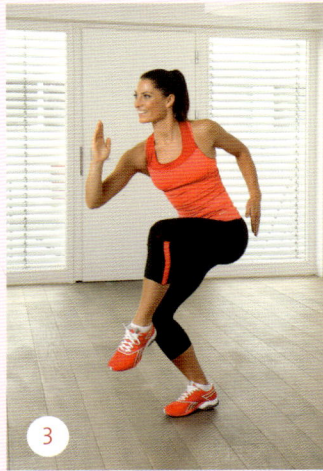

STUFE 1 Joggen Sie locker auf der Stelle, sodass die Fußspitzen immer am Boden bleiben. Heben Sie abwechselnd die Fersen an, beugen Sie die Knie, und strecken Sie die Zehen. Winkeln Sie die Arme leicht an, und schwingen Sie sie gegengleich zur Beinbewegung mit. Achten Sie auf eine aufrechte Haltung. Die Schultern sind tief, und der Bauchnabel zieht zur Wirbelsäule.

STUFE 2 Beugen Sie das Standbein etwas stärker, und senken Sie den Po leicht ab. Zudem sollte das Knie des freien Beins nun weiter nach oben gezogen werden, und auch die Armbewegung fällt schwungvoller aus als in Stufe 1. Ein Fuß befindet sich jeweils komplett in der Luft.

STUFE 3 Führen Sie nun aktive, schnelle Laufbewegungen am Platz aus. Beugen Sie das Standbein noch etwas mehr, und lehnen Sie den Oberkörper nach vorne. Heben Sie das Knie des aktiven Beins bis auf Hüfthöhe an. Denken Sie an Ihre Bauchspannung!

Wide Run

Durch die Gewichtsverlagerung arbeitet bei dieser Übung auch die Rumpfmuskulatur mit. Achten Sie auf eine gute Arm- und Bauchspannung. Dadurch können Sie die Bewegung besser kontrollieren.

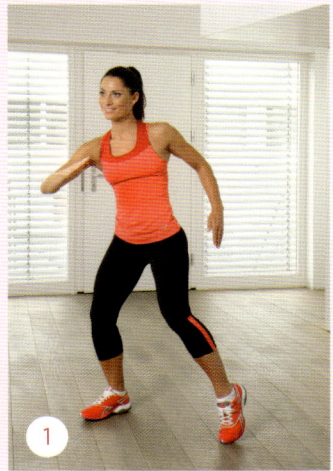

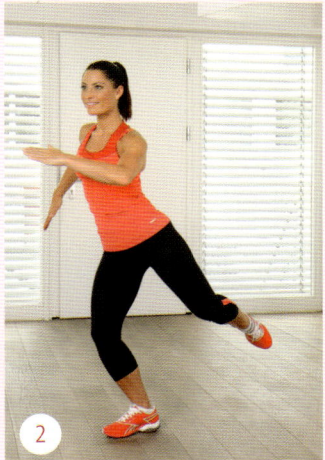

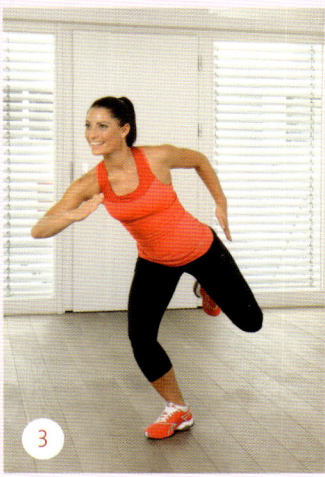

STUFE 1 Nehmen Sie eine weite Standposition ein. Drehen Sie die Zehen leicht nach außen, und beugen Sie die Knie. Verlagern Sie jetzt das Gewicht auf den rechten Fuß, und tippen Sie mit der linken Fußspitze auf den Boden. Führen Sie die Arme mit. Setzen Sie den linken Fuß ab, und verlagern Sie das Gewicht sofort auf den linken Fuß. Führen Sie den Bewegungsablauf nun zur anderen Seite aus.

STUFE 2 Statt nur mit der Fußspitze den Boden zu berühren, heben Sie jetzt die Ferse des linken Fußes an und halten den Fuß kurz in der Luft.

STUFE 3 Beugen Sie das Standbein stark, und lehnen Sie den Oberkörper nach vorn. Führen Sie den angehobenen Fuß fast bis zum Po.

Skater

Stellen Sie sich vor, Sie sind ein Eisschnellläufer, und ahmen Sie dessen Bewegungen nach. Halten Sie Ihren Rücken während der ganzen Übung gestreckt.

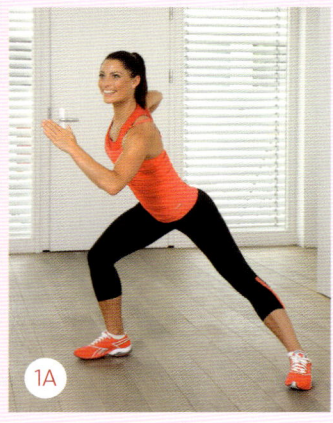

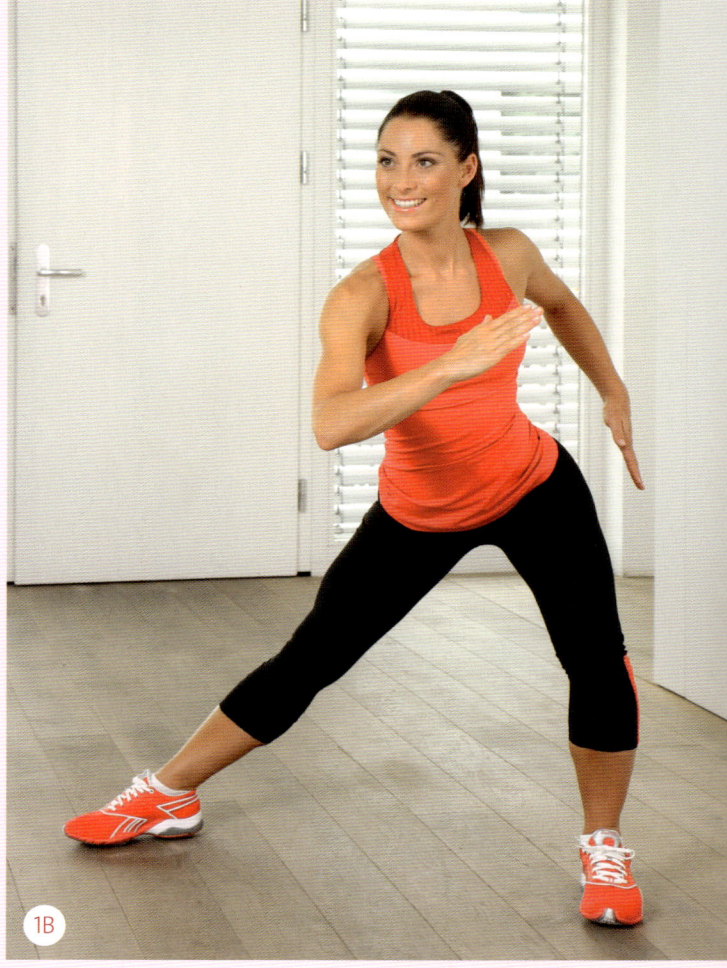

STUFE 1A Nehmen Sie eine weite Standposition ein, die Zehen zeigen leicht nach außen. Halten Sie Ihre Arme angewinkelt neben dem Körper, und strecken Sie die Finger. Verlagern Sie nun das Gewicht auf die rechte Seite, und beugen Sie das rechte Bein. Achten Sie darauf, dass das Knie nicht nach innen fällt. Drücken Sie es nach außen in Richtung des kleinen Zehs. Lehnen Sie den Oberkörper dabei nach vorn, und führen Sie den linken Arm vor die Brust. Der linke Ellbogen zeigt zum Boden, schieben Sie den rechten Ellbogen nach hinten.

1 B Verlagern Sie nun das Gewicht nach links, beugen Sie das linke Bein, und strecken Sie das rechte. Führen Sie den rechten Arm vor die Brust, der rechte Ellbogen zeigt zum Boden. Schieben Sie den linken Ellbogen nach hinten.

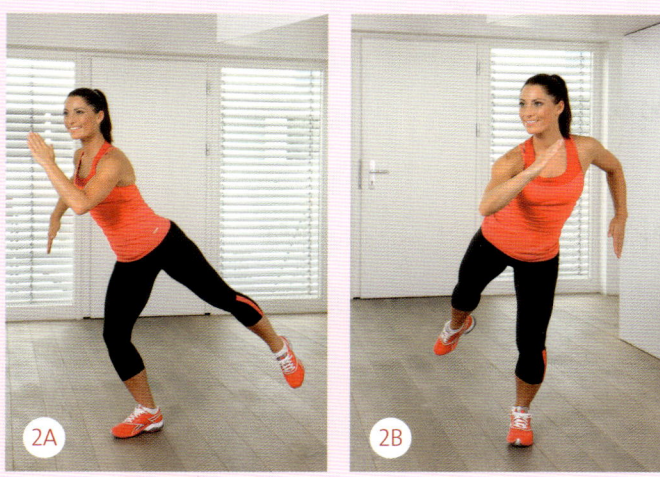

STUFE 2 Heben Sie den Fuß des gestreckten Beins jetzt beim Gewichtverlagern jeweils kurz an, und strecken Sie dabei die Zehen.

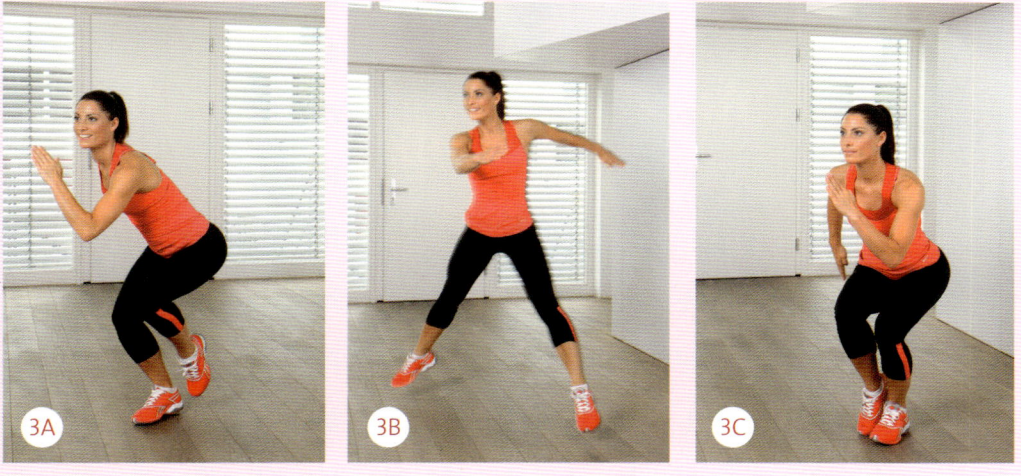

In STUFE 3 wird die Seitwärtsbewegung als Sprung ausgeführt. Sie bewegen sich dabei wie beim Eisschnelllaufen dynamisch hin und her.

A In der Ausgangsposition lehnen Sie den Oberkörper stark nach vorn, das rechte Bein ist stark gebeugt, der linke Fuß leicht vom Boden abgehoben, die Arme sind angewinkelt.
B Drücken Sie sich fest mit dem rechten Bein vom Boden ab, und springen Sie mit dem linken Fuß voran zur Seite. In der Luft nehmen Sie den rechten Arm nach vorne und den linken nach hinten.
C Landen Sie auf dem linken Fuß, und nehmen Sie dann auf dieser Seite die Ausgangsposition ein.

Athletic

Diese Übung fördert die Zusammenarbeit beider Gehirnhälften. Außerdem trainiert Athletic die Rotationsfähigkeit der Wirbelsäule sowie die Koordination verschiedener Muskelgruppen untereinander.

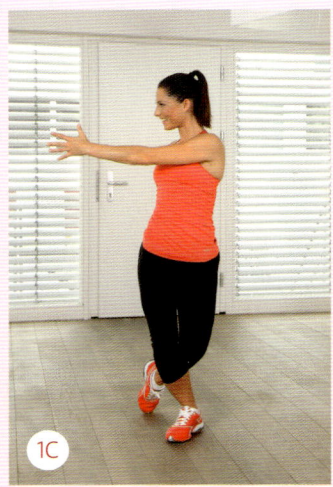 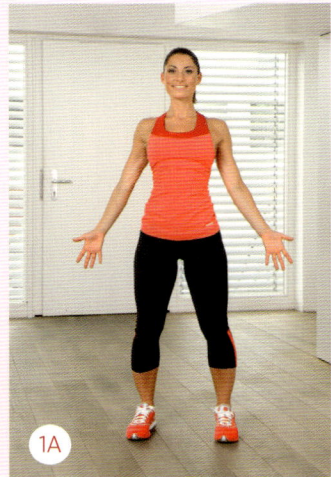 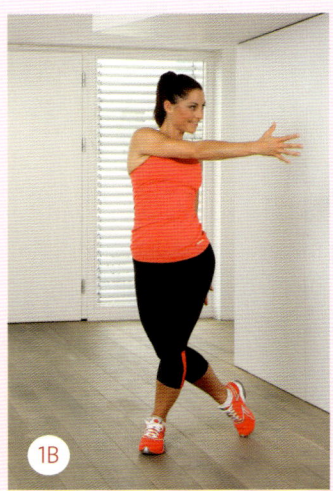

STUFE 1A Nehmen Sie eine hüftbreite Standposition ein. Halten Sie die Arme neben dem Körper, und spreizen Sie die Finger. Die Handflächen zeigen nach vorne. Ziehen Sie den Bauchnabel zur Wirbelsäule, und halten Sie die Spannung.

1B Führen Sie nun den rechten Fuß hinter dem linken Bein zur Seite, und berühren Sie mit der Fußspitze den Boden. Beide Beine sind leicht gebeugt. Gleichzeitig führen Sie den rechten Arm auf Schulterhöhe zur linken Seite und folgen mit dem Blick der rechten Hand. Den linken Arm halten Sie eng am Körper.

1C Kehren Sie zügig in Position A zurück, und wiederholen Sie den Übungsablauf dynamisch zur anderen Seite. Achten Sie darauf, dass das vordere Knie Richtung Fußspitze zeigt.

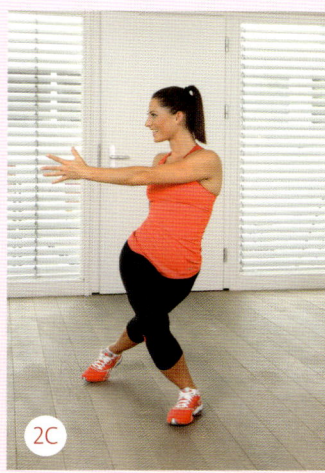 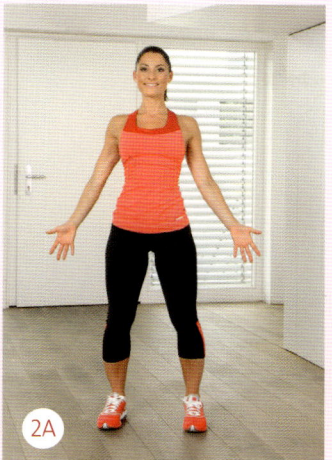 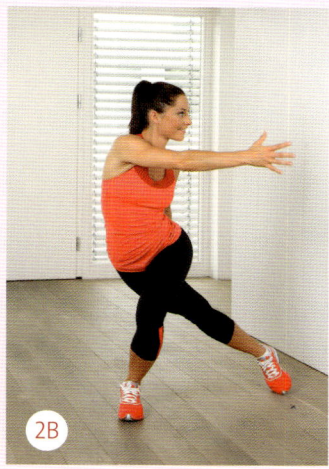

STUFE 2 Beugen Sie das Standbein in der aktiven Phase etwas stärker als in Stufe 1, und setzen Sie mit der Fußspitze so weit wie möglich hinter dem Körper auf. Drehen Sie den Oberkörper noch mehr in Richtung des hinteren Fußes.

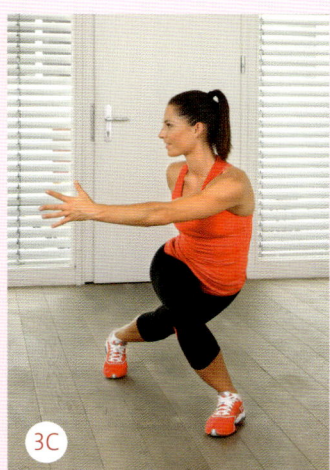 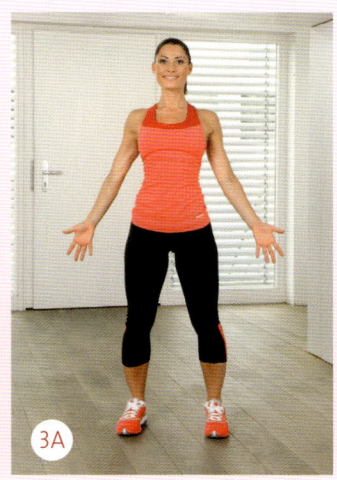 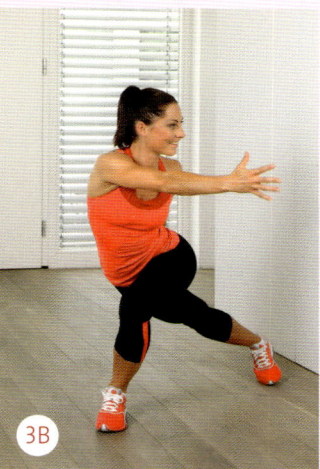

STUFE 3 Beugen Sie das Standbein nun so stark wie möglich, und halten Sie den Körperschwerpunkt in Position B und C so tief, wie Sie können. Führen Sie den hinteren Fuß und den Oberkörper, so weit Sie können, zur anderen Seite.

Seilspringen

Seilspringen ist ein hervorragendes Ganzkörpertraining. Stellen Sie sich vor, Sie würden seilspringen, auch wenn Sie kein Seil in den Händen halten.

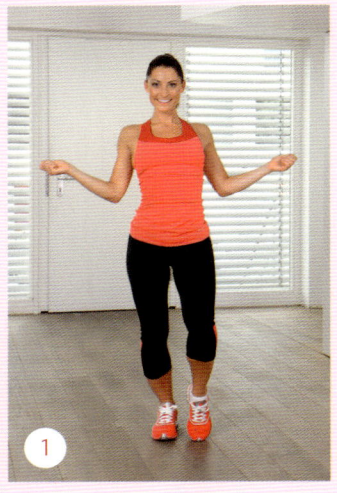

STUFE 1 Nehmen Sie eine enge Standposition ein, und halten Sie Ihre Arme seitlich angewinkelt. Stellen Sie sich vor, Sie springen seil, aber ohne die Zehen vom Boden zu lösen. Heben Sie abwechselnd zügig die Fersen, und lassen Sie dabei die Hände vorwärtskreisen, als wenn Sie das Seil nach vorne schlagen würden.

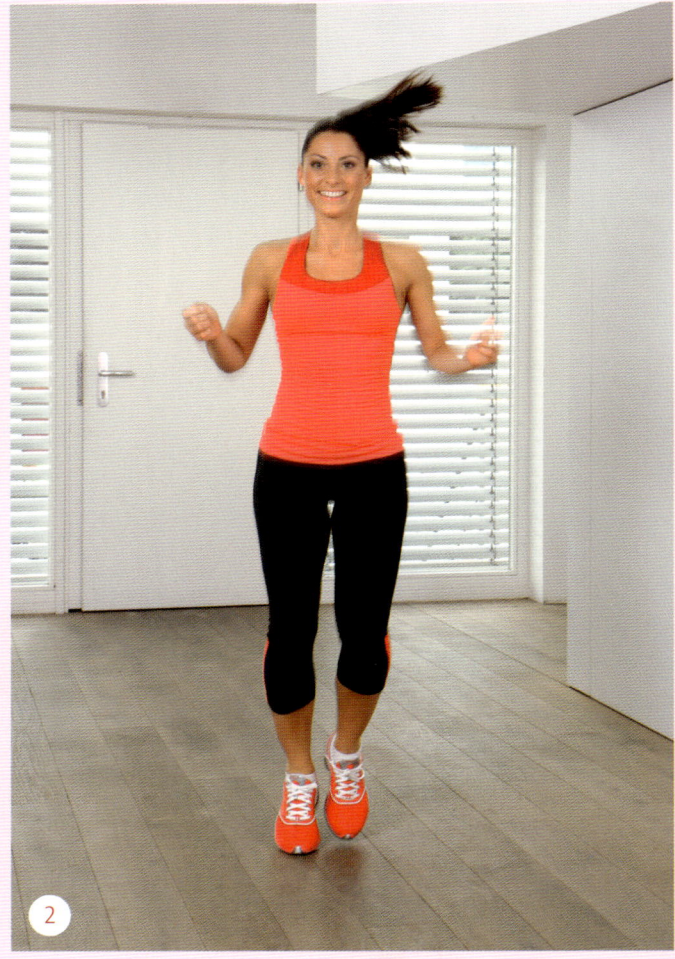

STUFE 2 Heben Sie jetzt abwechselnd die Füße vom Boden, und springen Sie von einem Bein auf das andere. Drücken Sie sich dabei mit dem gesamten Fuß vom Boden ab, und versuchen Sie, sanft zu landen, indem Sie den Fuß vom Ballen zur Ferse abrollen.

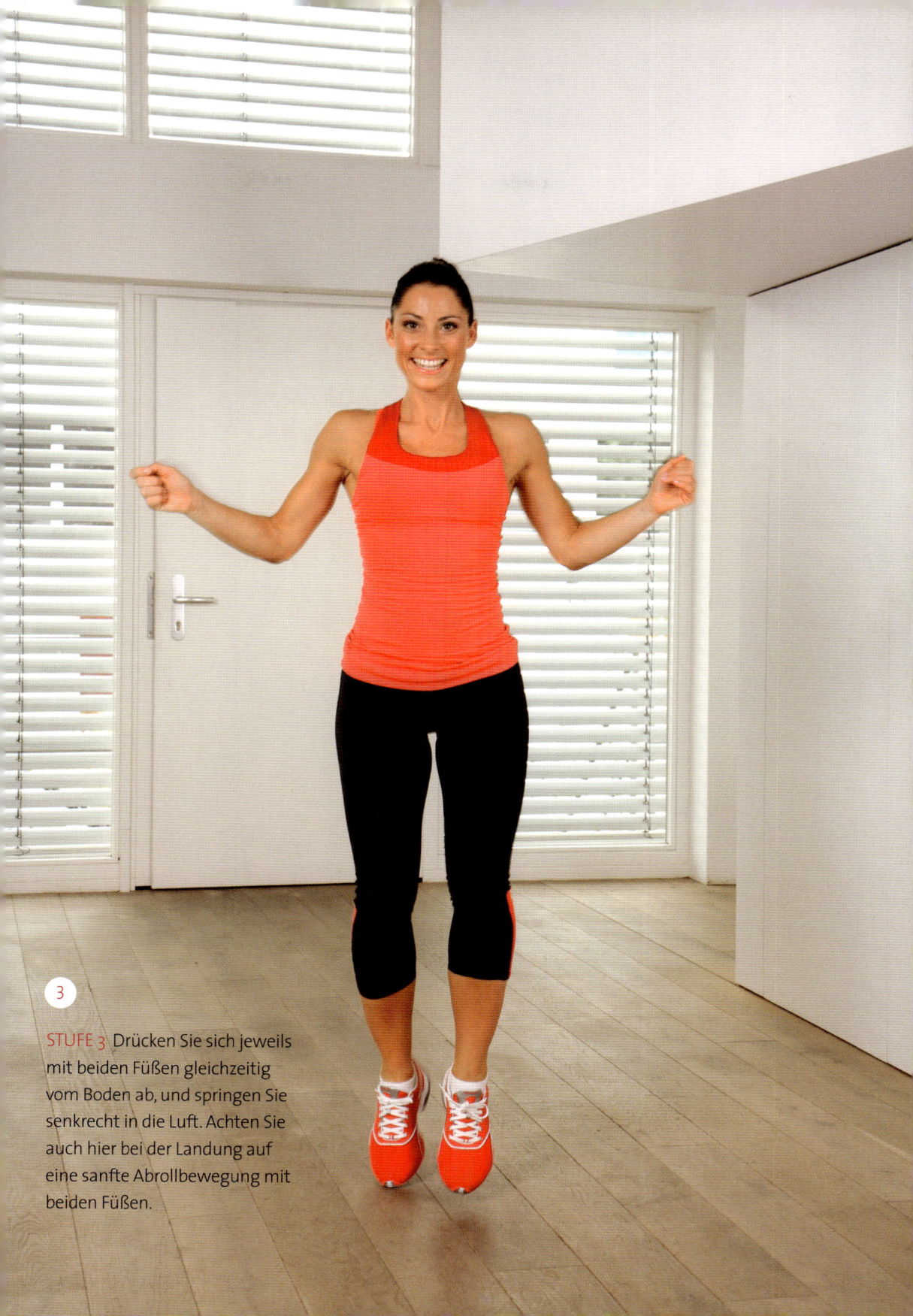

③

STUFE 3 Drücken Sie sich jeweils mit beiden Füßen gleichzeitig vom Boden ab, und springen Sie senkrecht in die Luft. Achten Sie auch hier bei der Landung auf eine sanfte Abrollbewegung mit beiden Füßen.

Step Touch

Führen Sie eine Hoch-Tief-Bewegung aus: in der Mitte hoch – am Ende tief. Stellen Sie sich vor, Sie steigen über einen Stein und fangen sich mit einer tiefen Kniebeuge ab.

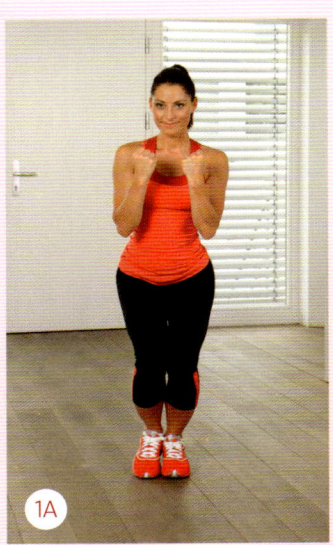

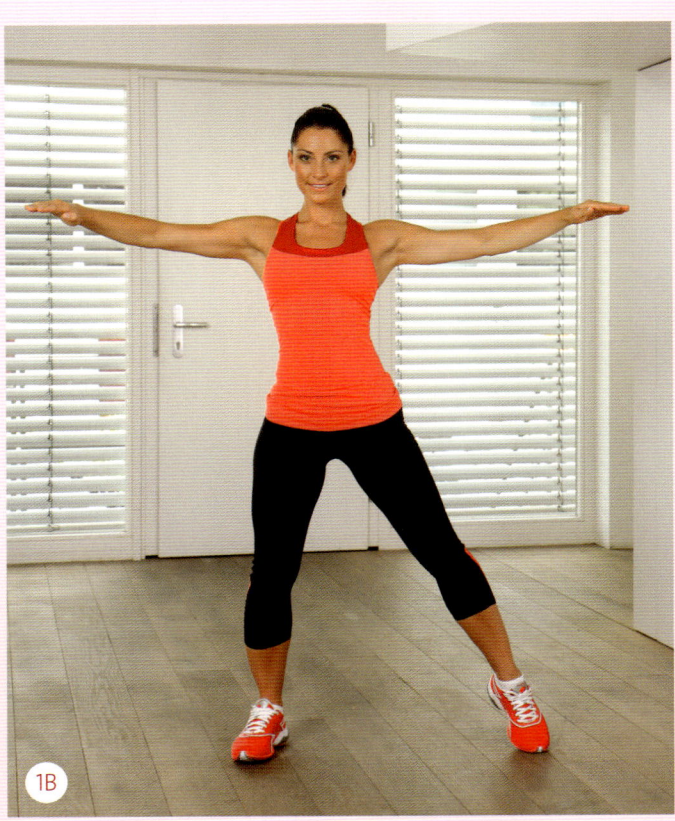

STUFE 1A Nehmen Sie eine enge Standposition ein, die Beininnenseiten berühren sich. Die Beine sind gebeugt, der Oberkörper ist etwas nach vorn geneigt. Ballen Sie die Hände zu Fäusten, und halten Sie sie unter dem Kinn. Ihre Ellbogen zeigen nach unten, die Oberarme liegen eng am Körper.

1B Machen Sie jetzt mit dem linken Fuß einen Schritt nach links. Gleichzeitig heben Sie die Arme bis auf Schulterhöhe seitlich an. Die Schultern bleiben dabei tief. Führen Sie den rechten Fuß zum linken Fuß, nur die Zehen setzen auf. Kommen Sie zurück in Position A, und wiederholen Sie den Bewegungsablauf zur anderen Seite.

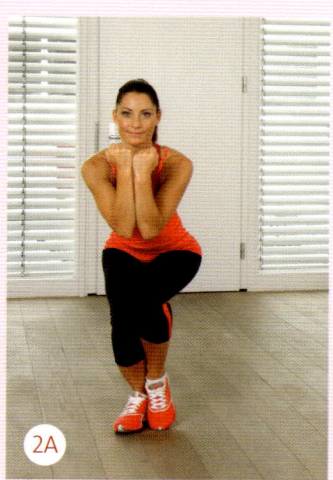

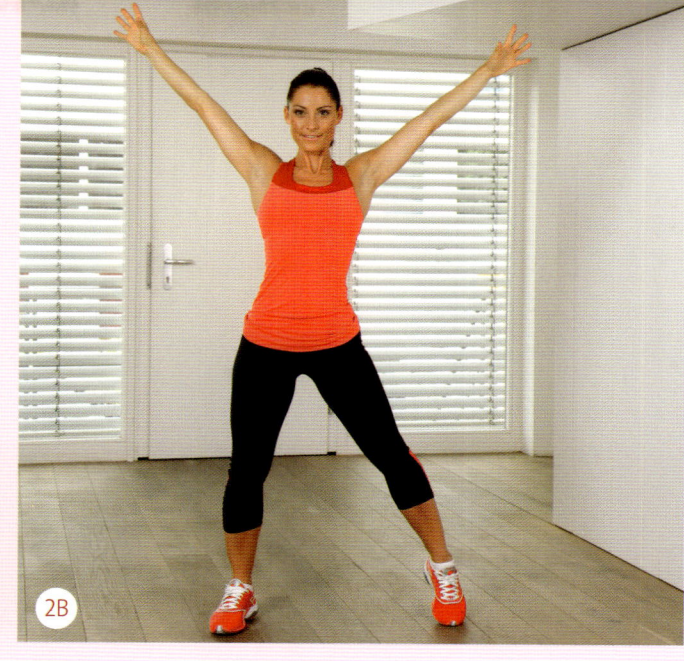

STUFE 2 Beugen Sie die Beine jetzt etwas stärker, und strecken Sie beim Wechsel vom einen auf das andere Bein die Arme in V-Haltung nach oben aus. Spreizen Sie die Finger, um eine Spannung im gesamten Körper zu erreichen.

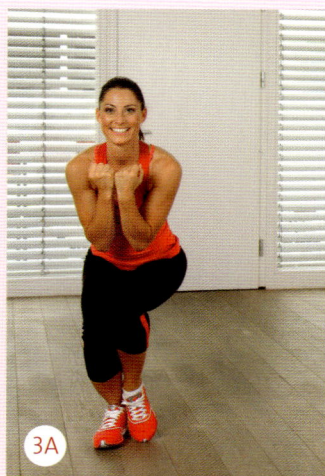

STUFE 3 Beugen Sie die Beine jetzt so stark wie möglich, und wechseln Sie mit einer Sprungbewegung vom einen auf das andere Bein.

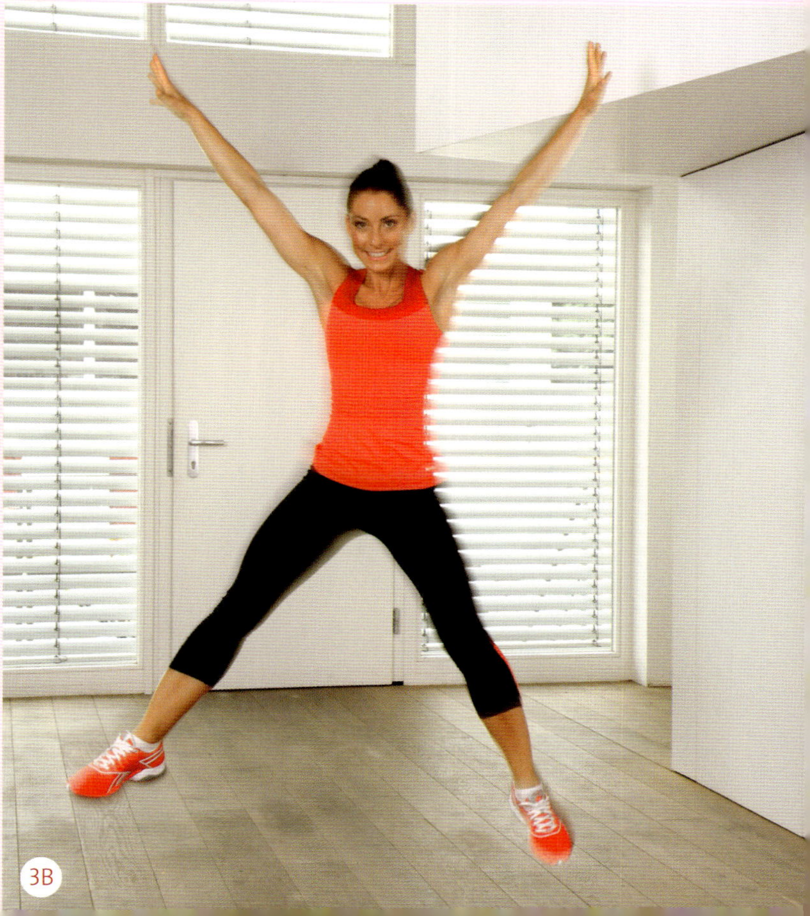

Repeater

Stellen Sie sich vor, Sie kämpfen und verpassen Ihrem Gegner einen Kniestoß. Richten Sie Ihren Körper dabei gerade aus wie auf einer langen Linie, und halten Sie die Wirbelsäule gestreckt.

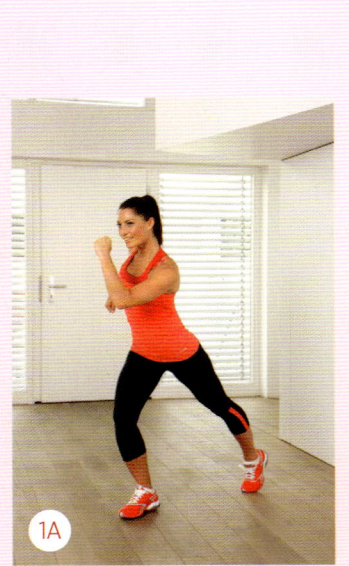
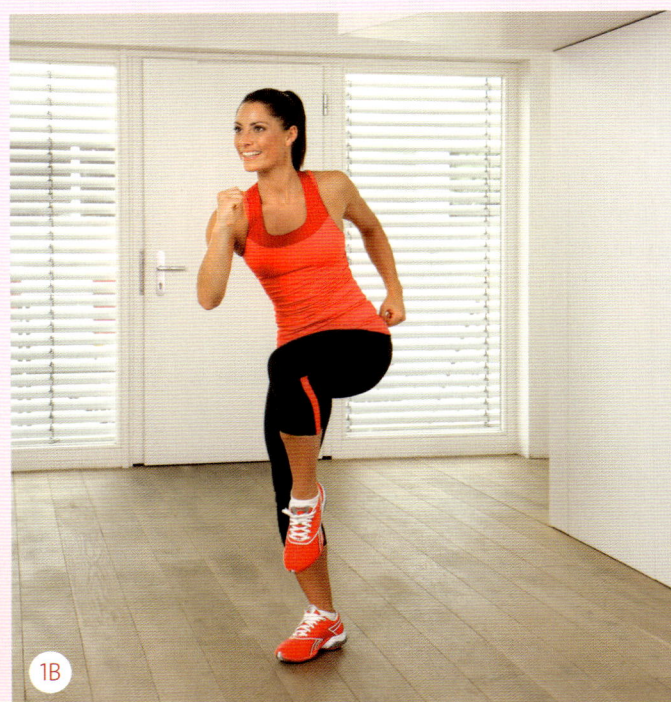

STUFE 1A Beginnen Sie in Schrittstellung, der rechte Fuß ist vorne. Führen Sie den linken Fuß so weit nach hinten, bis das linke Bein gestreckt ist, die Fußspitze berührt den Boden. Beugen Sie das rechte Bein nun leicht, und lehnen Sie den Oberkörper nach vorn. Halten Sie den linken Arm angewinkelt vor dem Körper und den rechten Arm angewinkelt hinter dem Körper. Spannen Sie die Arme an, indem Sie die Hände fest zu Fäusten ballen.

STUFE 1B Ziehen Sie das linke Knie auf Höhe der Hüfte nach vorn. Führen Sie die Arme gegengleich zur Beinbewegung nach vorn und nach hinten mit. Danach kommen Sie zurück zu Position A.

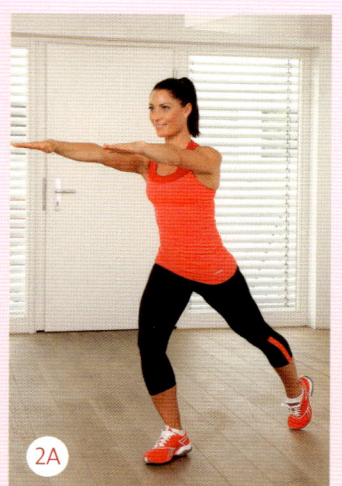

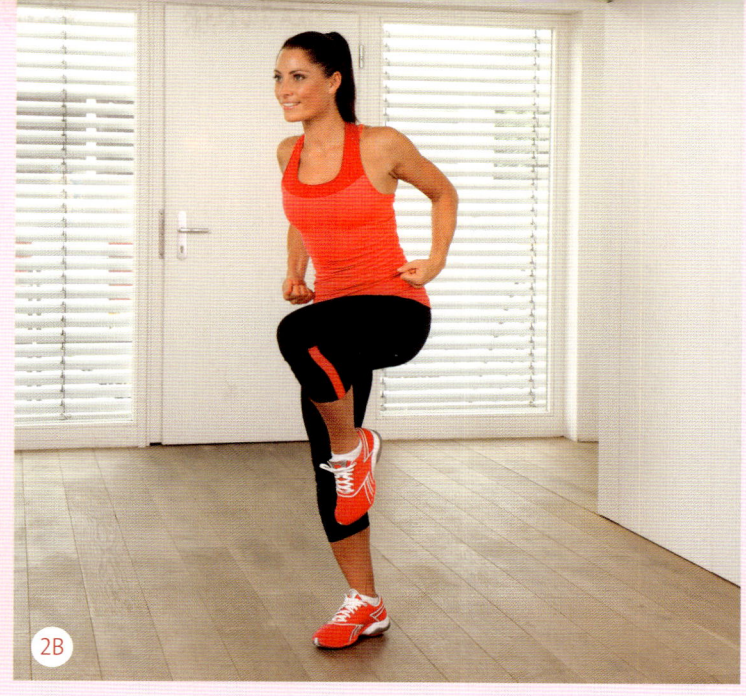

STUFE 2 Strecken Sie jetzt in der Ausgangsposition die Arme auf Schulterhöhe nach vorn aus. Ihre Handinnenflächen zeigen zum Boden. Die Schultern bleiben tief. In der Endposition ziehen Sie beide Arme zum Körper.

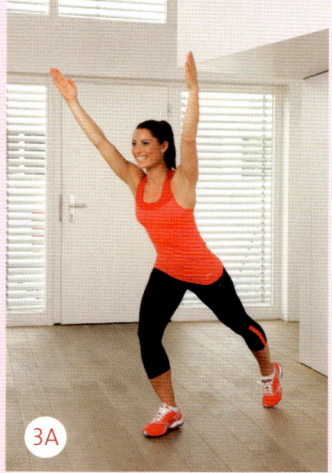

STUFE 3 Strecken Sie nun anfangs die Arme zum V neben dem Kopf aus und ziehen Sie sie dann zum Körper.

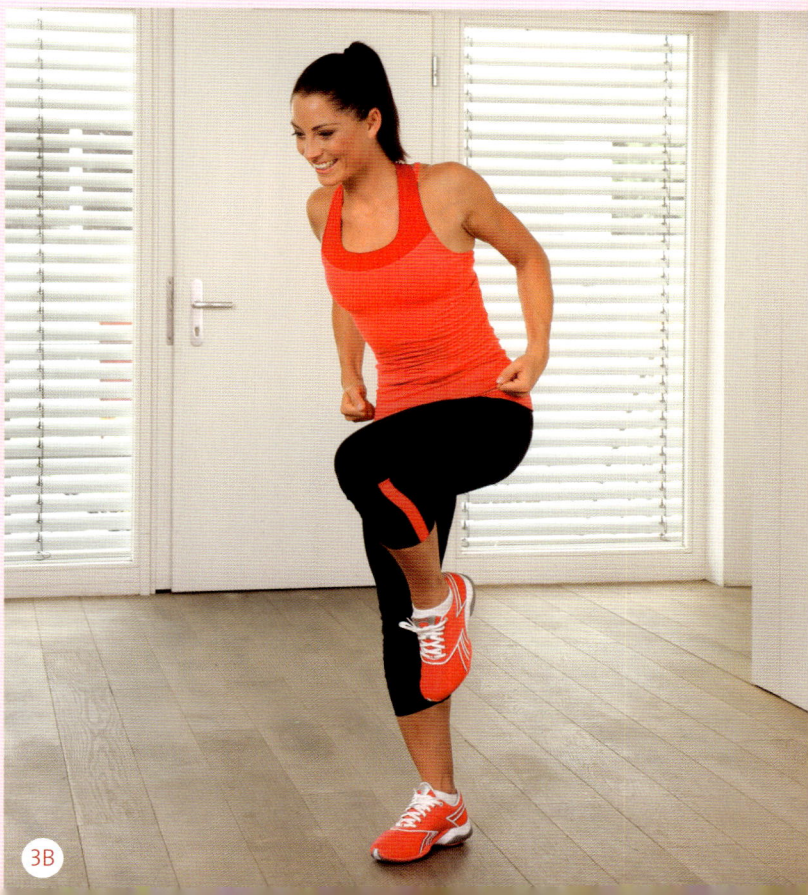

Superwoman

Stellen Sie sich vor, Sie würden auf eine Kiste und wieder herunter-steigen. Dabei zieht Sie Ihr vorderer Arm nach oben, so als würden Sie gleich vom Boden abheben und fliegen.

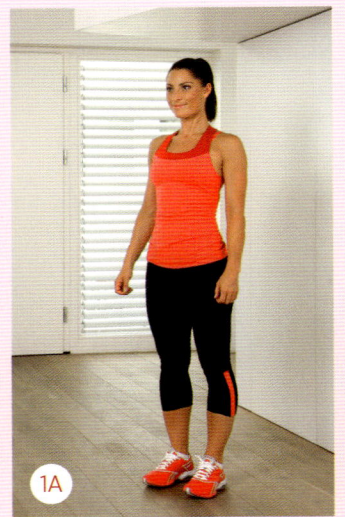
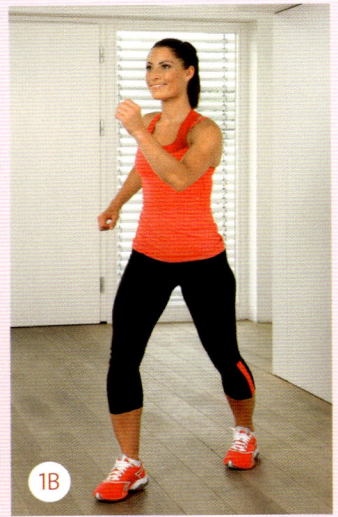
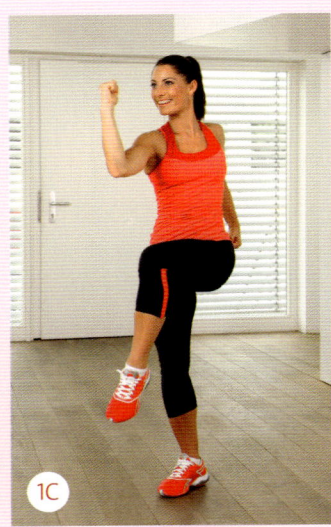

STUFE 1A Nehmen Sie eine enge Standposition ein und halten Sie die Arme locker neben dem Körper.

1B Machen Sie mit dem rechten Fuß einen großen Schritt nach vorne, und schwingen Sie dabei den linken Unterarm schräg vor die Brust. Der rechte Arm schwingt angewinkelt nach hinten.

1C Heben Sie nun das linke Knie bis auf Hüfthöhe nach vorne an, und strecken Sie den Fuß. Führen Sie den rechten Arm gleichzeitig nach vorn, den linken Arm nach hinten. Gehen Sie zurück zu Position A und wiederholen Sie den gesamten Bewegungsablauf zur anderen Seite.

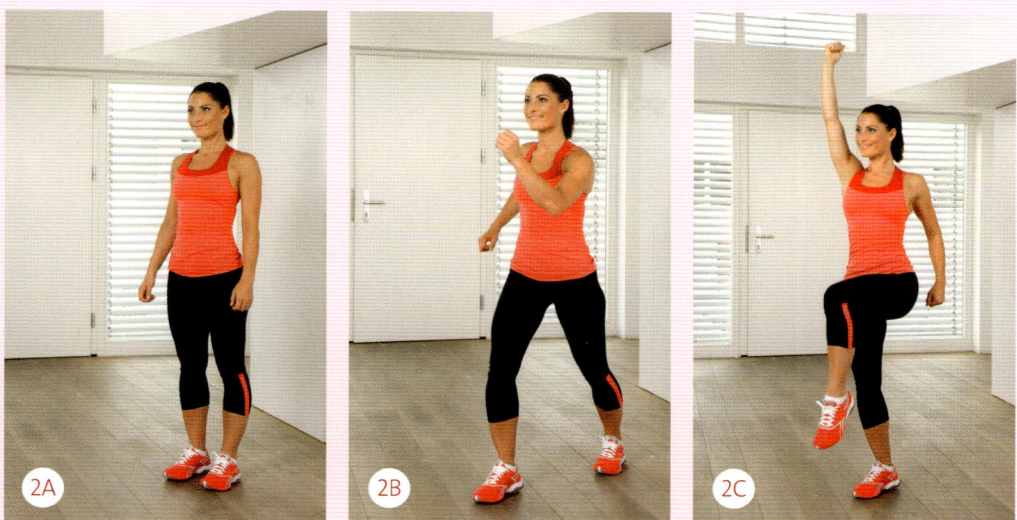

STUFE 2 Strecken Sie jetzt den rechten Arm in Position C senkrecht nach oben.

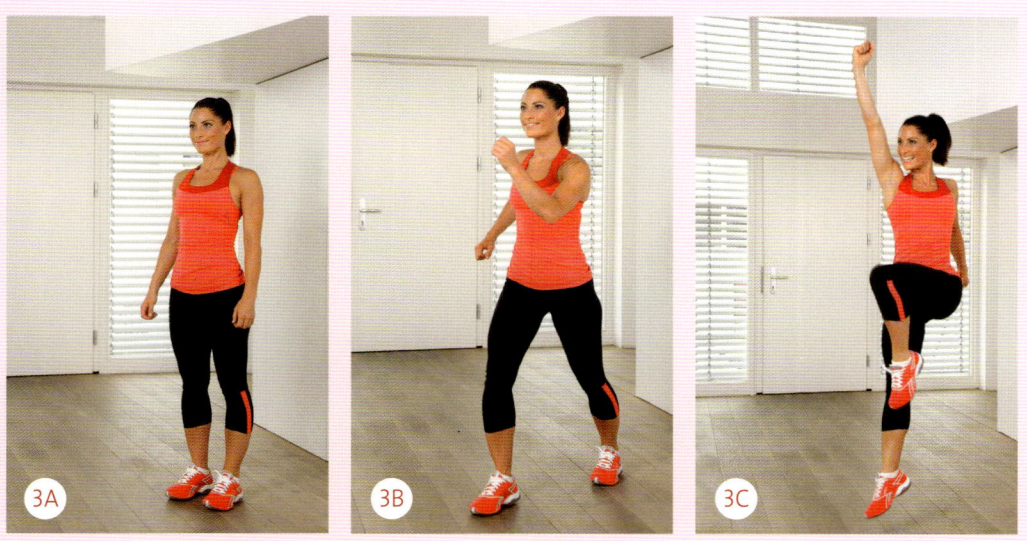

STUFE 3 Springen Sie in Position C mit dem rechten Fuß senkrecht nach oben.

Tripples

Diese Übung bringt Ihre Kalorienverbrennung auf Hochtouren. Führen Sie die Bewegung zügig und in schnellem Wechsel aus. Tempo!

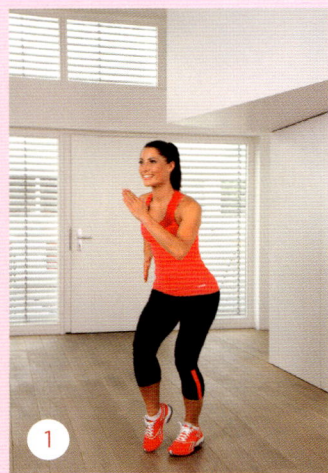

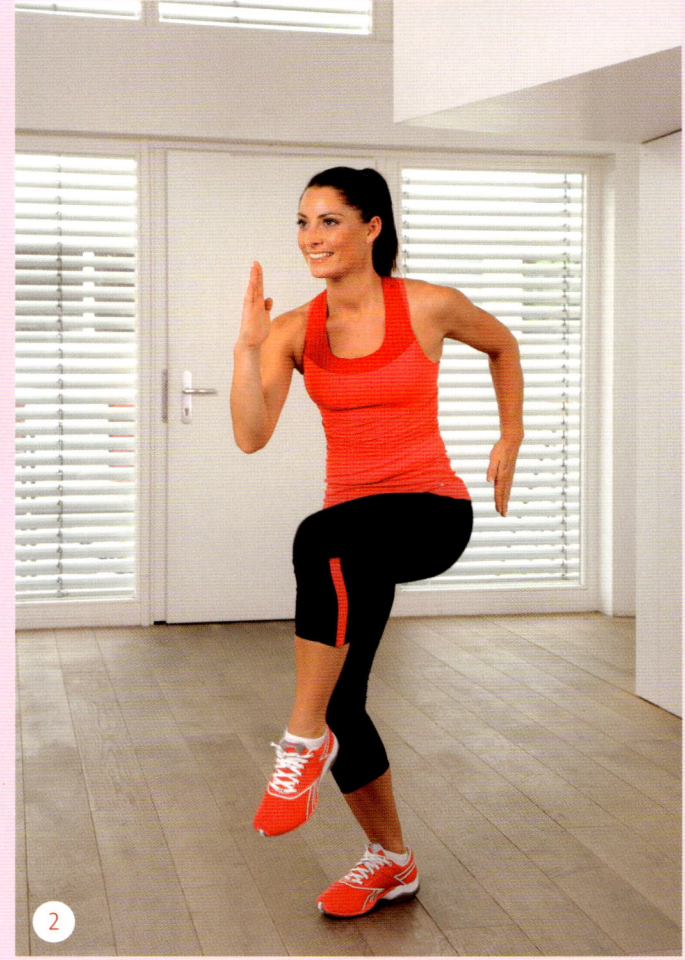

STUFE 1 Nehmen Sie eine enge Standposition ein. Beugen Sie Ihre Beine leicht, lehnen Sie den Oberkörper etwas nach vorn, und schieben Sie den Po nach hinten. »Trippeln« Sie nun auf der Stelle: Lösen Sie zuerst die rechte Ferse vom Boden, setzen Sie sie schnell wieder ab, und heben Sie dann sofort die linke Ferse an und so weiter. Führen Sie die angewinkelten Arme mit gestreckten Händen gegengleich zur Beinbewegung mit. Je schneller Sie sind, desto größer ist der Effekt!

STUFE 2 Lösen Sie jetzt nicht nur die Ferse vom Boden, sondern heben Sie die Knie bis auf Hüfthöhe an.

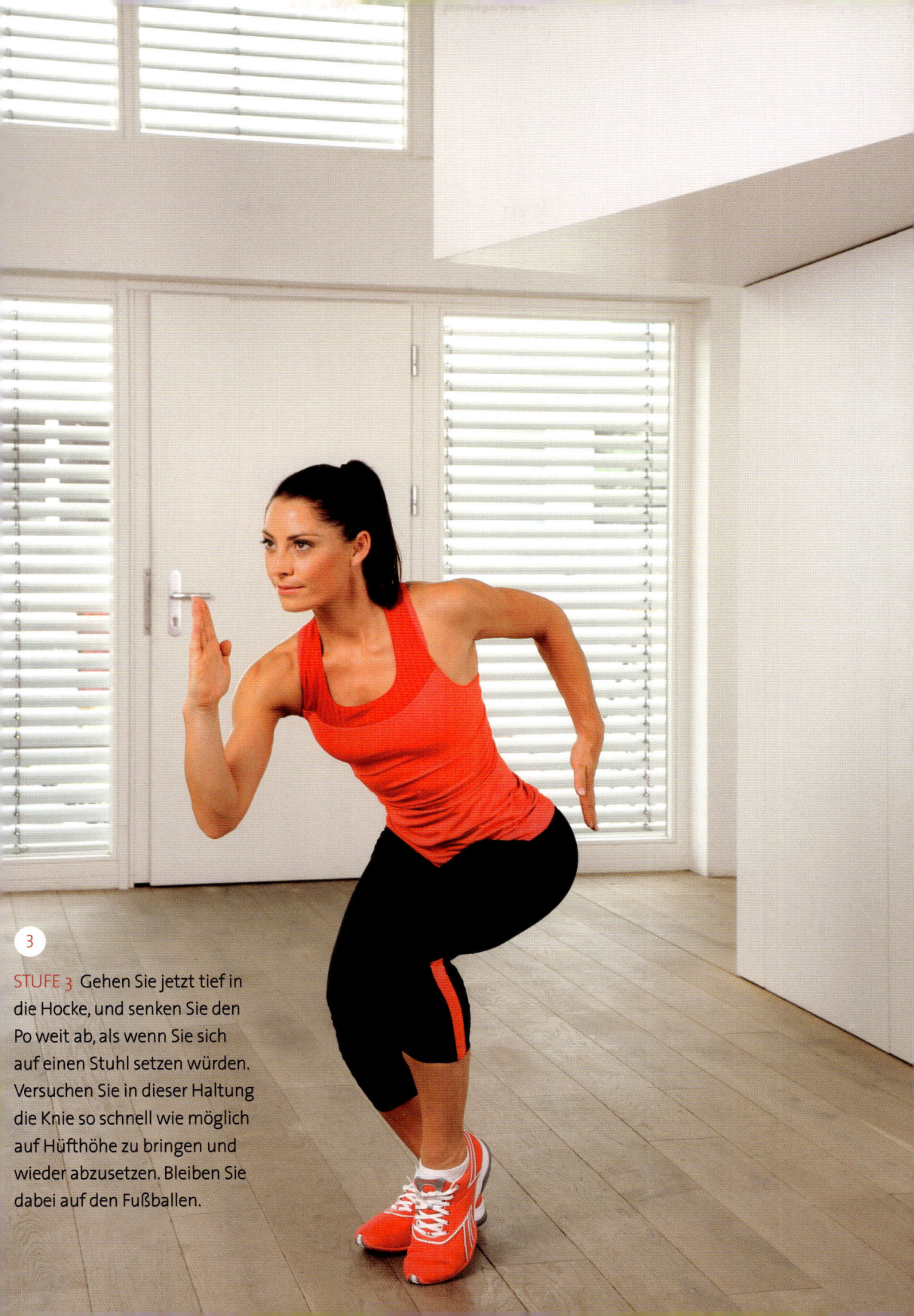

3

STUFE 3 Gehen Sie jetzt tief in die Hocke, und senken Sie den Po weit ab, als wenn Sie sich auf einen Stuhl setzen würden. Versuchen Sie in dieser Haltung die Knie so schnell wie möglich auf Hüfthöhe zu bringen und wieder abzusetzen. Bleiben Sie dabei auf den Fußballen.

X-Move

Bei dieser Übung sieht der Körper in der Streckbewegung aus wie ein X. Halten Sie dabei die Spannung bis in die Fingerspitzen, und strecken Sie auch die Finger.

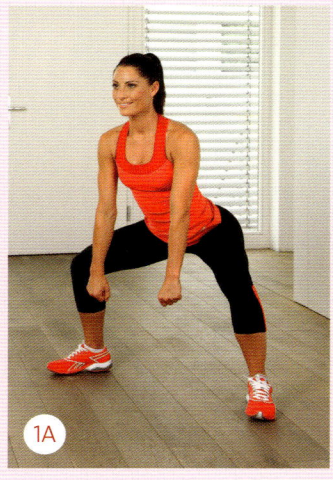

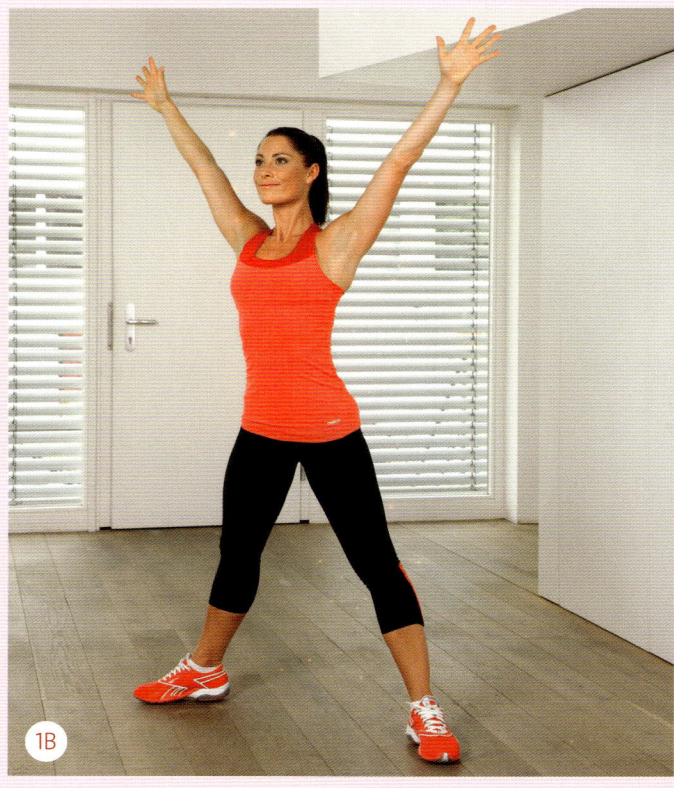

STUFE 1A Nehmen Sie eine weite Standposition ein, und drehen Sie die Zehen leicht nach außen. Beugen Sie die Beine, senken Sie den Po ab, und lehnen Sie den Oberkörper nach vorne. Der Bauch ist angespannt, der Rücken ist gerade, und die Schultern bleiben tief. Das gesamte Gewicht ruht auf den Fersen. Strecken Sie Ihre Arme zum Boden aus, und ballen Sie die Hände zu Fäusten.

1B Richten Sie sich mit dem ganzen Körper auf, und strecken Sie die Arme über dem Kopf zum V aus. Kehren Sie sofort in Position A zurück.

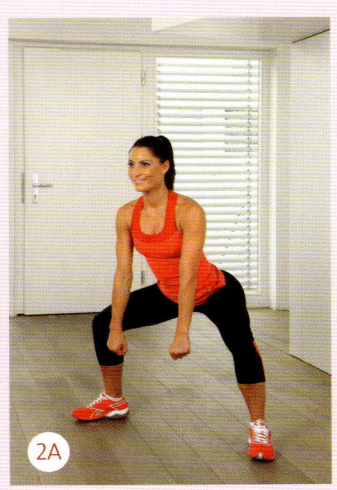

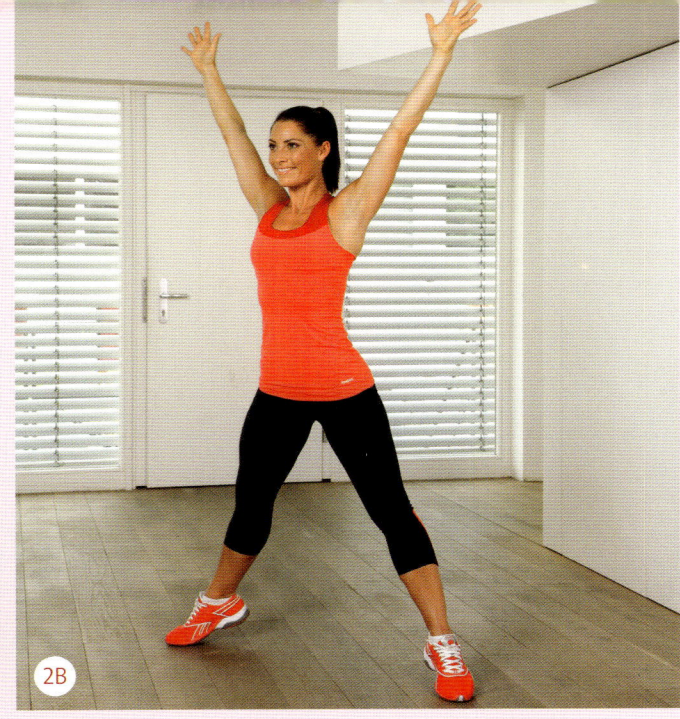

STUFE 2 Heben Sie beim Aufrichten zusätzlich die Fersen vom Boden, sodass Sie am obersten Punkt der Bewegung auf den Zehen stehen.

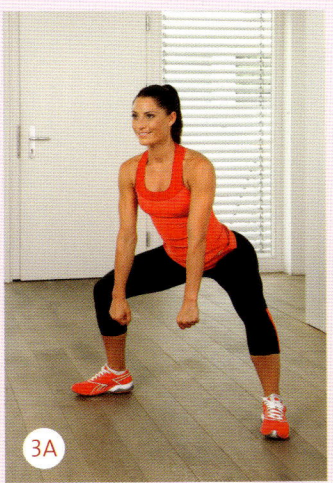

STUFE 3 Richten Sie sich schwungvoll auf, drücken Sie sich fest mit beiden Füßen vom Boden ab, und springen Sie senkrecht in die Luft. Spreizen Sie dabei die Beine so weit wie möglich.

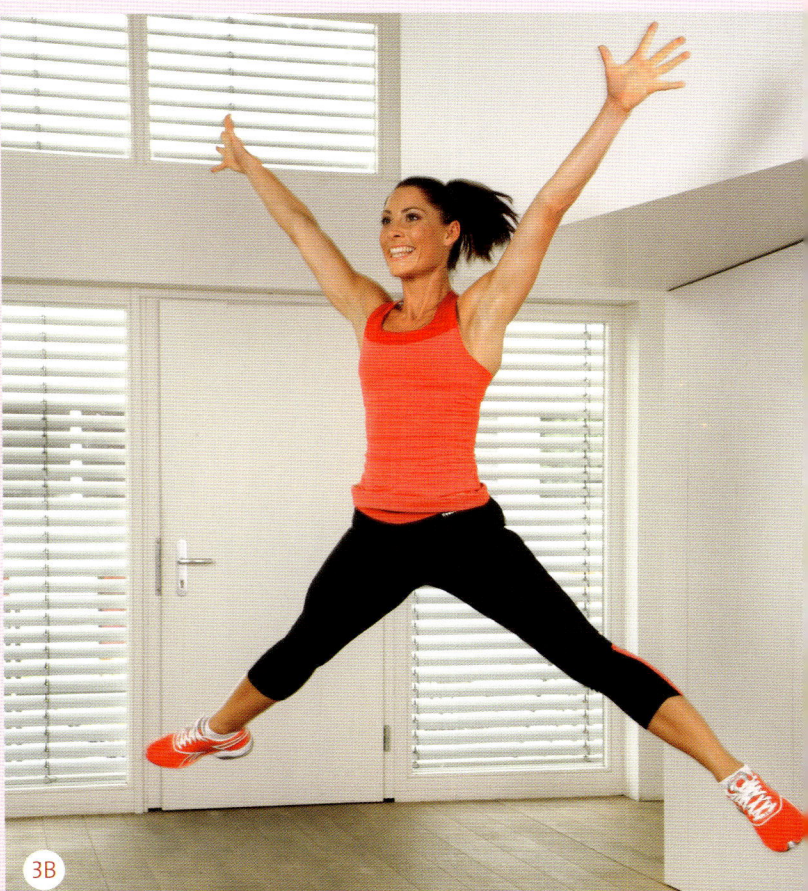

Ski Gym

Das ist eine tolle Übung für die Gesäß- und Beinmuskulatur. Gehen Sie wie beim Skifahren in die Hocke, und achten Sie auf eine gerade Bein-achse. Die Knie dürfen nicht nach innen oder außen kippen.

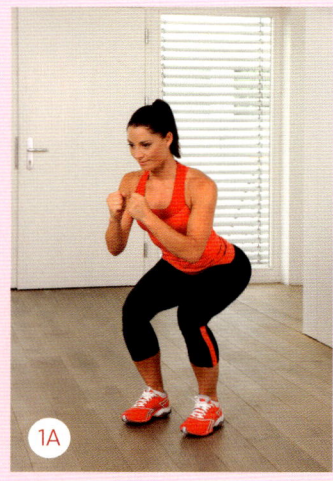

STUFE 1A Nehmen Sie eine hüftbreite Standposition ein. Ballen Sie die Hände zu Fäusten, und halten Sie diese vor der Brust. Ihre Ellbogen zeigen zum Boden. Beugen Sie nun die Beine stark, senken Sie den Po ab, und lehnen Sie den Oberkörper nach vorn wie ein Skifahrer auf einer Abfahrt. Der Blick geht zum Boden.

1B Strecken Sie nun Ihre Beine, und richten Sie sich auf. Kommen Sie dann sofort zurück in Position A.

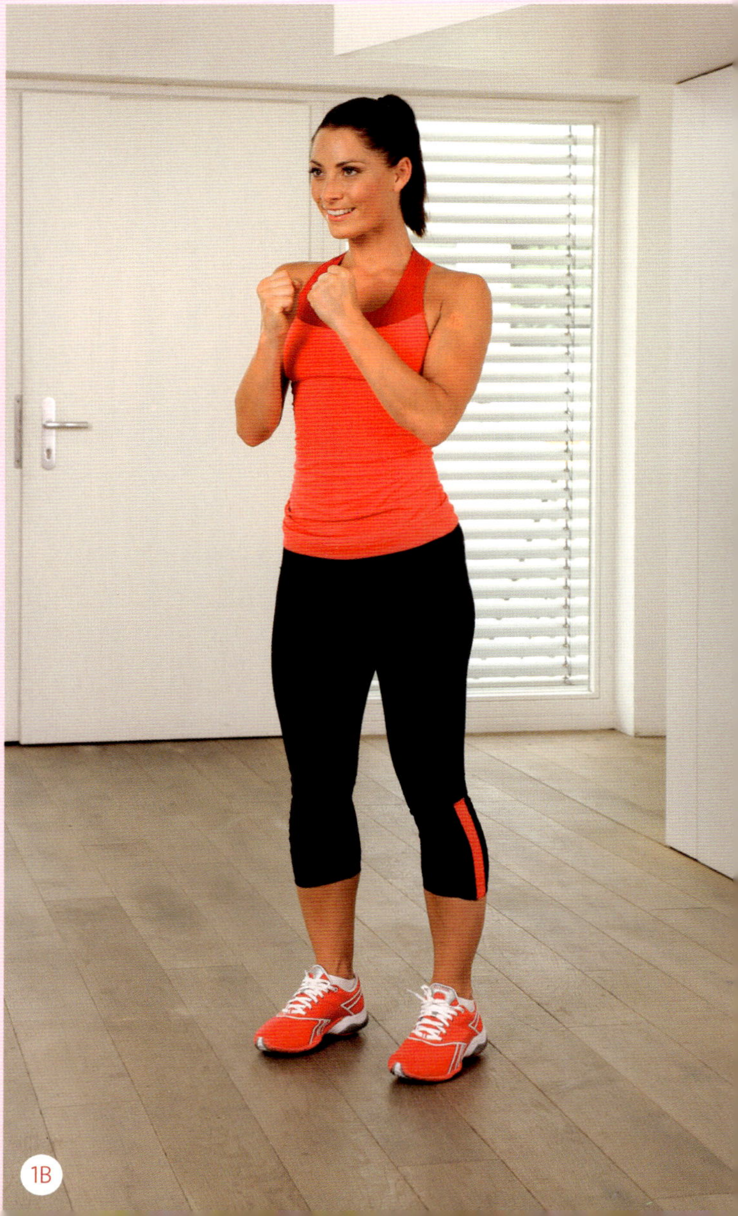

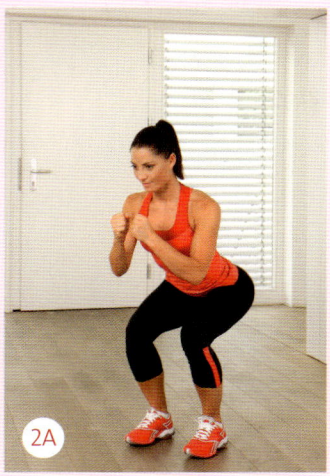

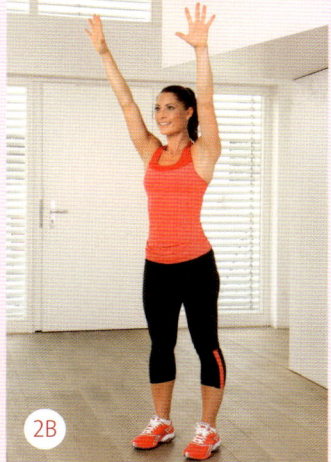

STUFE 2 Beim Aufrichten führen Sie nun zugleich die Arme in V-Haltung nach oben. Spreizen Sie dabei die Finger so weit wie möglich.

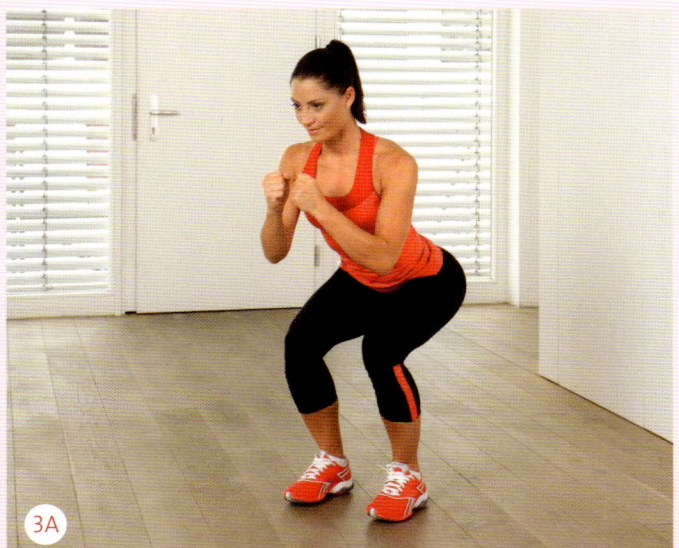

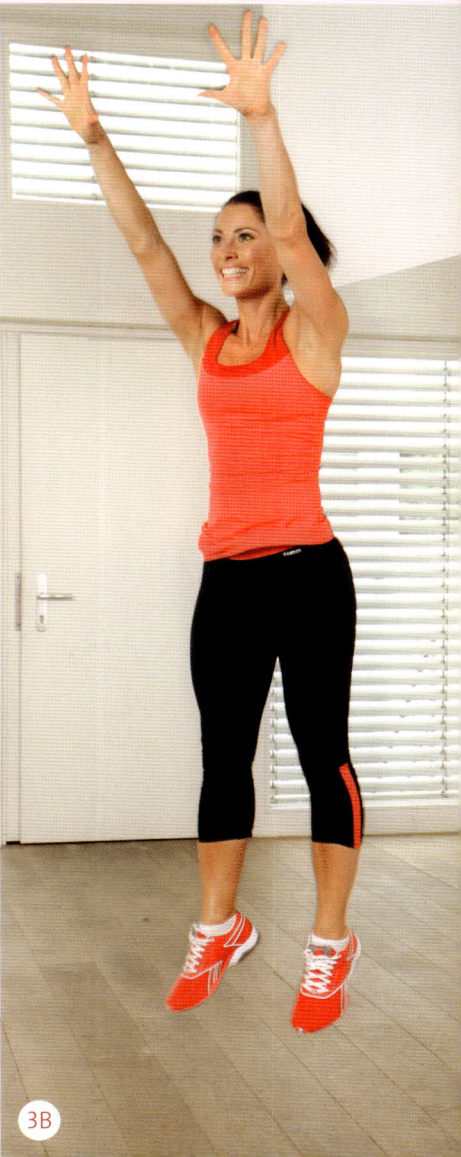

STUFE 3 Richten Sie sich schwungvoll auf, drücken Sie sich mit beiden Füßen fest vom Boden ab, und springen Sie so hoch wie möglich senkrecht in die Luft. Heben Sie dabei Ihre Arme wie in Stufe 2. Landen Sie sicher mit beiden Füßen, bevor Sie wieder in die Hockposition gehen.

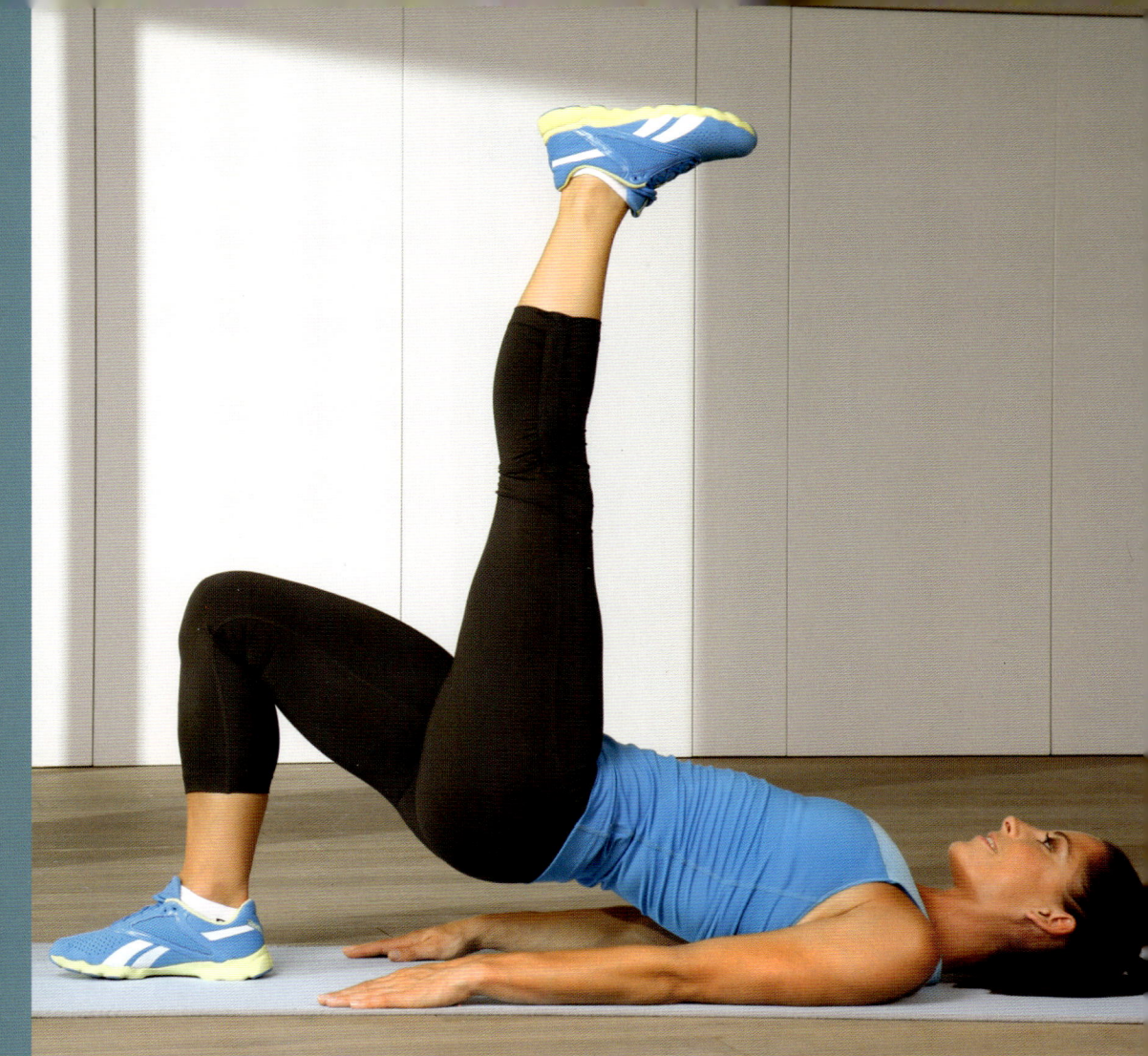

Krafttraining
Beine und Gesäß

Die große Rubrik Krafttraining ist unterteilt in Übungen für den Unterkörper (Beine und Gesäß) und Übungen für den Oberkörper (Rücken, Arme, Brust, Bauch).

Kniebeuge

Die Kniebeuge ist eine effektive Übung für die gesamte Bein- und Gesäßmuskulatur. Stellen Sie sich vor, Sie setzen sich auf einen kleinen Stuhl und stehen dann wieder auf.

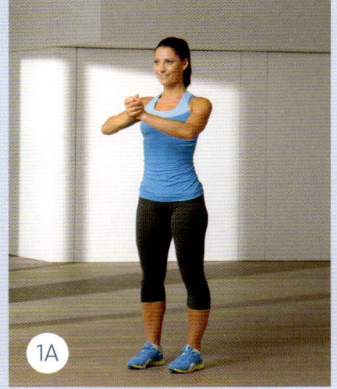

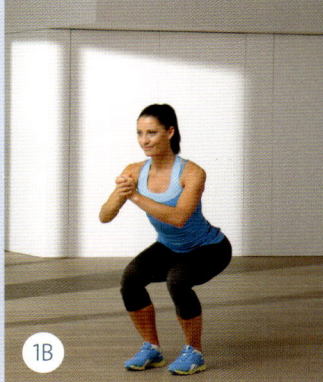

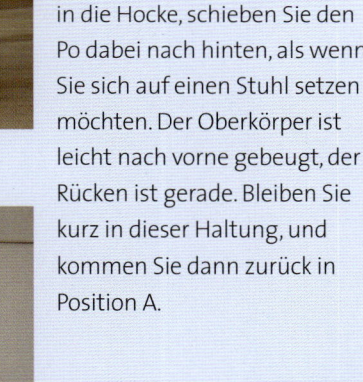

STUFE 1A Nehmen Sie einen hüftbreiten Stand ein. Verschränken Sie die Hände vor der Brust, und spannen Sie die Bauchmuskulatur an.

STUFE 1B Gehen Sie langsam in die Hocke, schieben Sie den Po dabei nach hinten, als wenn Sie sich auf einen Stuhl setzen möchten. Der Oberkörper ist leicht nach vorne gebeugt, der Rücken ist gerade. Bleiben Sie kurz in dieser Haltung, und kommen Sie dann zurück in Position A.

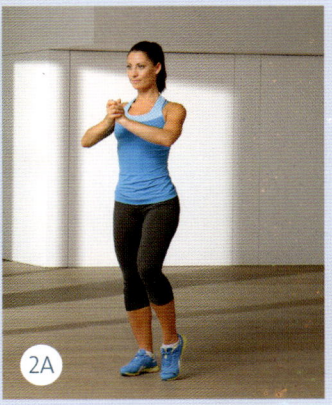

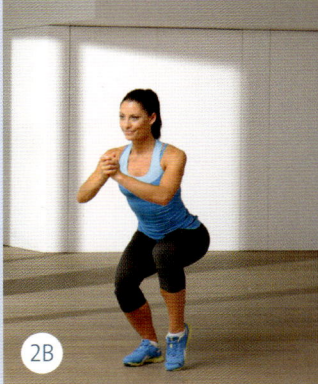

STUFE 2 Heben Sie während der ganzen Übung die linke Ferse an. Führen Sie mit beiden Beinen gleich viele Wiederholungen aus.

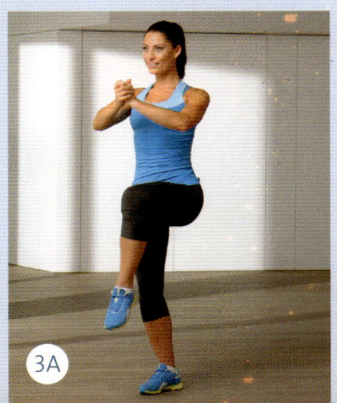

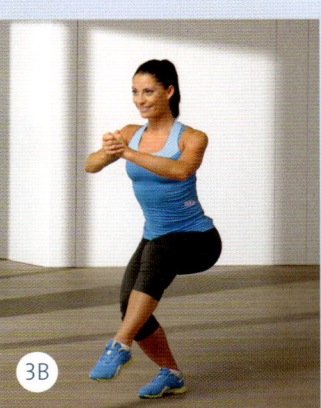

STUFE 3 Heben Sie während der ganzen Übung das linke Knie bis auf Hüfthöhe an. Führen Sie mit beiden Beinen gleich viele Wiederholungen aus.

Ausfallschritt

Verlagern Sie das Gewicht auf das vordere Bein, sodass Sie die Oberschenkelrückseite und das Gesäß spüren.

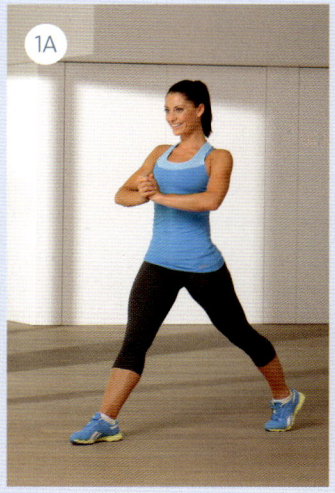
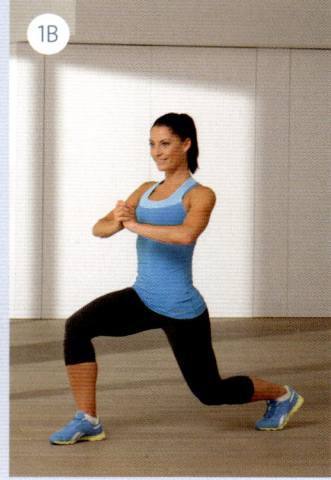
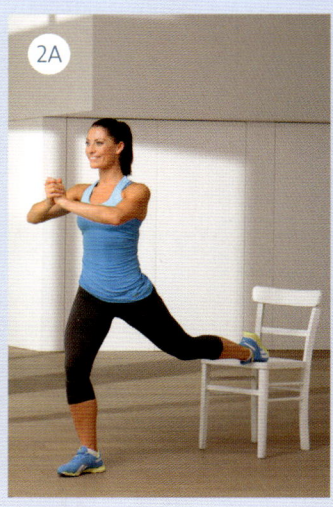

STUFE 1A Gehen Sie in Schrittstellung, der rechte Fuß ist vorne. Heben Sie die linke Ferse an, und verschränken Sie die Hände unterhalb der Brust. Die Ellbogen zeigen zur Seite.

STUFE 1B Führen Sie das linke Knie in Richtung Boden, und beugen Sie das rechte Bein. Senken Sie sich so weit ab, bis beide Beine einen rechten Winkel bilden. Bleiben Sie kurz in dieser Position. Drücken Sie sich dann mit beiden Füßen vom Boden hoch, und richten Sie sich wieder auf.

Führen Sie mit beiden Beinen gleich viele Wiederholungen aus.

STUFE 2 Legen Sie in der Ausgangsposition Ihren hinteren Fuß am Rand eines Stuhls ab. Achten Sie darauf, dass Sie beim Hochgehen das Standbein nicht komplett durchstrecken. Das Gewicht ruht auf dem Standbein – nicht auf dem Stuhl!

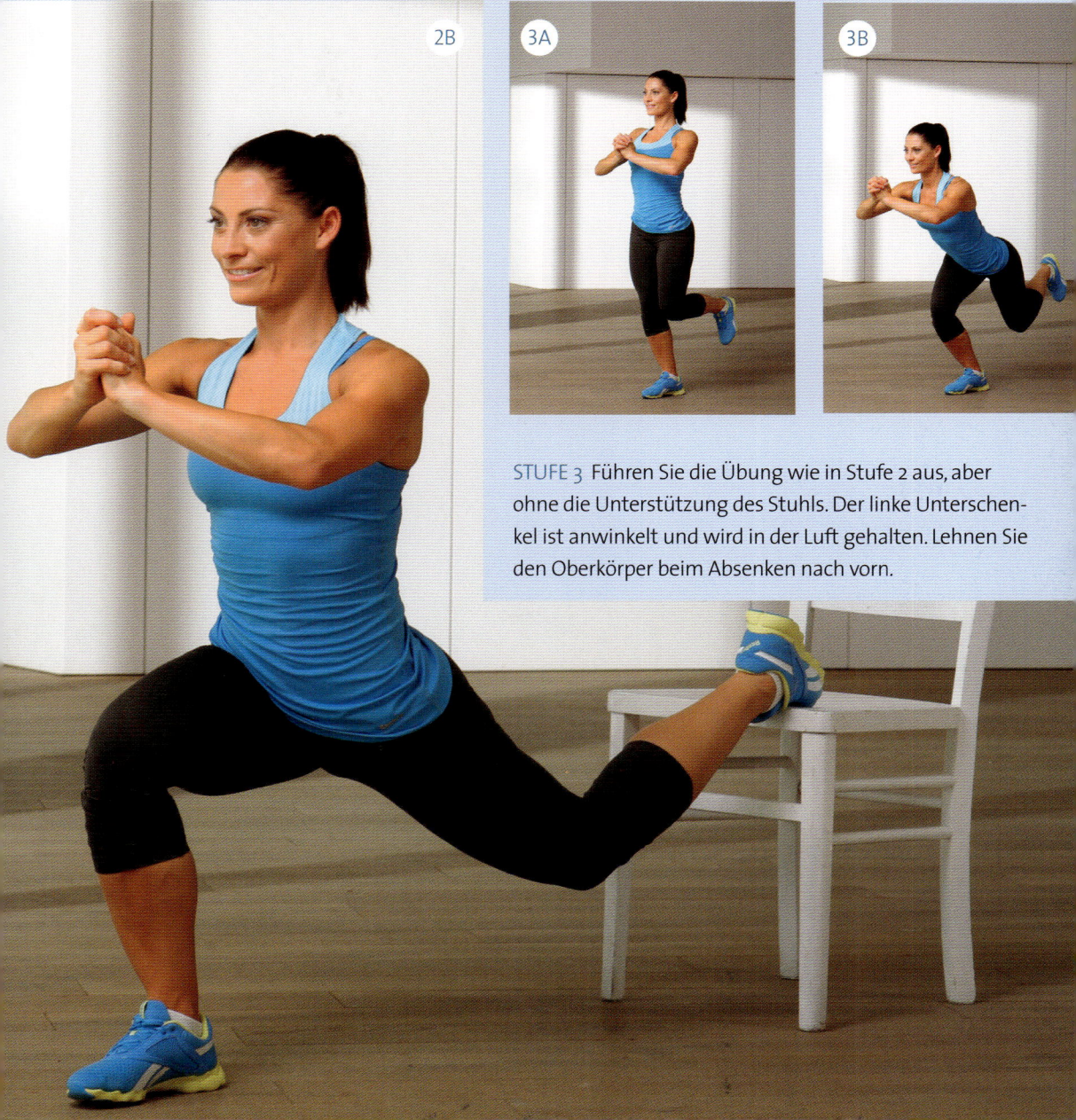

2B

3A

3B

STUFE 3 Führen Sie die Übung wie in Stufe 2 aus, aber ohne die Unterstützung des Stuhls. Der linke Unterschenkel ist anwinkelt und wird in der Luft gehalten. Lehnen Sie den Oberkörper beim Absenken nach vorn.

Plié Squat

Eine schöne Übung für die Innenschenkel. Halten Sie den Oberkörper aufrecht wie eine Ballerina.

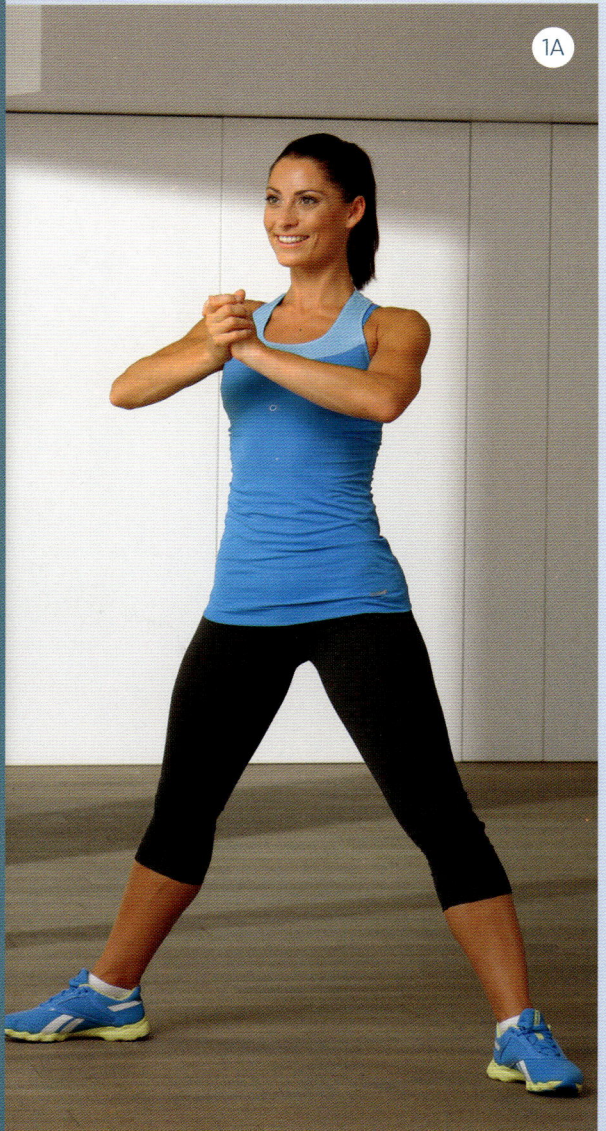

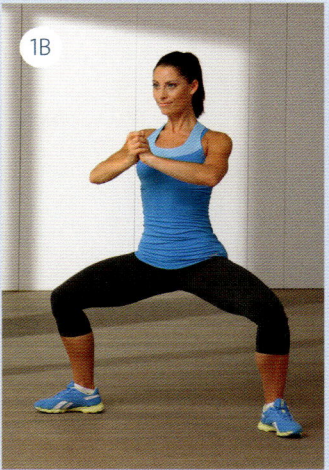

STUFE 1A Nehmen Sie eine weite Standposition ein, die Beine sind gestreckt, und die Zehen zeigen nach außen. Legen Sie die Hände vor der Brust ineinander, und drücken Sie sie während der ganzen Übung fest zusammen. Ihre Ellbogen zeigen dabei zur Seite. Spannen Sie die Bauchmuskulatur an, der Oberkörper ist gerade, und der Blick geht nach vorn.

STUFE 1B Beugen Sie die Beine stark, und senken Sie den Po ab. Drücken Sie die Fersen stets fest zueinander, sodass Sie Ihre Innenschenkel deutlich spüren. Schieben Sie die Knie nach außen, und spannen Sie Bauch und Gesäß während der gesamten Übung fest an. Einige Sekunden halten, dann kehren Sie in Position A zurück.

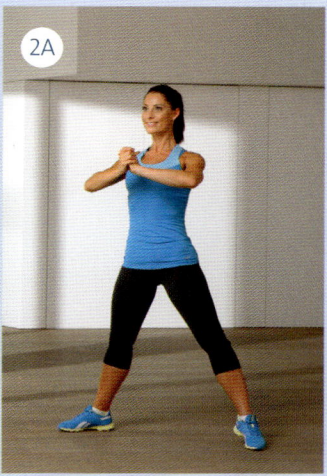

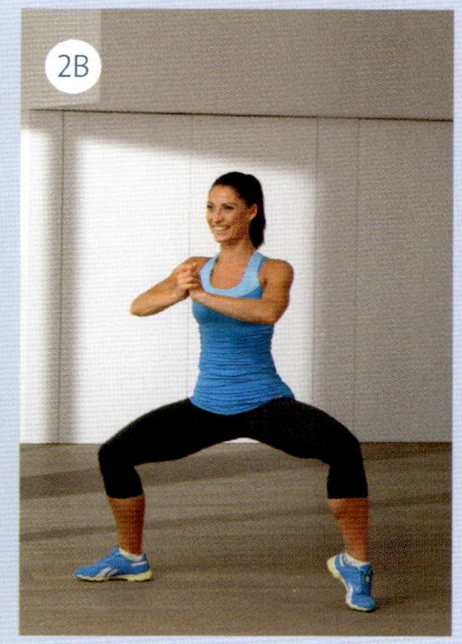

STUFE 2 Heben Sie jetzt während der ganzen Übung eine Ferse an. Führen Sie mit beiden Beinen gleich viele Wiederholungen aus.

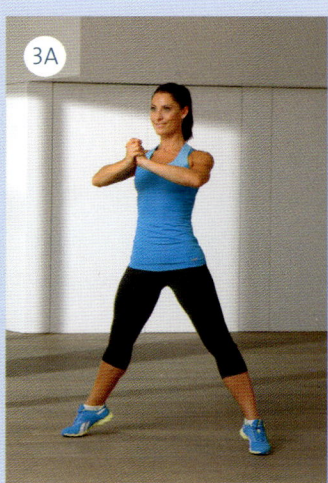

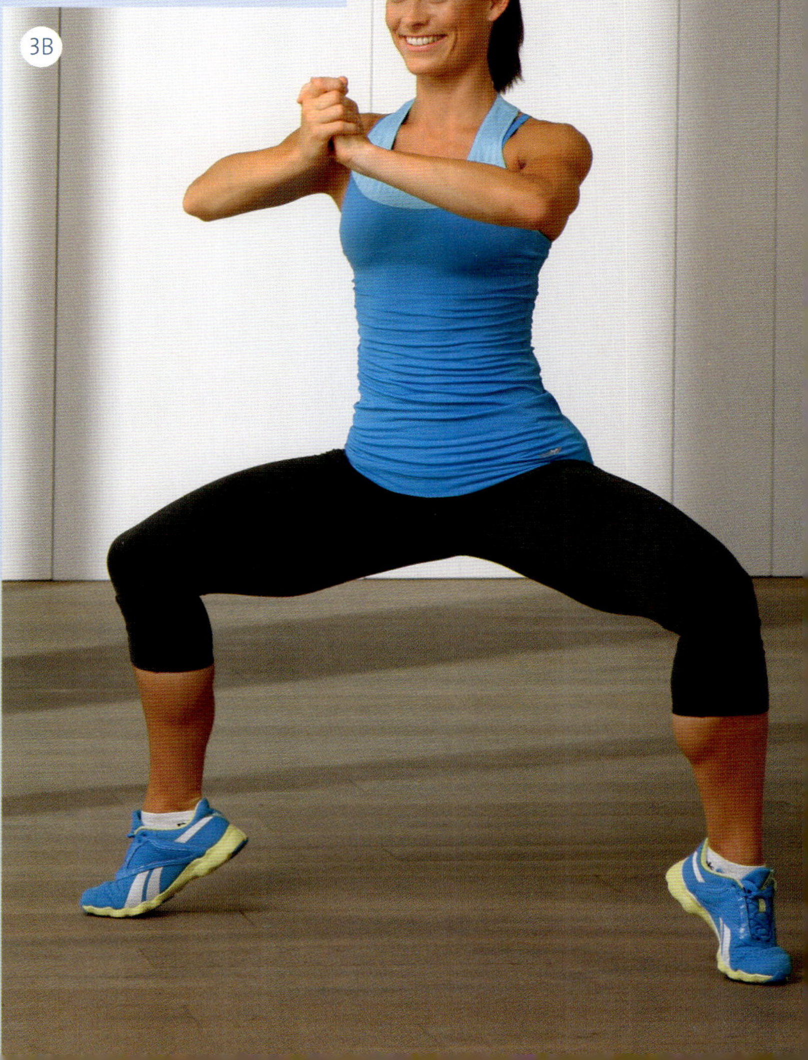

STUFE 3 Heben Sie während der ganzen Übung beide Fersen an, und strecken Sie beim Hochgehen zusätzlich die Knie.

Po-Lift

Ein Klassiker und zugleich eine der effektivsten Übungen für die Gesäßmuskulatur.

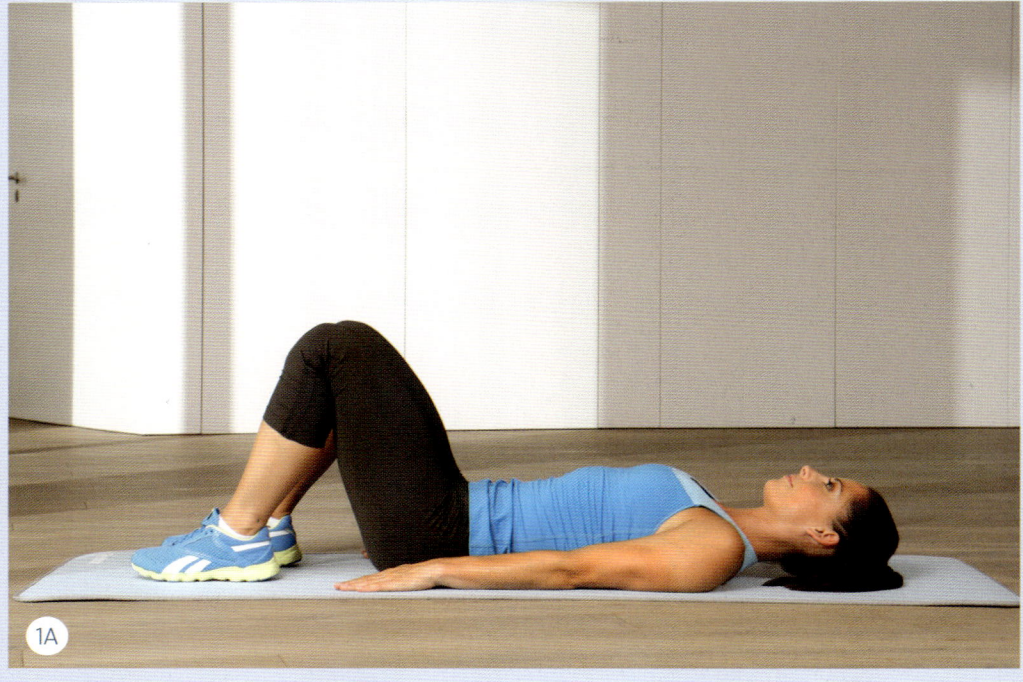

1A

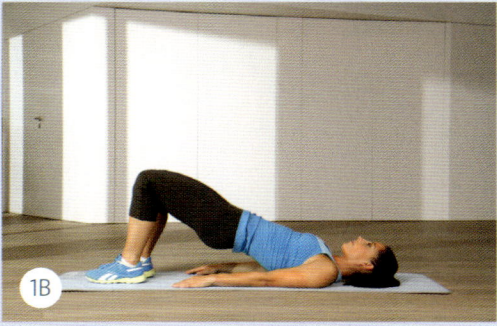

1B

STUFE 1A Legen Sie sich auf den Rücken. Stellen Sie die Füße auf, und legen Sie die Arme ausgestreckt neben dem Körper ab.

1B Drücken Sie nun die Füße fest in den Boden, und heben Sie den Po so weit an, bis Oberschenkel und Oberkörper eine Linie bilden. Spannen Sie den Po und die Oberschenkel dabei fest an. Lösen Sie dann die Spannung, und senken Sie den Po ab, ohne ihn ganz abzulegen. Kommen Sie aus dieser Haltung zurück zu Position A, ohne jedoch den Po ganz abzulegen.

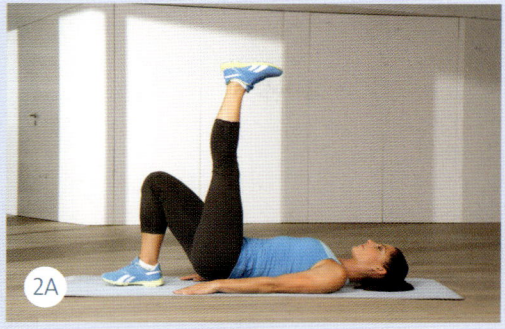
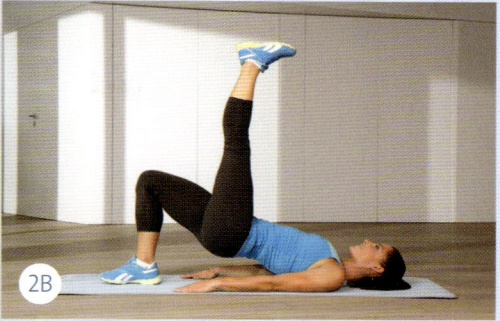

STUFE 2 Strecken Sie während der ganzen Übung das linke Bein senkrecht nach oben, und ziehen Sie die linke Fußspitze zum Schienbein. Achten Sie darauf, dass das Becken gerade bleibt.

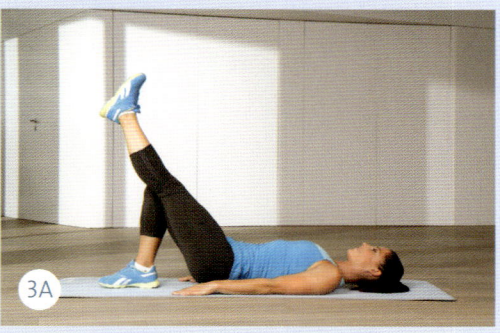

STUFE 3 Strecken Sie während der ganzen Übung den linken Unterschenkel in Verlängerung des linken Oberschenkels aus. Auch hier bleiben beide Beckenknochen auf einer Linie.

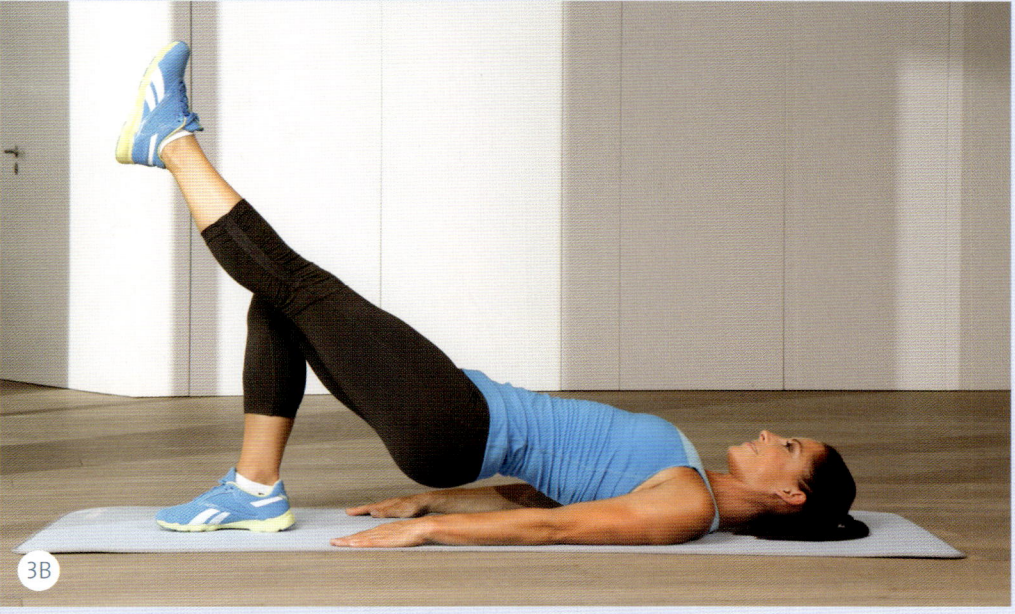

Schenkelformer außen

Diese Übung zur Kräftigung der Schenkelabspreizer bringt die Schenkelaußenseite in Form.

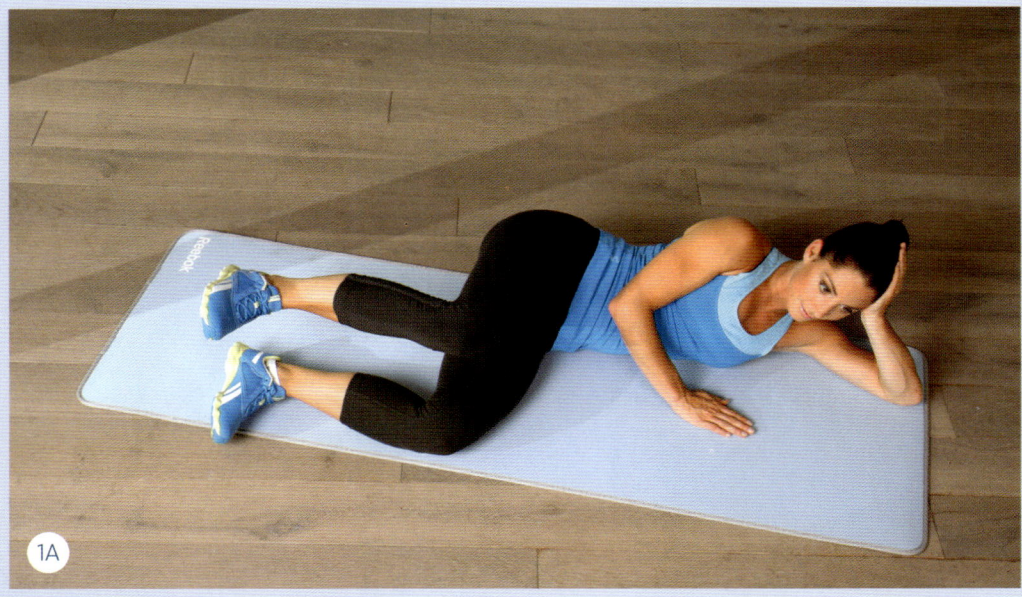

STUFE 1A Legen Sie sich auf die linke Seite. Stützen Sie den Kopf bequem auf der linken Hand auf, und legen Sie die rechte Hand vor der Brust auf dem Boden ab. Winkeln Sie die Beine um 90 Grad an, Ihre Knie befinden sich auf Hüfthöhe, die Zehen zeigen in Richtung der Schienbeine. Heben Sie das rechte Bein leicht an, und halten Sie es parallel zum linken Bein.

1B Heben Sie nun das rechte Bein so weit wie möglich an. Halten Sie die Position kurz, und senken Sie das Bein wieder ab, ohne es abzulegen. Führen Sie zunächst alle Wiederholungen mit dem rechten Bein aus, und wechseln Sie dann die Seite.

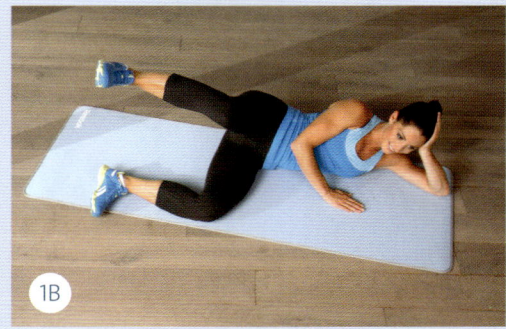

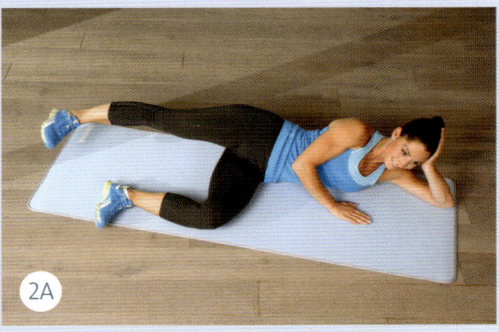

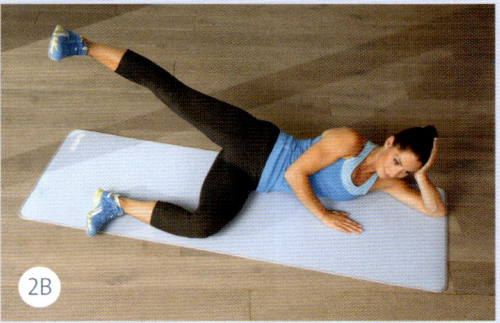

STUFE 2 Strecken Sie das obere Bein nun während der ganzen Übung in Verlängerung des Oberkörpers aus. Das Becken befindet sich im 90-Grad-Winkel zum Boden, der Bauch bleibt fest.

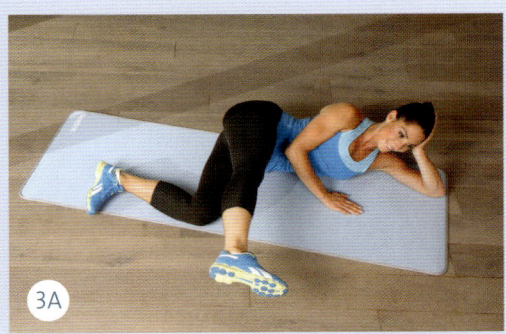

STUFE 3 Strecken Sie das obere Bein während der ganzen Übung nach vorne aus. Auch hier das Becken gerade halten, nicht mit dem Po nach hinten ausweichen.

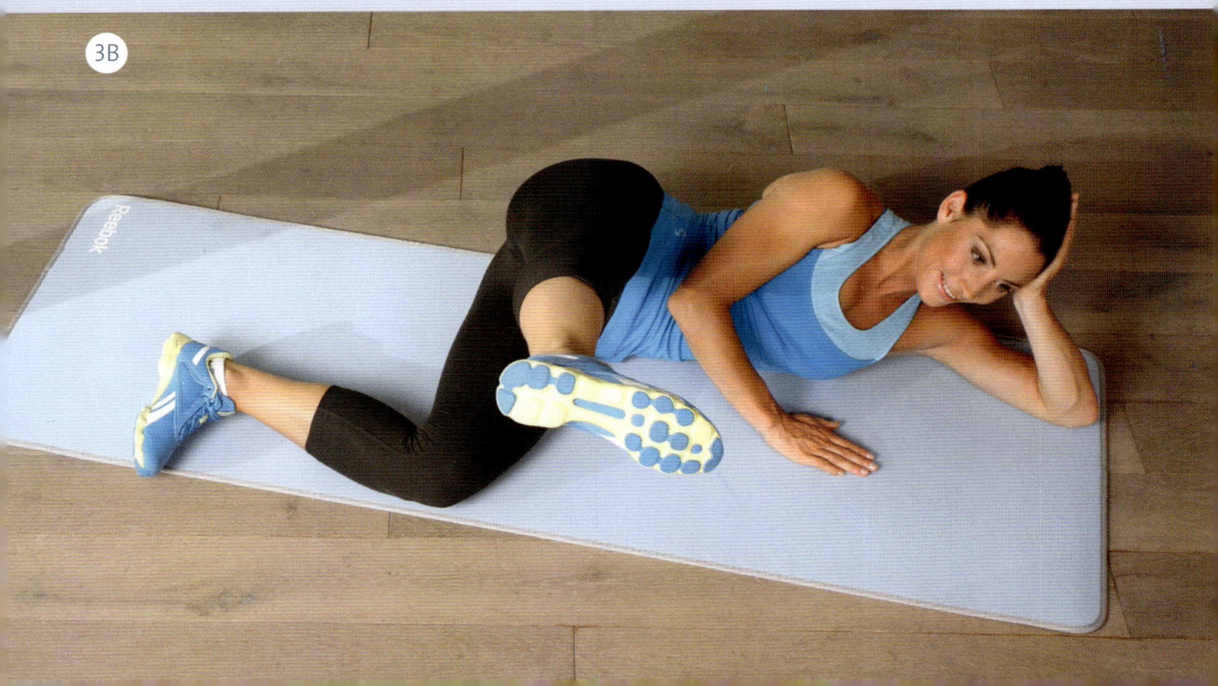

Schenkelformer innen

Diese Übung zur Straffung der Schenkelanzieher formt die Schenkelin-nenseite.

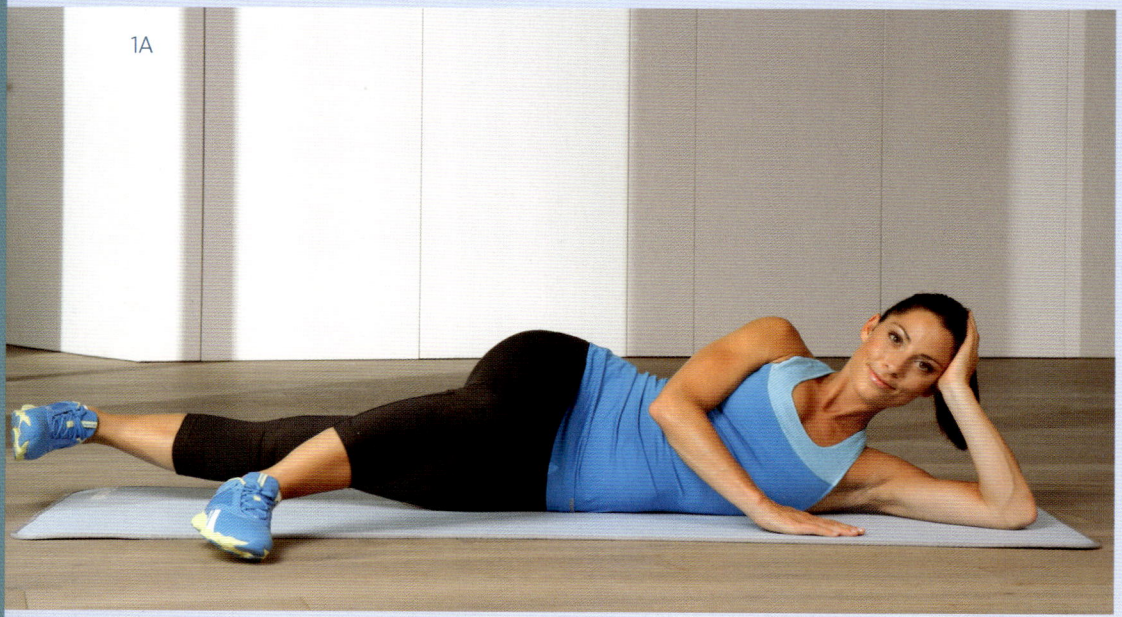

1A

STUFE 1A Legen Sie sich auf die linke Seite. Stützen Sie den Kopf bequem auf der linken Hand auf, und legen Sie die rechte Hand locker vor der Brust auf dem Boden ab. Strecken Sie das rechte Bein gestreckt nach vorne aus, und setzen Sie den rechten Fuß auf.

1B Heben Sie das gestreckte linke Bein nun so weit wie möglich an. Die Zehen ziehen dabei in Richtung des Schienbeins. Senken Sie das linke Bein wieder ab, ohne es abzulegen. Führen Sie zunächst alle Wiederholungen mit dem linken Bein aus, und wechseln Sie dann die Seite.

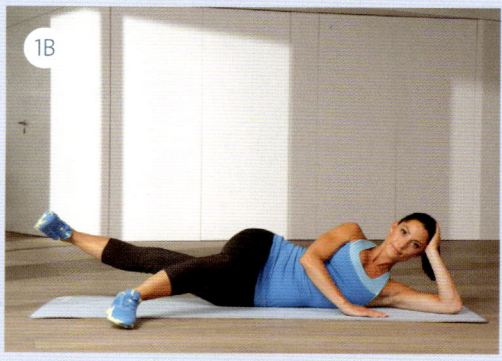

1B

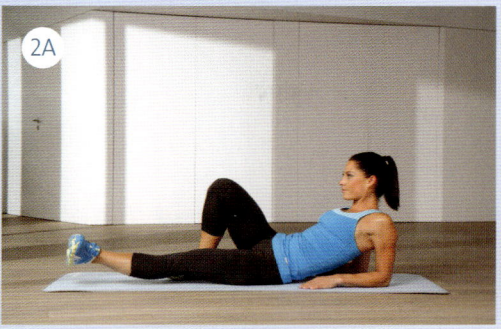 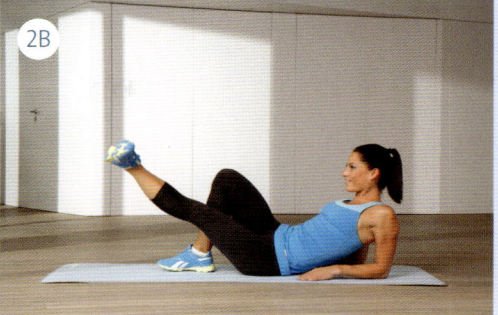

STUFE 2A Kommen Sie in Rückenlage, und stützen Sie sich auf den Unterarmen auf. Stellen Sie das rechte Bein auf und strecken Sie das linke Bein aus. Die linke Fußspitze zeigt nach außen.

2B Heben Sie jetzt das linke Bein so weit wie möglich an, und senken Sie es wieder, ohne es abzulegen. Arbeiten Sie dabei ohne Schwung!

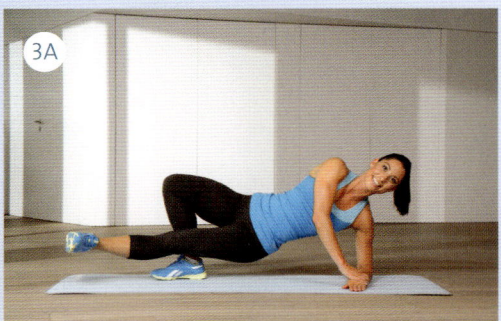 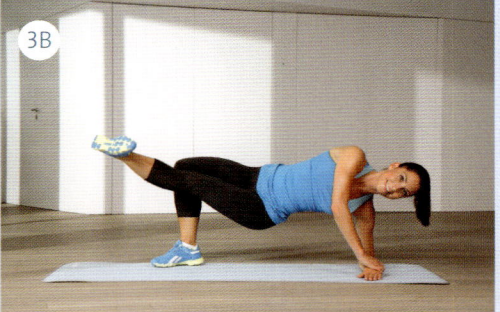

STUFE 3A Legen Sie sich auf die linke Seite. Stützen Sie den linken Unterarm auf dem Boden auf, die Finger zeigen nach vorn. Die rechte Hand liegt auf der linken Hand. Stellen Sie den rechten Fuß so auf, dass das Bein einen rechten Winkel bildet. Die Zehen zeigen vom Körper weg. Strecken Sie das linke Bein gerade aus, und halten Sie es vor dem rechten Bein in der Luft. Die Zehen ziehen in Richtung des Schienbeins.

3B Heben Sie jetzt das linke Bein so weit wie möglich an, und senken Sie es wieder ab, ohne es abzulegen.

Trainingsvariation

Sie können die Übungen Schenkelformer innen und Schenkelformer außen auch miteinander verbinden, indem Sie auf einer Seite liegen bleiben und beide Übungen in dieser Position hintereinander ausführen. Danach führen Sie beide Übungen auf der anderen Seite aus.

Krafttraining
Rücken

Fly

Stellen Sie sich vor, Sie sind am Brustbein an einem Seil befestigt und werden nach oben gezogen und wieder hinuntergelassen. Die Wirbelsäule bleibt dabei immer gestreckt.

STUFE 1A Nehmen Sie eine weite Standposition ein, und beugen Sie die Beine leicht. Die Zehen sind nach außen gedreht. Lehnen Sie den Oberkörper nach vorn, und spannen Sie die Bauchmuskulatur an. Der Rücken ist gerade. Halten Sie die Arme gestreckt neben dem Körper, die Daumen zeigen nach außen. Achten Sie darauf, dass die Schultern tief bleiben, und richten Sie den Blick zum Boden. Der Kopf bleibt in Verlängerung zur Wirbelsäule.

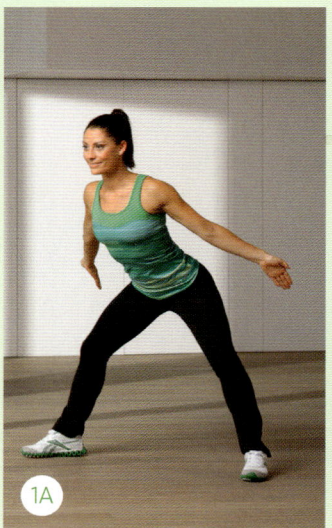 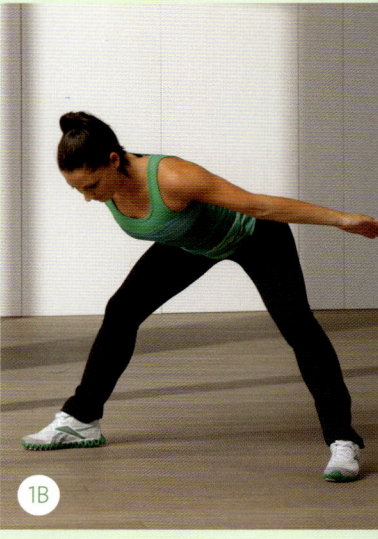

1B Senken Sie den Oberkörper mit geradem Rücken bis auf Hüfthöhe ab. Der Bauch bleibt dabei angespannt. Die Handflächen zeigen jetzt zum Boden, die Finger ziehen so weit wie möglich vom Körper weg. Die Knie bleiben die ganze Zeit gebeugt. Halten Sie diese Position kurz, und kommen Sie dann langsam zurück in die Ausgangsposition.

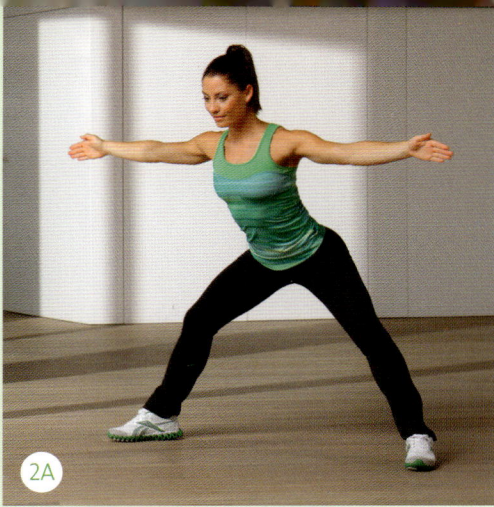

2A

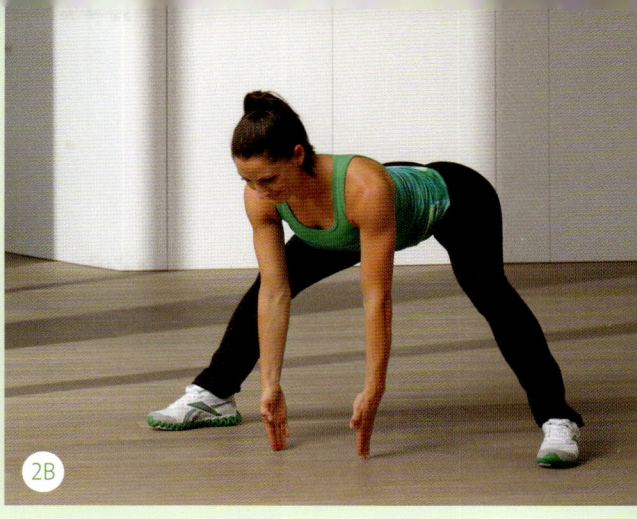

2B

STUFE 2A In der Ausgangsposition strecken Sie jetzt die Arme seitlich auf Schulterhöhe aus. Die Handflächen zeigen nach vorn.

2B Führen Sie die Arme beim Absenken des Oberkörpers auf Schulterbreite zusammen, sodass die Fingerspitzen zum Boden zeigen. Senken Sie den Oberkörper so weit ab, dass der Rücken noch gestreckt bleibt.

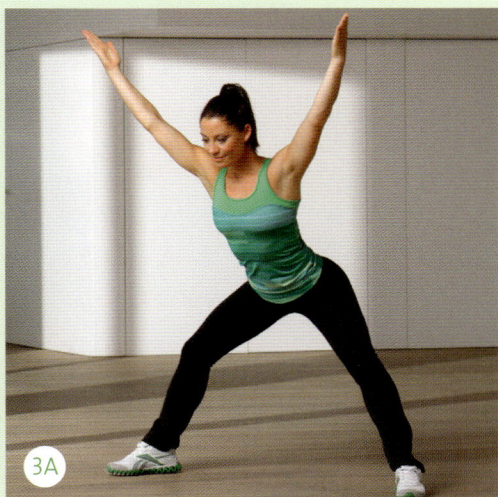

3A

STUFE 3A In der Ausgangsposition strecken Sie die Arme nun nach oben zum V aus. Die Daumen zeigen nach oben, die Schultern ziehen von den Ohren weg.

3B Führen Sie die Arme beim Absenken auf Schulterbreite zusammen, und halten Sie sie nach vorne gestreckt in der Luft. Achten Sie darauf, dass die Schultern tief und nach hinten gezogen bleiben. Das Brustbein heben.

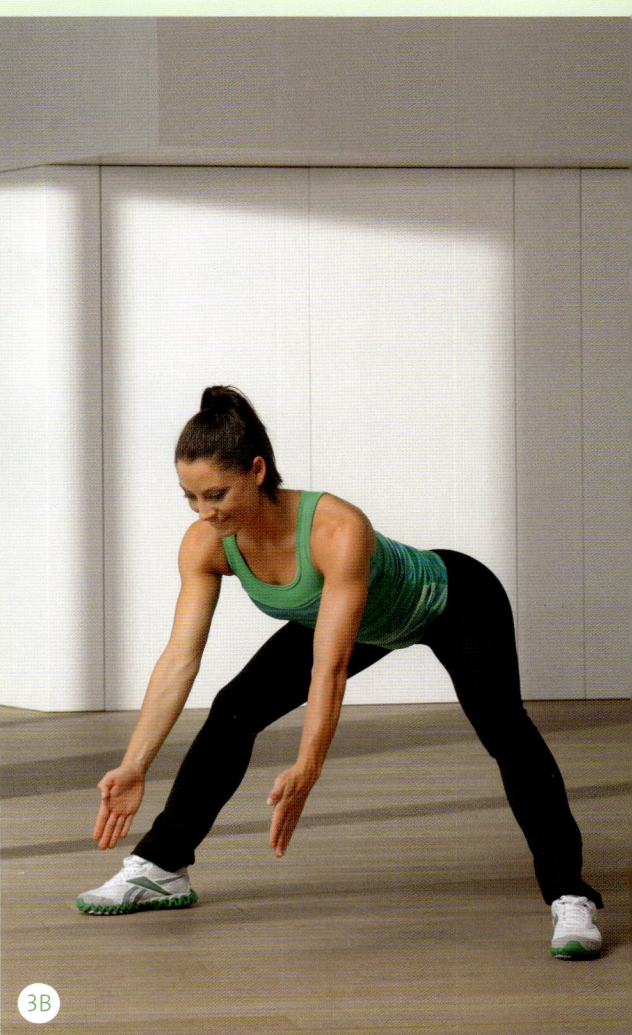

3B

X-Lift

Diese Rückenübung schult zugleich die Überkreuzkoordination. Die Handflächen werden bewusst zum Boden ausgerichtet, um gezielter Muskeln im mittleren Bereich des Rückens anzusteuern – für eine stabile Wirbelsäule und eine aufrechte Haltung.

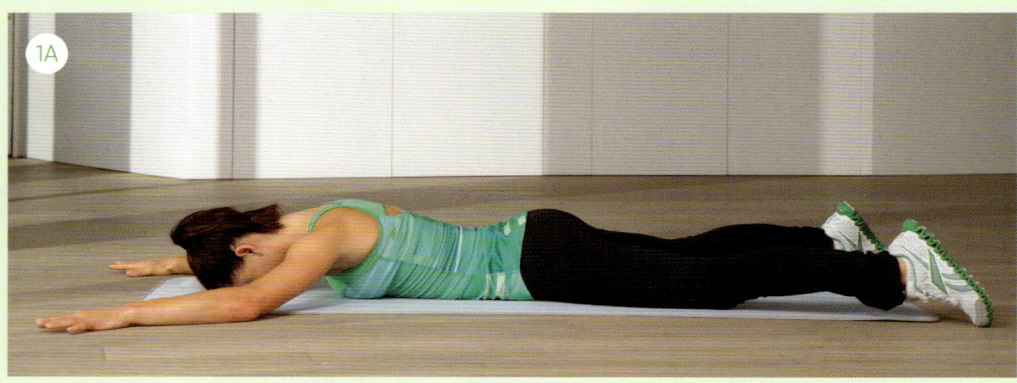

STUFE 1A Legen Sie sich auf den Bauch, spannen Sie den Po an, und drücken Sie das Schambein in die Matte. Die Arme liegen neben dem Kopf, den Sie leicht über dem Boden halten. Die Handflächen zeigen zum Boden, die Beine sind gestreckt.

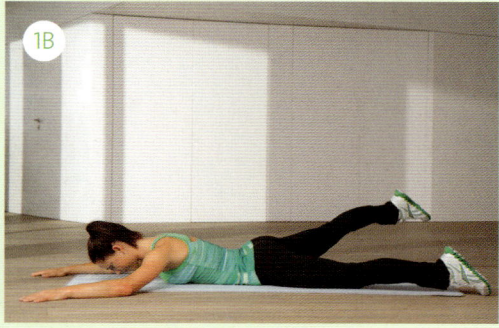

1B Heben Sie nun das rechte Bein so weit an, dass beide Beckenknochen noch am Boden bleiben.

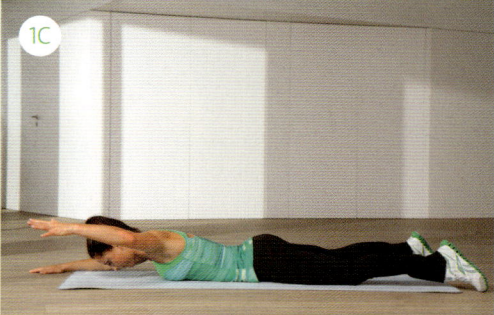

1C Legen Sie das Bein wieder ab, und heben Sie dann den linken Arm so weit wie möglich an und wieder ab. Anschließend heben Sie das linke Bein, dann den rechten Arm.

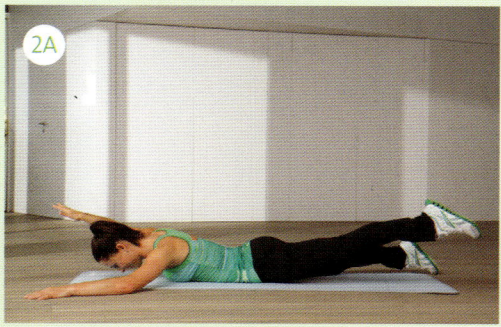 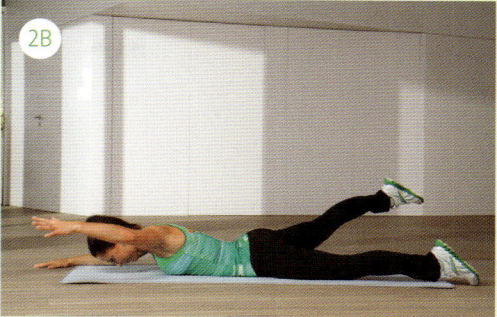

STUFE 2 Heben Sie den rechten Arm und das linke Bein jetzt gleichzeitig an. Legen Sie beides wieder ab, und heben Sie dann den linken Arm und das rechte Bein zusammen an.

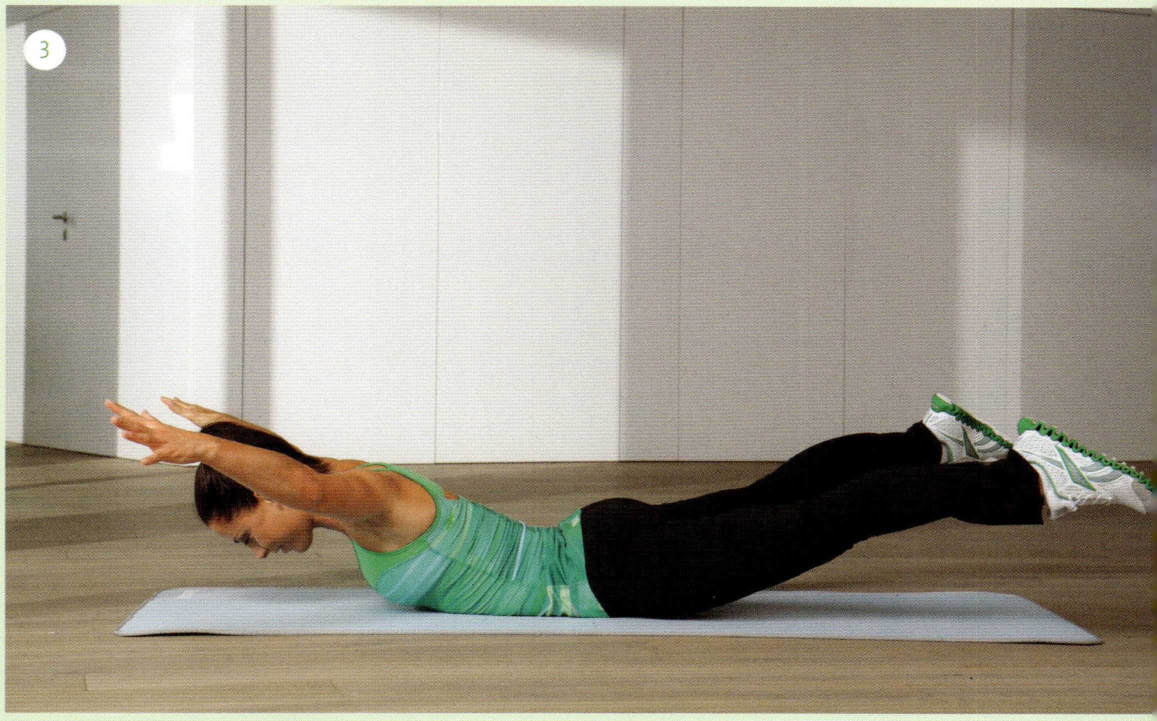

STUFE 3 Heben Sie beide Arme und beide Beine gleichzeitig an. Halten Sie diese Position kurz. Senken Sie dann beide Arme und Beine wieder ab, ohne sie abzulegen.

Arme

Trizeps Press

Sagen Sie »Winkearmen« Goodbye! Das ist die ultimative Übung zum Straffen des Trizeps. Kämpfen Sie sich durch!

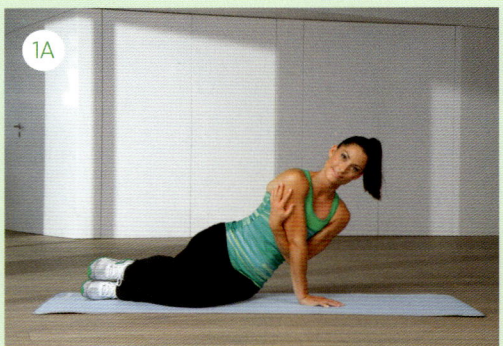
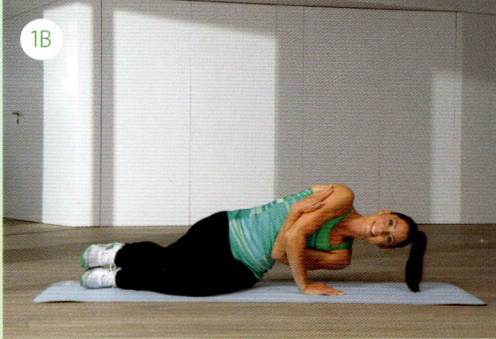

STUFE 1A Legen Sie sich auf die linke Seite, und winkeln Sie Ihre Unterschenkel nach hinten an. Legen Sie die rechte Hand vor dem Körper ab, und stützen Sie Ihren Oberkörper mit dem gestreckten rechten Arm ab. Greifen Sie mit der linken Hand unter dem rechten Arm zum rechten Trizeps.

1B Beugen Sie den rechten Arm, und senken Sie den Oberkörper so weit wie möglich ab, ohne ihn abzulegen. Drücken Sie die Schulter dabei vom Nacken weg, der Kopf bleibt in Verlängerung zur Wirbelsäule. Halten Sie diese Position kurz, und richten Sie den Oberkörper dann wieder auf. Führen Sie zunächst alle Wiederholungen mit dem rechten Arm aus, und wechseln Sie dann die Seite.

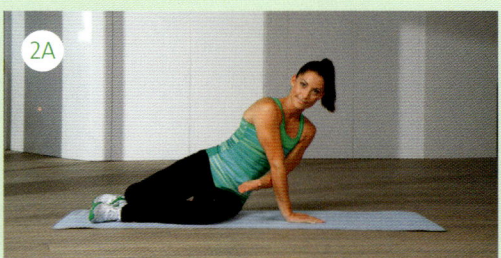
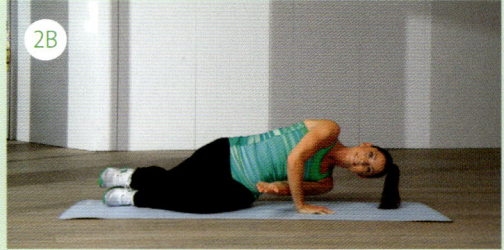

STUFE 2 Strecken Sie jetzt während der ganzen Übung den linken Arm unter dem rechten Arm nach vorne aus.

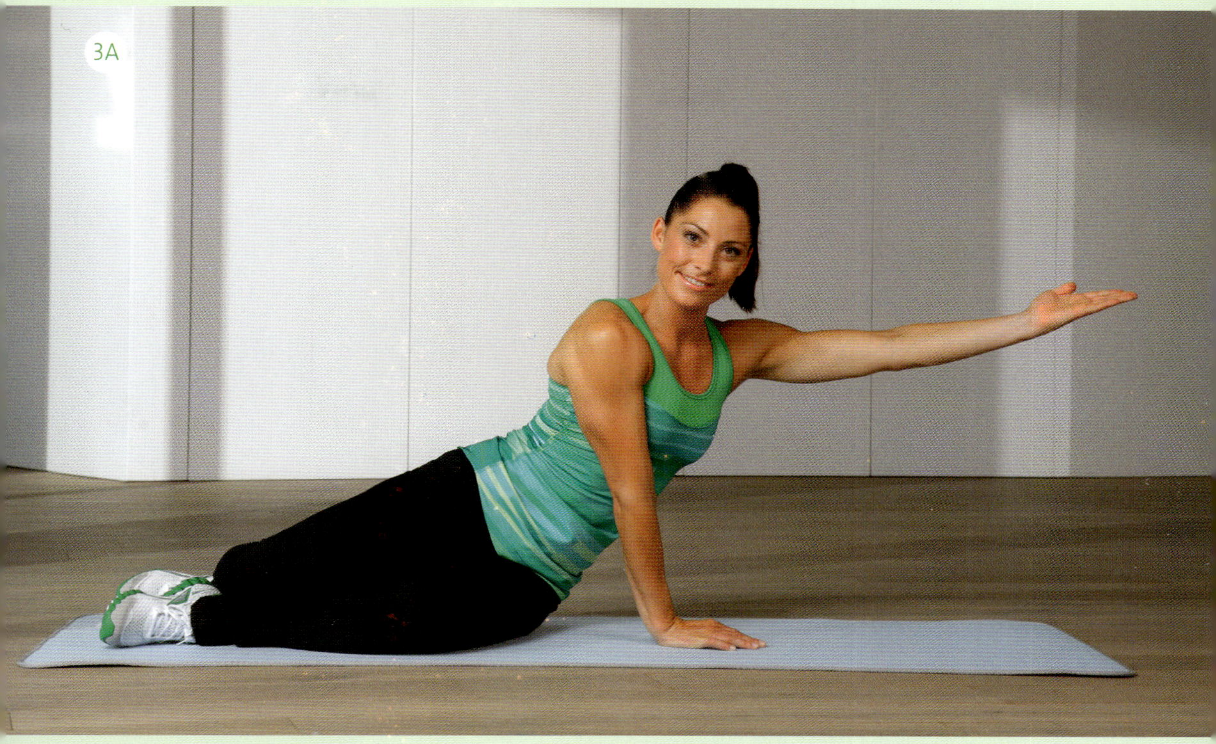

3A

STUFE 3 Strecken Sie jetzt während der ganzen Übung den linken Arm nach oben aus.

3B

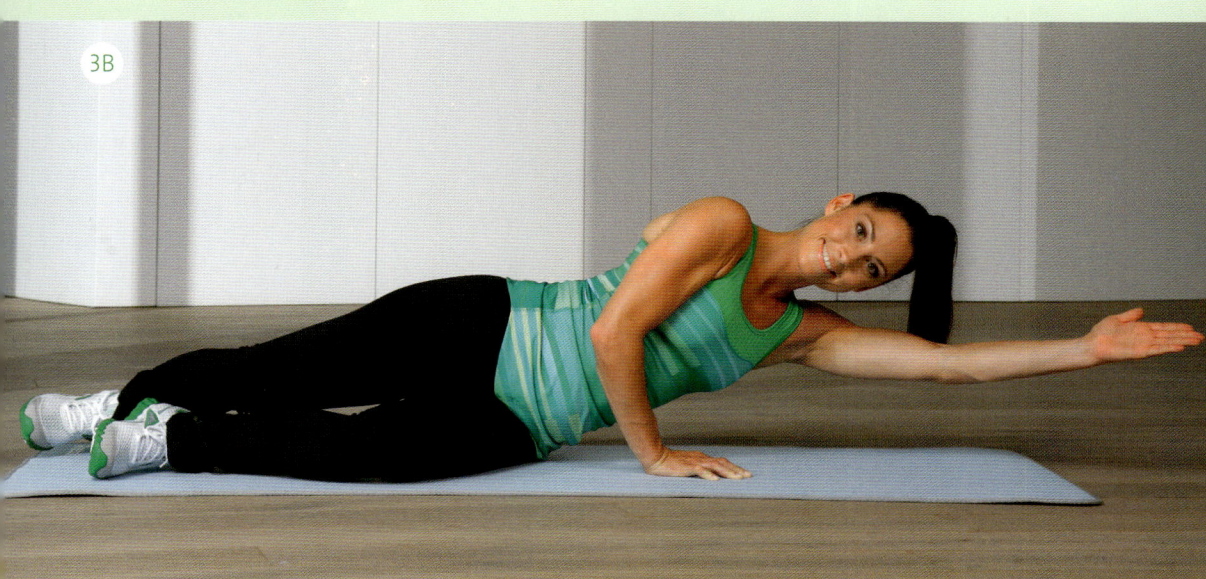

Trizeps Push

Bei dieser Übung für den Armstrecker sollten Sie gut die Spannung in den Armen halten, das heißt den Arm aktiv komplett durchstrecken.

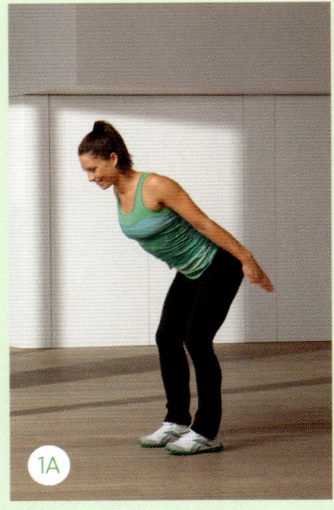

1A

STUFE 1A Nehmen Sie einen hüftbreiten Stand ein. Gehen Sie leicht in die Knie, senken Sie den Po ab, und lehnen Sie den Oberkörper nach vorne. Halten Sie die gestreckten Arme nah am Körper. Die Daumen zeigen zum Boden, und der Bauch ist angespannt.

1B Heben Sie nun den linken Arm so weit wie möglich nach hinten an. Die Schultern bleiben dabei tief. Kommen Sie zurück in Position A, und wiederholen Sie den Bewegungsablauf mit dem rechten Arm.

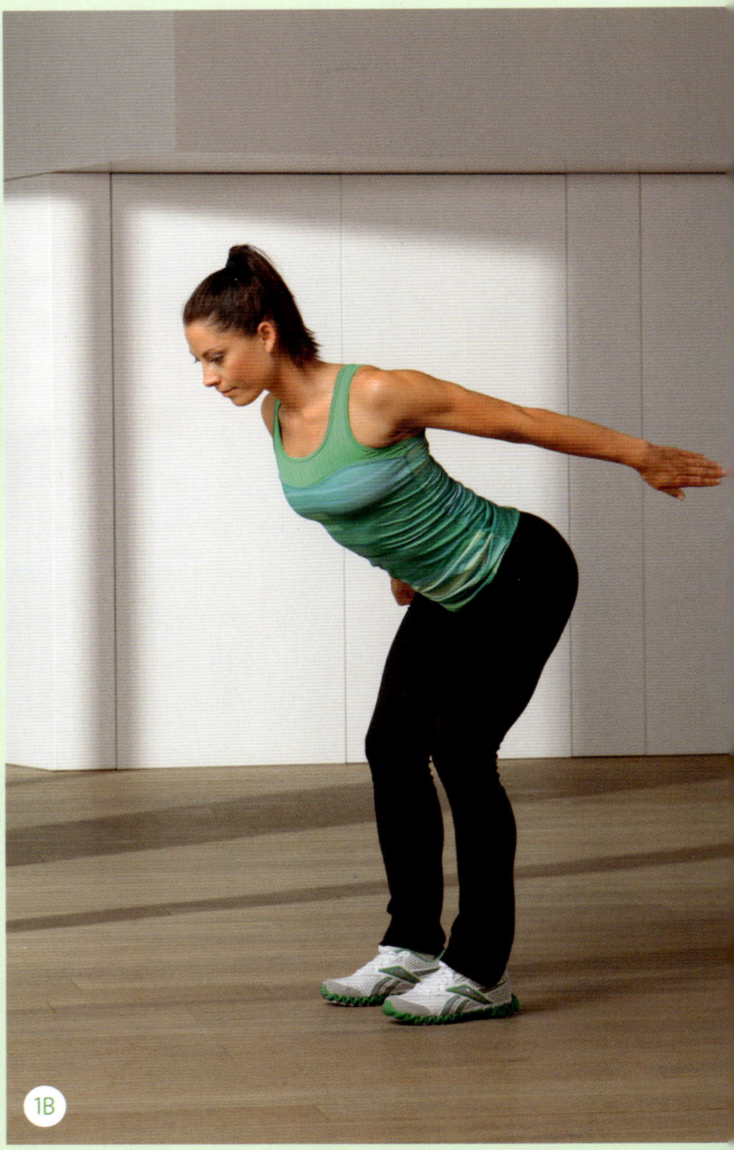

1B

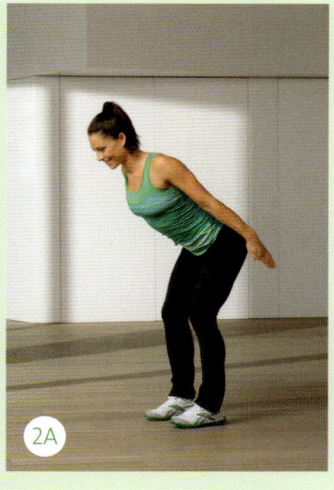

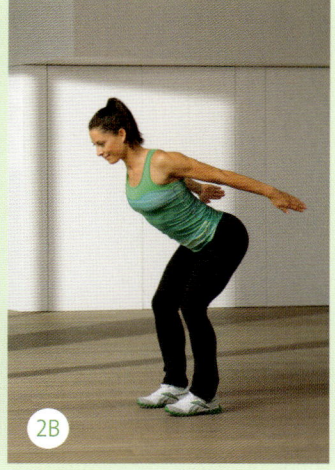

STUFE 2 Heben Sie jetzt beide Arme gleichzeitig so weit wie möglich nach oben an, ohne die Schultern zu den Ohren zu ziehen.

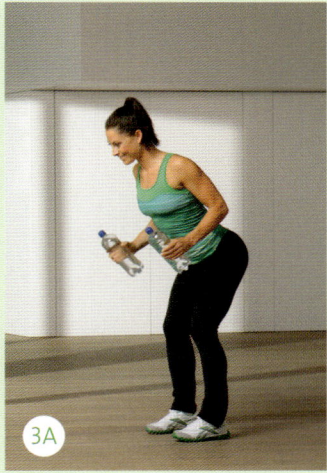

STUFE 3 Halten Sie nun zwei gefüllte Wasserflaschen in den Händen. In der Ausgangsposition winkeln Sie die Arme zusätzlich nach vorne an, sodass Unter- und Oberarm einen rechten Winkel bilden. Dann die Arme ganz durchstrecken. Achten Sie darauf, dass die Handgelenke gerade bleiben, die Hände in Verlängerung zum Unterarm.

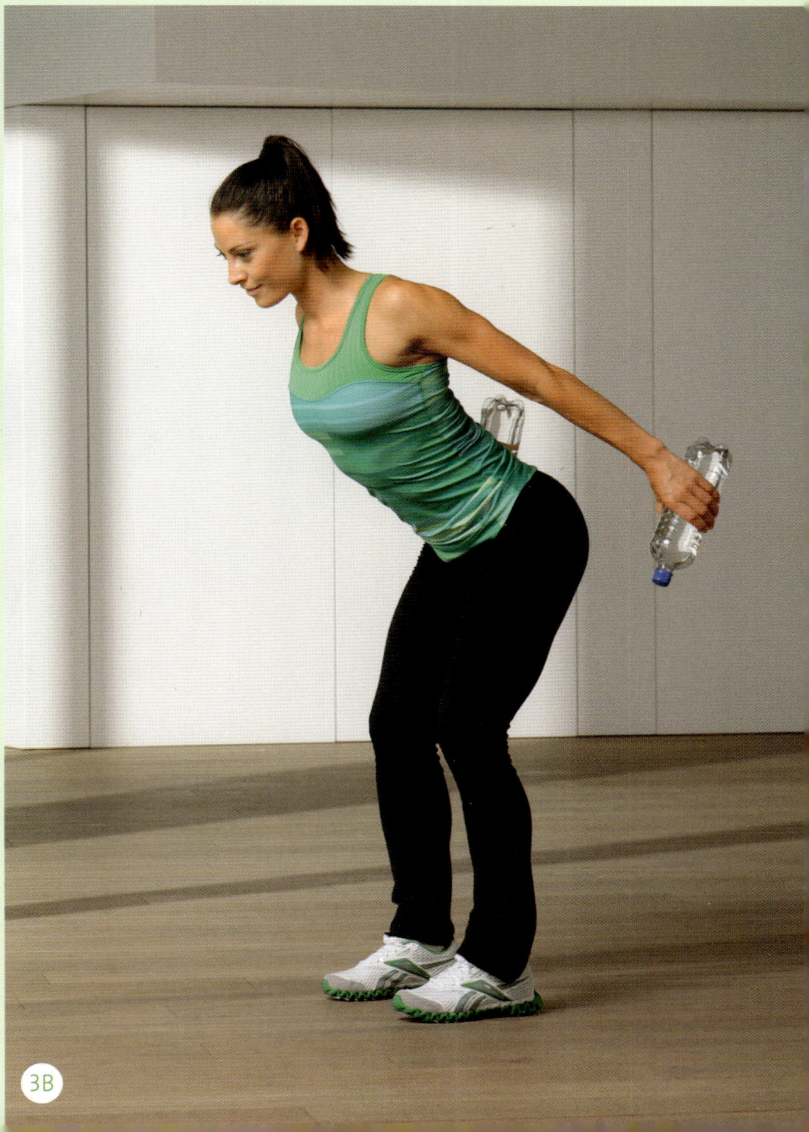

Bizeps Press

Bei dieser Übung für den Armbeuger sollten Sie gezielt mit Druck und Gegendruck arbeiten und nicht schummeln. Für formschöne Arme.

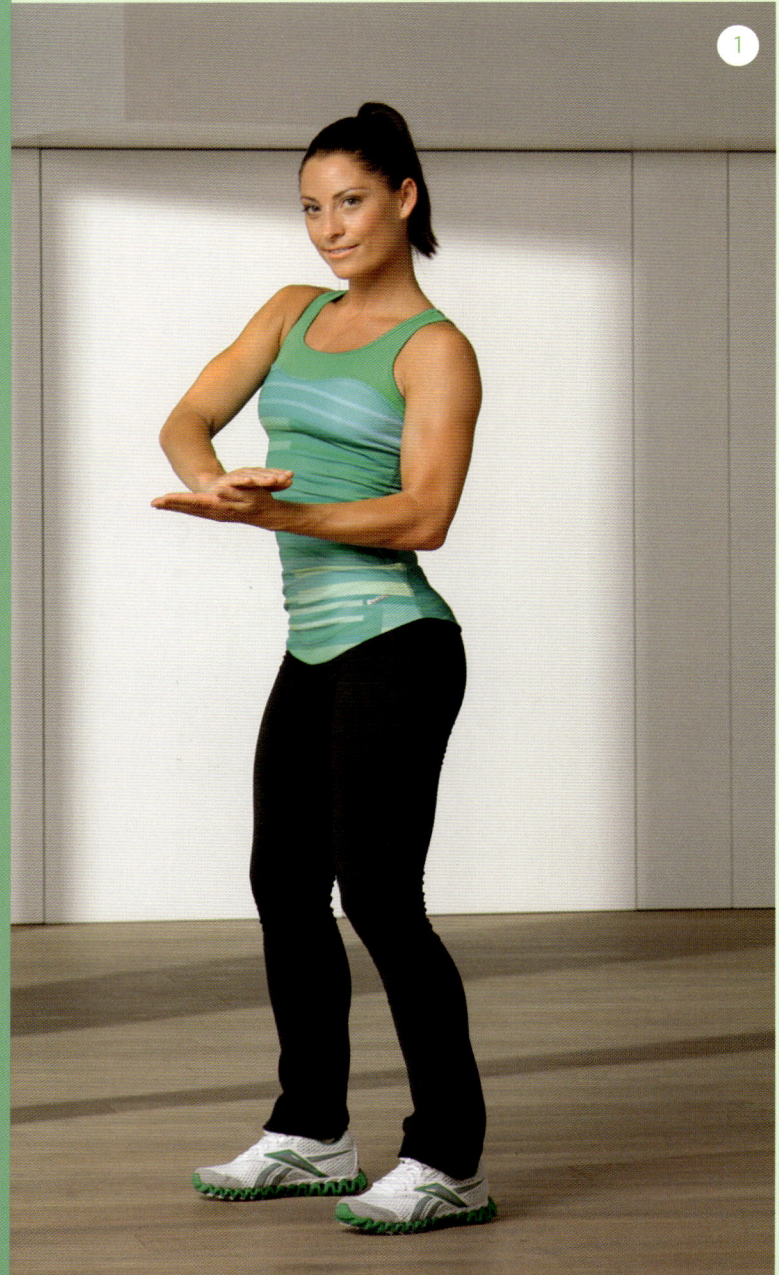

1

STUFE 1 Nehmen Sie eine hüftbreite Standposition ein. Halten Sie den linken Arm im rechten Winkel neben dem Körper, die Handfläche zeigt nach oben. Legen Sie die rechte Hand auf die linke, der rechte Ellbogen zeigt dabei nach außen. Drücken Sie jetzt, so fest Sie können, mit der rechten Hand auf die linke, und erwidern Sie diesen Druck mit der linken Hand. Halten Sie die Spannung, während Sie den Arm komplett beugen und die linke Hand zur Schulter bewegen und danach den Arm wieder strecken. Führen Sie zunächst alle Wiederholungen mit einem Arm aus, und wechseln Sie dann die Seite.

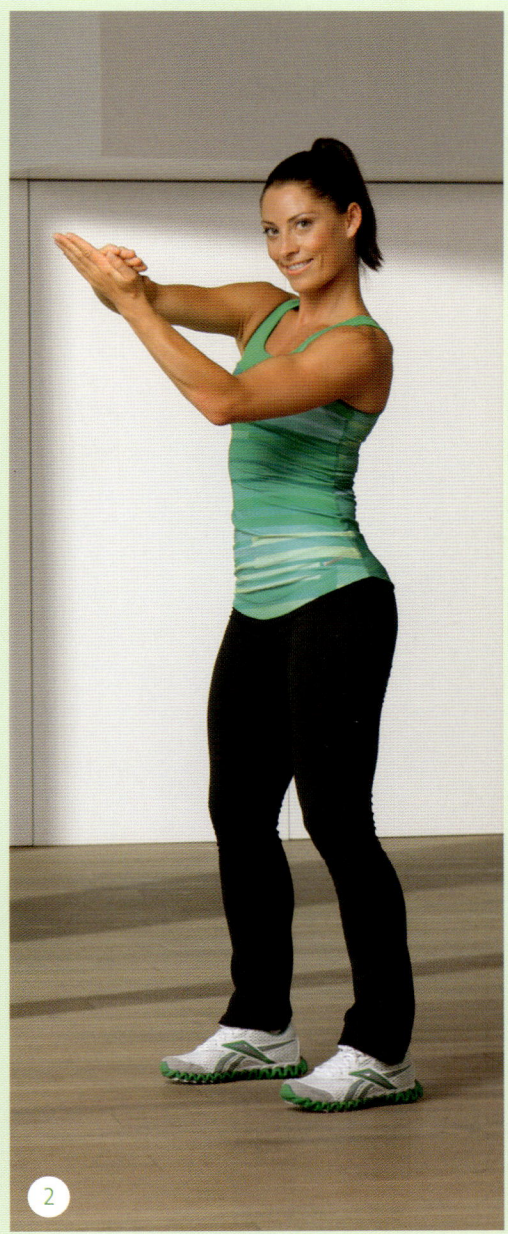

2

STUFE 2 Strecken Sie nun den Arm nach vorne aus, und bewegen Sie ihn nach oben, bis sich die Hände auf Höhe der Schultern befinden. Dann den Arm unter Spannung zurückführen zur Ausgangsposition.

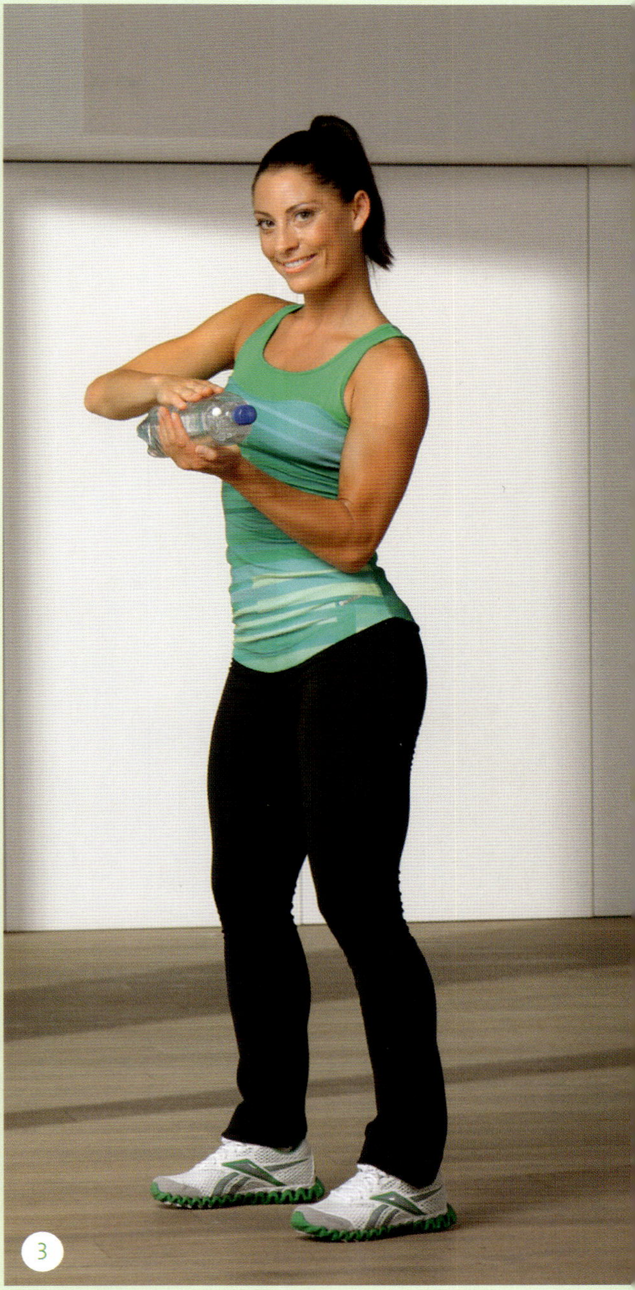

3

STUFE 3 Führen Sie die Übung wie in Stufe 1 aus, aber halten Sie zusätzlich eine Wasserflasche zwischen den Händen.

Brust
Push-up

Der Liegestütz ist eine der effektivsten Ganzkörperübungen.
Übung macht den Meister.

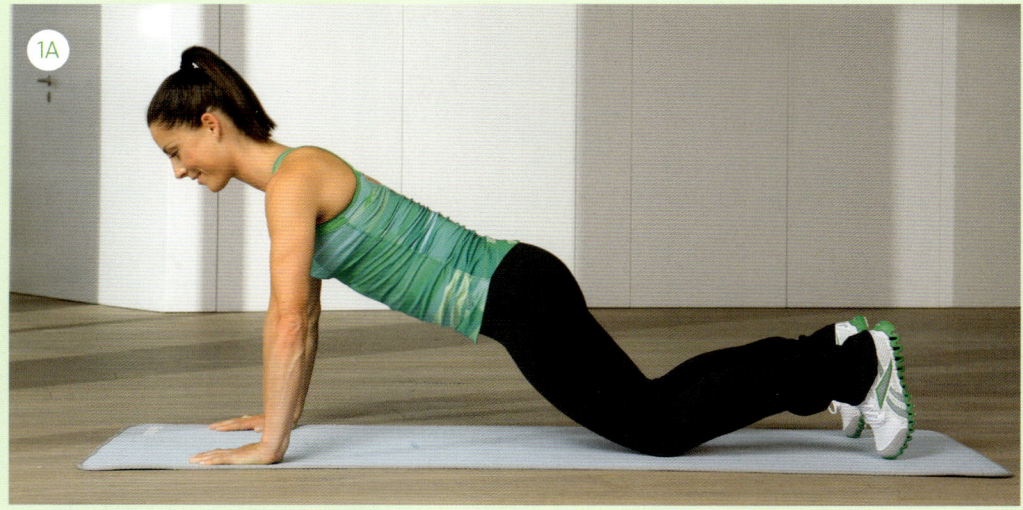

STUFE 1A Kommen Sie auf die Knie, und gehen Sie mit den Händen so weit nach vorne, bis diese sich unter den Schultern befinden. Spannen Sie die Bauchmuskulatur an, und richten Sie den Blick zum Boden. Das Gesäß bleibt tiefer als der Kopf, doch passen Sie auf, dass Sie nicht ins Hohlkreuz fallen.

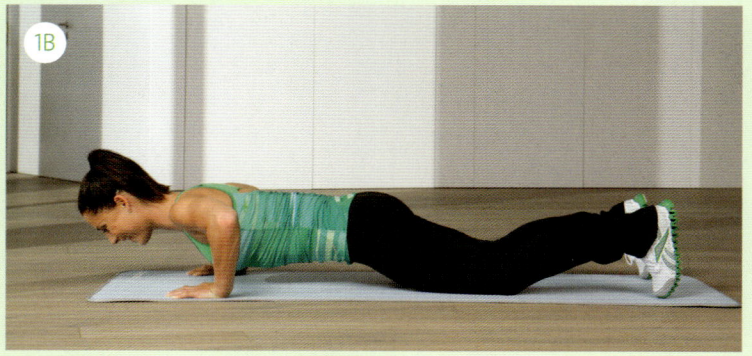

1B Beugen Sie die Arme, und senken Sie den Oberkörper so weit wie möglich ab. Die Ellbogen zeigen dabei nach außen. Halten Sie diese Position kurz, und drücken Sie den Oberkörper dann wieder nach oben.

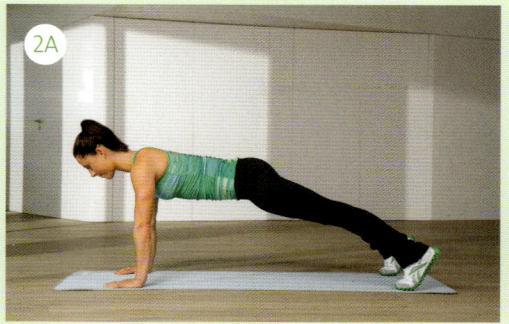
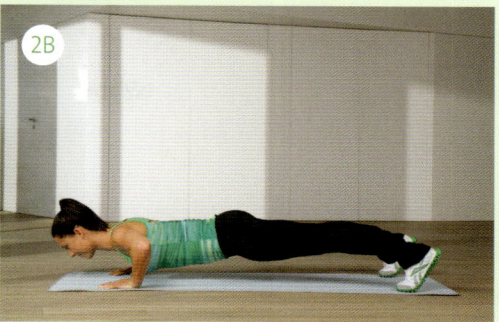

STUFE 2 Statt die Knie auf dem Boden abzulegen, führen Sie die Übung nun mit gestreckten Beinen aus. Stellen Sie die Zehen auf dem Boden ab, und halten Sie den Körper gestreckt in der Luft.

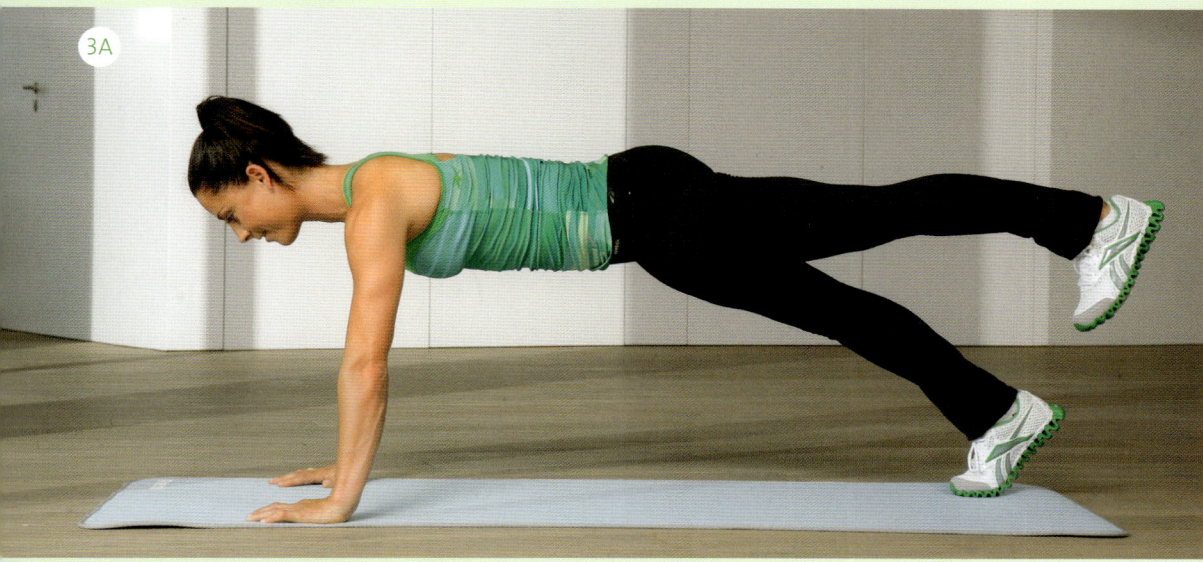

STUFE 3 Im Unterschied zu Stufe 2 heben Sie jetzt während der ganzen Übung das linke Bein bis auf Höhe des Pos an. Führen Sie mit beiden Beinen gleich viele Wiederholungen aus.

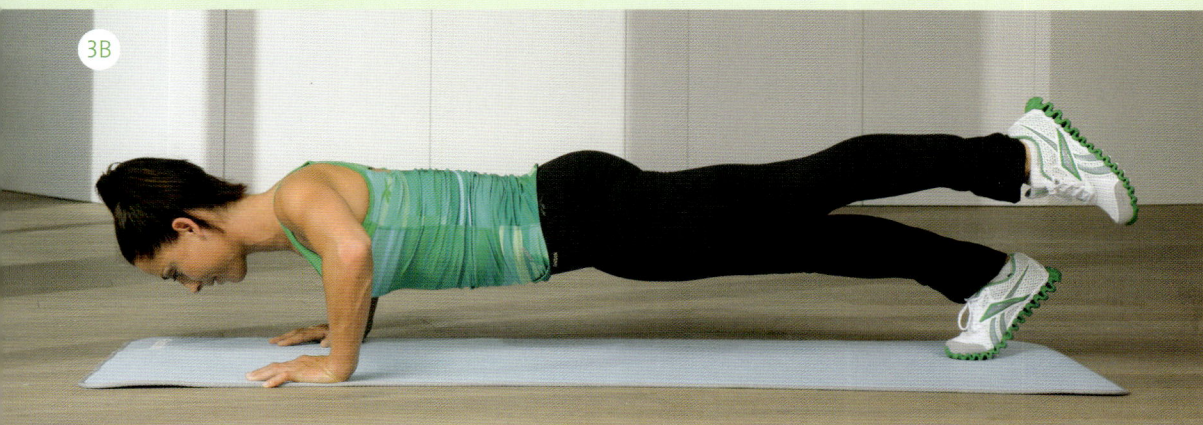

Bauch

Classic Crunch

Diese Übung trainiert die gerade Bauchmuskulatur.

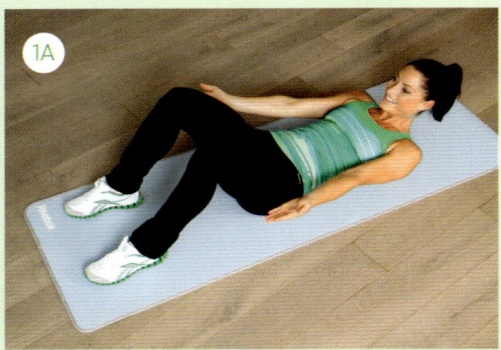

STUFE 1A Legen Sie sich auf den Rücken, und stellen Sie die Füße auf. Halten Sie die gestreckten Arme neben dem Körper in der Luft, die Handflächen zeigen zur Decke. Heben Sie Kopf und Schultern an, und schauen Sie über die Knie zur Decke.

1B Spannen Sie die Bauchmuskulatur an, und heben Sie die Schultern und den oberen Rücken so weit wie möglich an. Führen Sie die Hände dabei in Richtung der Füße, und drücken Sie den unteren Rücken fest in die Matte. Halten Sie diese Position kurz, und kommen Sie zurück in die Ausgangsposition. Kopf und Schultern bleiben die ganze Zeit weg vom Boden.

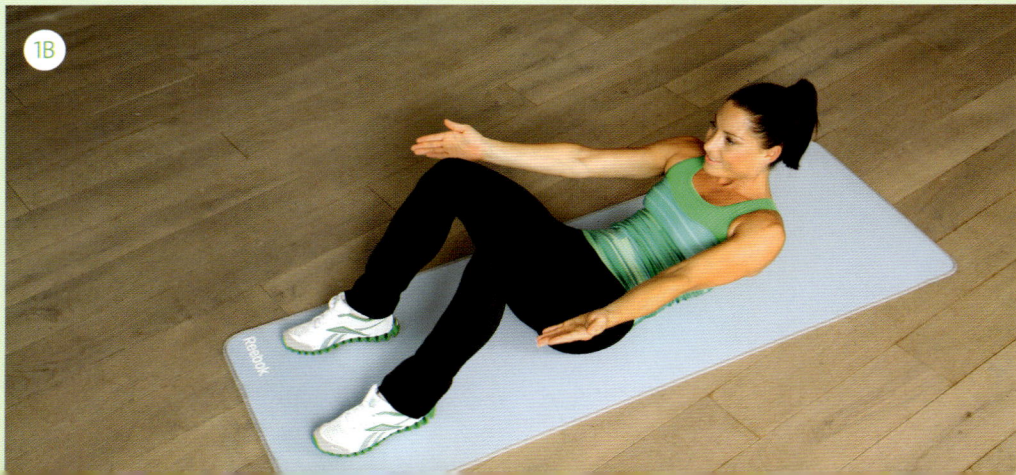

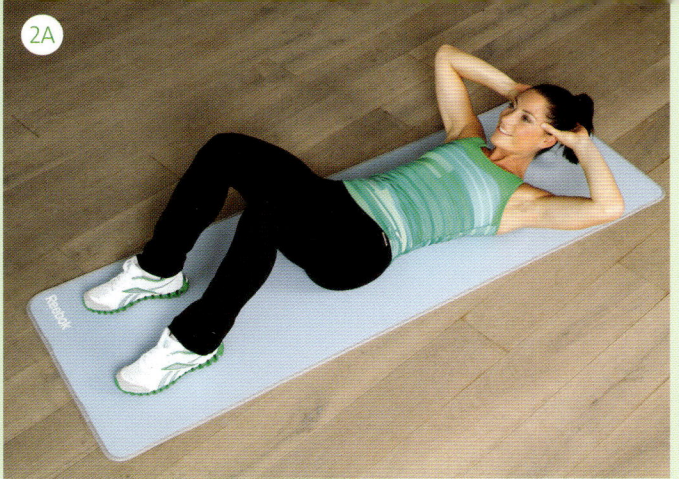

STUFE 2 Legen Sie jetzt während der ganzen Übung die Handflächen an den Hinterkopf, und halten Sie die Daumen über den Ohren. Die Ellbogen zeigen dabei nach außen.

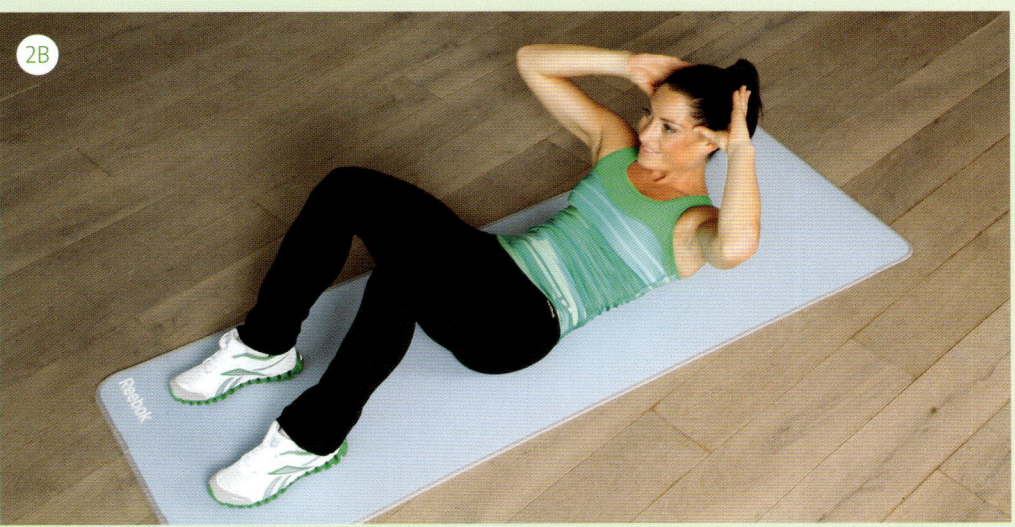

STUFE 3 Strecken Sie nun während der ganzen Übung die Arme hinten aus, und legen Sie die Handflächen ineinander.

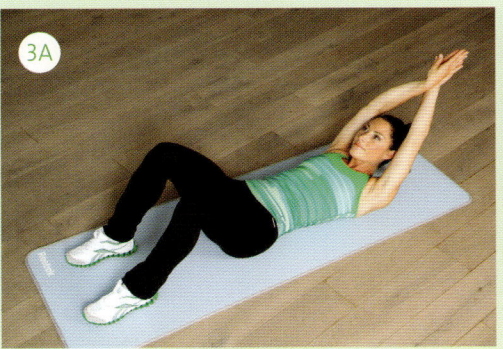

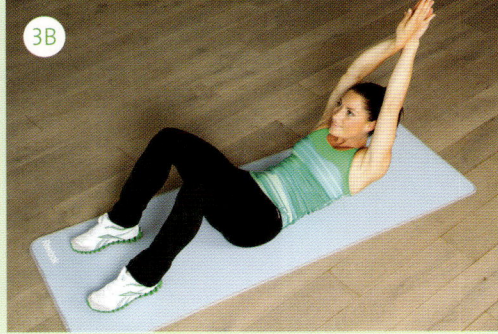

Fighter

Wie ein Kickboxer ziehen Sie das Knie nach oben und spannen den Bauch, als wollten Sie Schlägen standhalten.

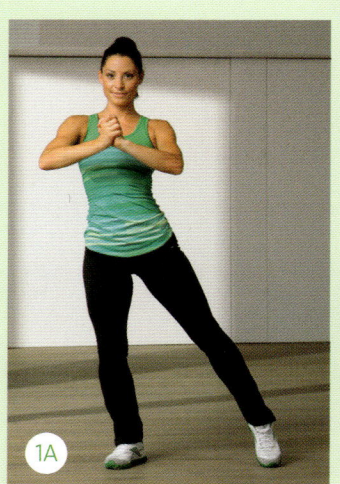

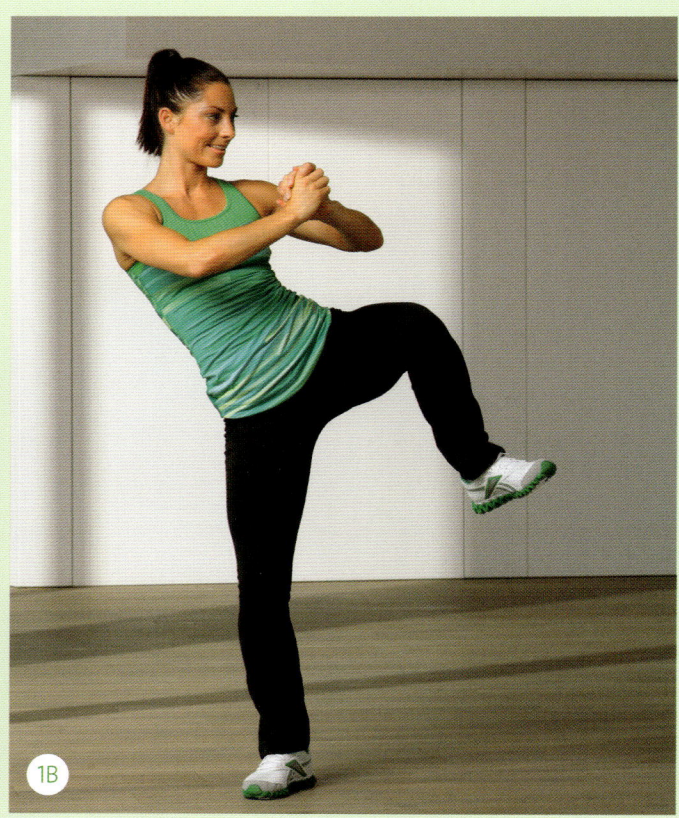

STUFE 1A Nehmen Sie eine hüftbreite Standposition ein. Verschränken Sie die Hände auf Brusthöhe ineinander, die Ellbogen zeigen zur Seite. Verlagern Sie das Gewicht auf den rechten Fuß, strecken Sie das linke Bein zur Seite aus, und setzen Sie nur die Fußspitze auf dem Boden auf.

1B Spannen Sie die Bauchmuskulatur an, und heben Sie jetzt das linke Knie bis auf Hüfthöhe. Ziehen Sie dabei die Zehen des linken Fußes an. Drehen Sie zeitgleich den Oberkörper zum linken Knie. Halten Sie diese Position kurz, und setzen Sie die Fußspitze dann wieder kurz ab. Wiederholen Sie nach Übungsende den Ablauf mit dem rechten Bein. Führen Sie auf beiden Seiten gleich viele Wiederholungen aus.

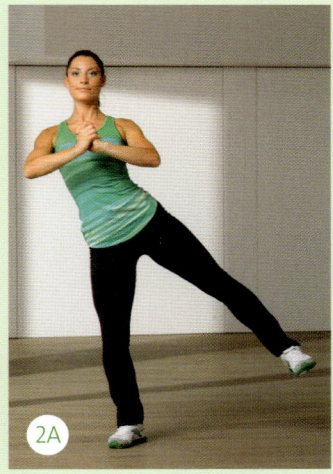

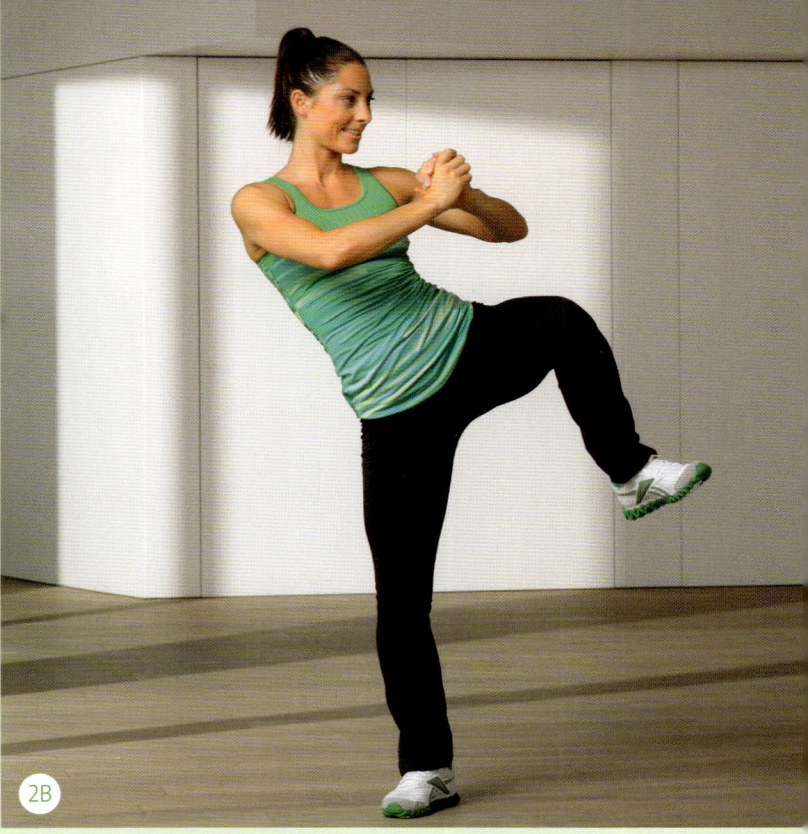

STUFE 2 Heben Sie in der Ausgangsposition das linke Bein vom Boden ab, und halten Sie es gestreckt in der Luft.

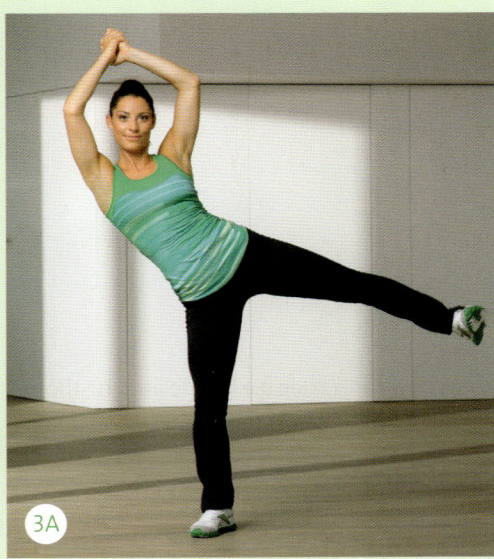

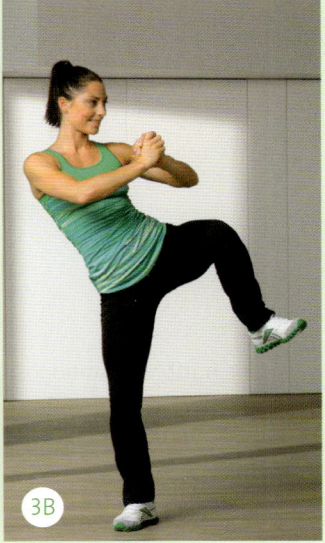

STUFE 3 Halten Sie jetzt in der Ausgangsposition das gestreckte linke Bein so hoch wie möglich über dem Boden. Lehnen Sie sich leicht auf die rechte Seite, und verschränken Sie die Hände über dem Kopf.

Krabben-Crunch

Diese Ganzkörperübung zielt vor allem auf die seitliche Bauch- und Rumpfmuskulatur.

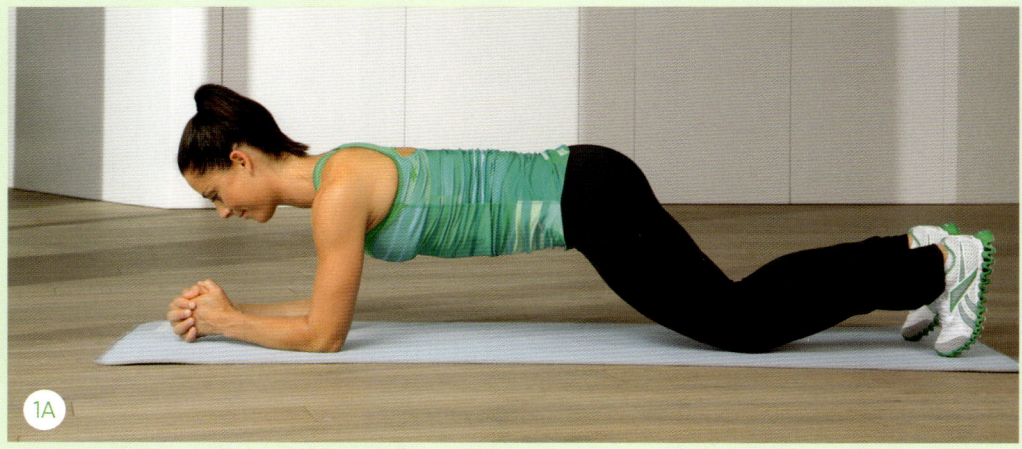

1A

STUFE 1 A Gehen Sie in den Unterarmstütz, und legen Sie die Knie auf dem Boden auf, die Zehen sind aufgestellt. Die Ellbogen befinden sich unter den Schultern. Richten Sie den Blick zum Boden, und verschränken Sie die Hände. Spannen Sie die Bauchmuskulatur die gesamte Zeit über an.

1B Ziehen Sie jetzt das linke Knie über die Seite in Richtung der linken Schulter. Strecken Sie das linke Bein wieder, und setzen Sie es ab. Wiederholen Sie den Bewegungsablauf mit dem rechten Bein.

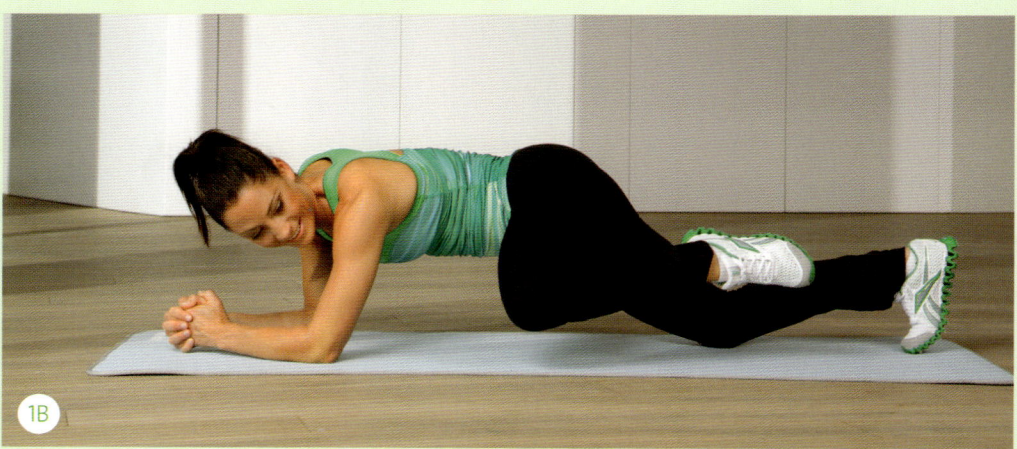

1B

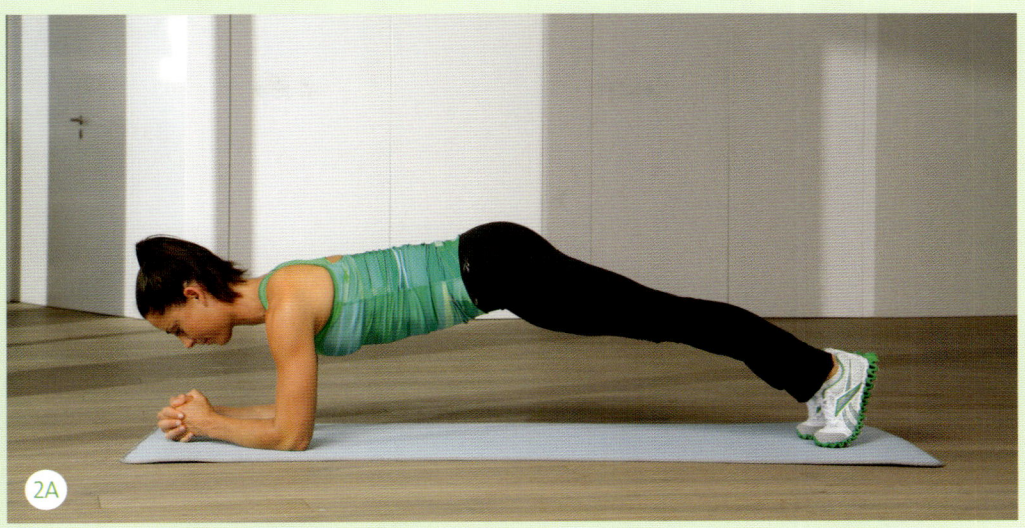

STUFE 2 Führen Sie die Übung im Unterarmstütz aus, das passive Bein bleibt nun gestreckt. Führen Sie abwechselnd eine Wiederholung mit dem linken und mit dem rechten Bein aus.

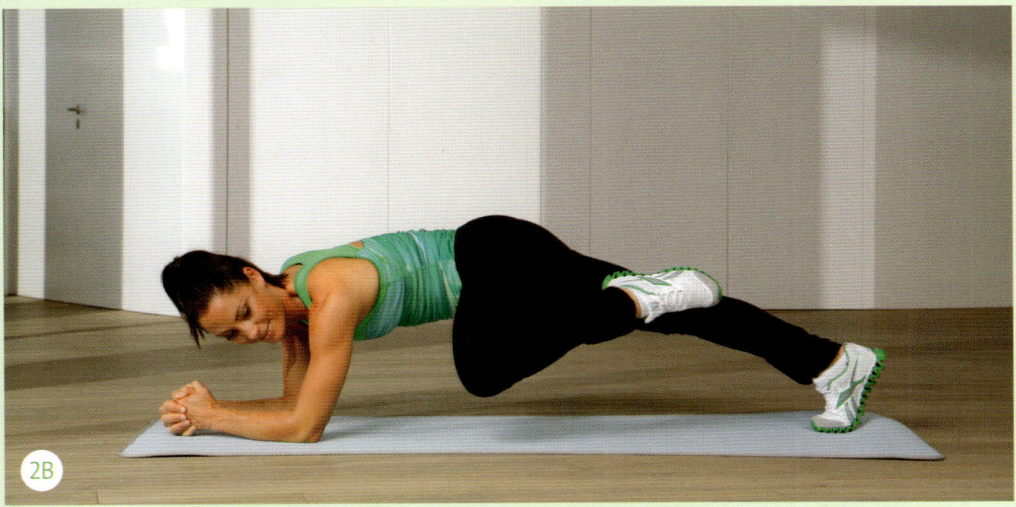

STUFE 3 Führen Sie die Übung wie in Stufe 2 aus, absolvieren Sie aber zuerst alle vorgegebenen Wiederholungen mit einem Bein, das aktive Bein bleibt dabei in der Luft. Wechseln Sie erst dann die Seite.

Käfer-Crunch

Bei dieser Bewegung sehen Sie aus wie ein Käfer, der auf dem Rücken liegt. Eine Übung für die gerade Bauchmuskulatur sowie die tieferen Schichten der Bauchmuskulatur.

STUFE 1A Legen Sie sich auf den Rücken. Halten Sie die Beine angewinkelt in der Luft, und nehmen Sie die angewinkelten Arme vor das Gesicht. Ballen Sie die Hände zu Fäusten. Kopf und Schultern sind vom Boden abgehoben. Drücken Sie die Bauchwand fest nach unten, sodass der untere Rücken fest am Boden fixiert wird. Wenn Sie das Becken in dieser Phase abheben können, trainieren Sie gezielter den unteren Ansatz der geraden Bauchmuskulatur mit.

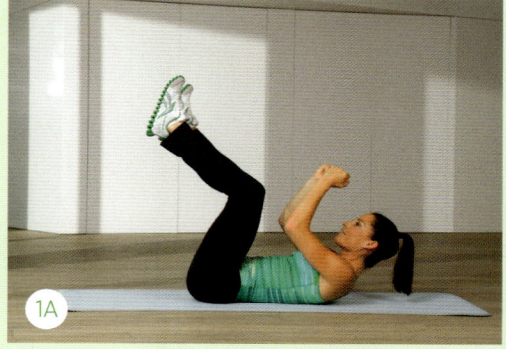

1B Heben Sie den Po an. Führen Sie die Knie und Arme zueinander, ziehen Sie die Bauchmuskulatur zusammen, und heben Sie gleichzeitig den oberen Rücken so weit wie möglich an. Kommen Sie dann zurück in Position A. Kopf und Schultern bleiben die ganze Zeit weg vom Boden.

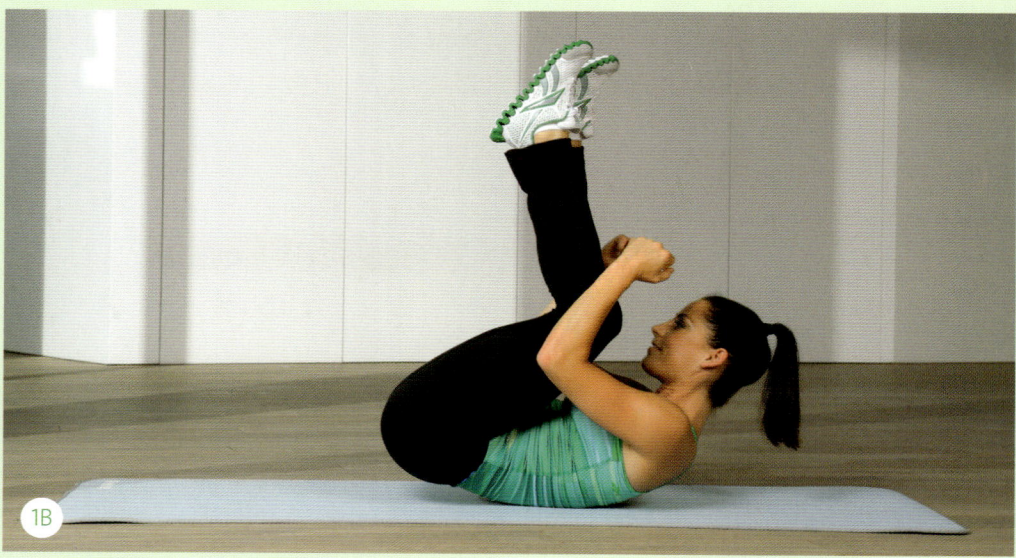

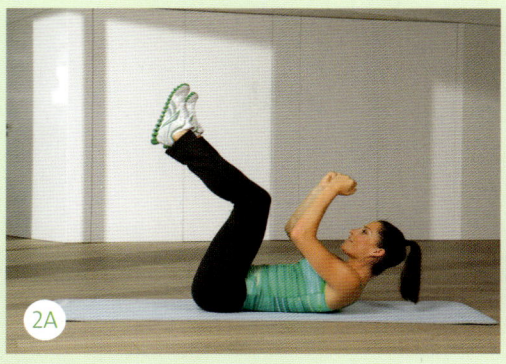 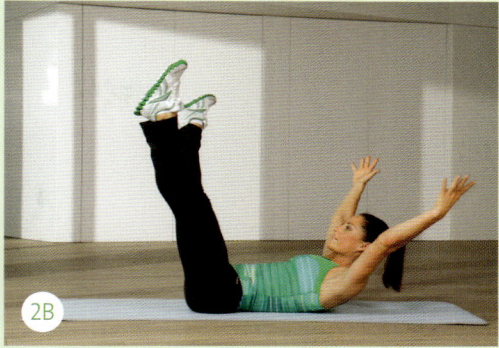

STUFE 2 Strecken Sie Arme und Beine in der aktiven Phase jetzt in V-Haltung nach oben aus.

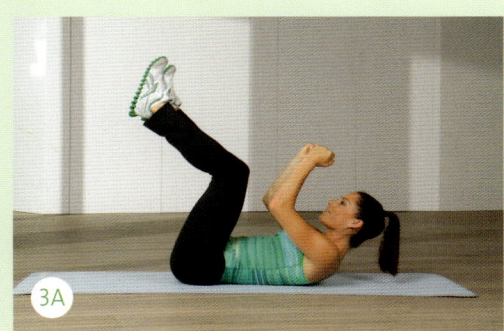

STUFE 3 Strecken Sie im Unterschied zu Phase 2 die Beine nicht nach oben, sondern nah über dem Boden aus. Gehen Sie dabei mit den Armen und Beinen nur so weit nach unten, dass sich der untere Rücken nicht vom Boden löst.

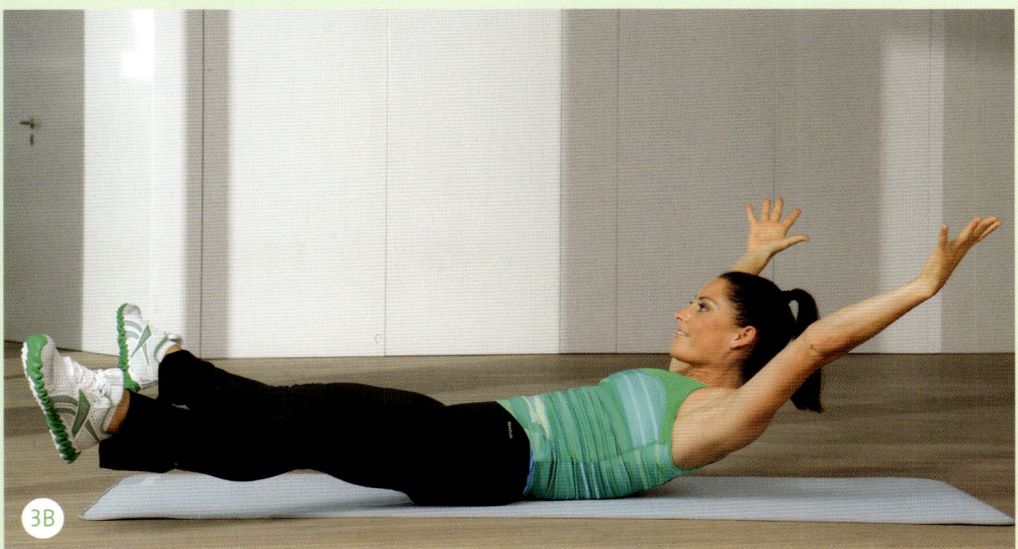

Twist Crunch

Eine tolle Übung zur Straffung der Taille. Achten Sie darauf, dass die obere Gesäßhälfte vom Boden wegbleibt, das heißt, dass Sie das Becken aufrichten.

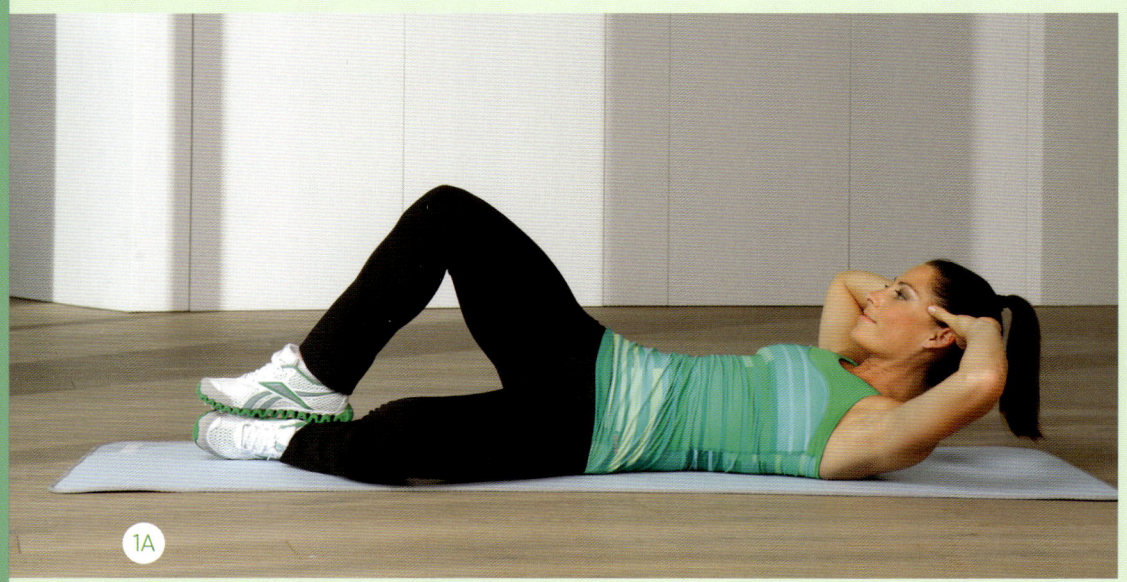

1A

STUFE 1A Begeben Sie sich in Rückenlage, und legen Sie das linke Bein angewinkelt auf dem Boden ab. Stellen Sie den rechten Fuß auf den linken Fußknöchel. Heben Sie die obere Gesäßhälfte vom Boden ab, und drücken Sie den Beckenknochen nach vorne. Führen Sie die Hände an den Hinterkopf, die Daumen liegen oberhalb der Ohren, und die Ellbogen zeigen nach außen. Der Blick geht zur Decke.

1B Spannen Sie die Bauchmuskulatur an, und heben Sie den Oberkörper in Richtung des rechten Knies an. Halten Sie diese Position kurz, und senken Sie den Oberkörper dann wieder, ohne ihn abzulegen. Führen Sie auf beiden Seiten gleich viele Wiederholungen aus.

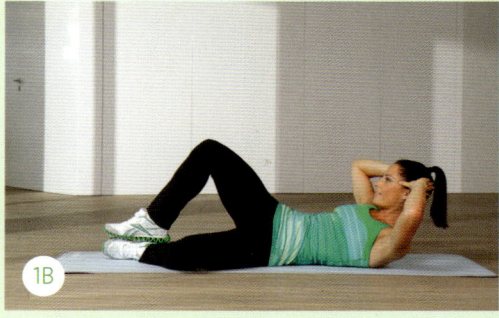

1B

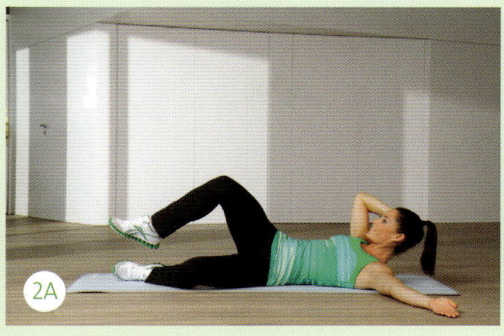 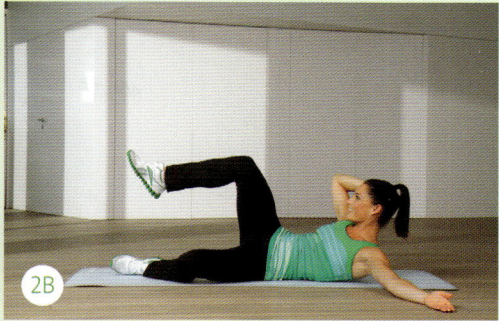

STUFE 2 Legen Sie jetzt in der Ausgangsposition den linken Arm auf Schulterhöhe seitlich auf dem Boden ab. Den rechten Fuß halten Sie über dem linken in der Luft. Der untere Arm dient nur als Balancehilfe. Nicht hochdrücken!

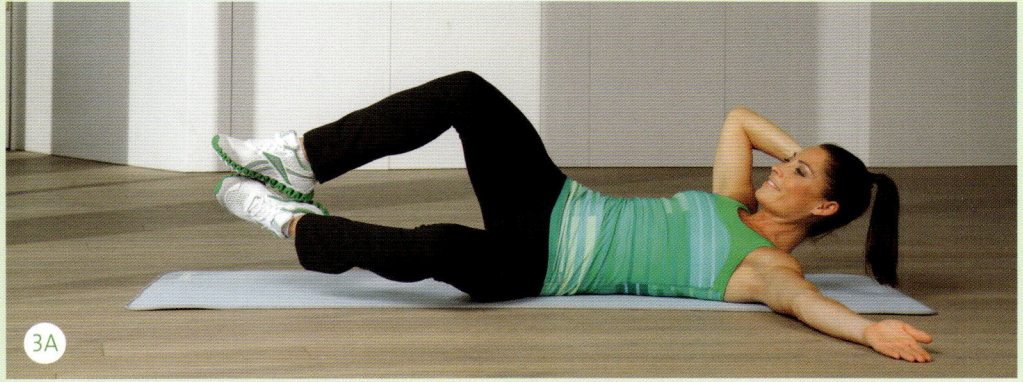

STUFE 3 Halten Sie jetzt im Unterschied zu Stufe 2 beide Beine in der Luft, die Füße liegen aufeinander.

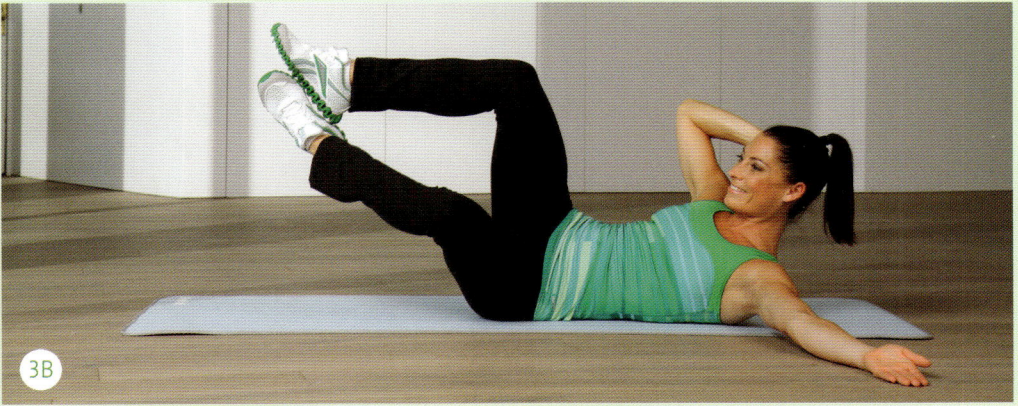

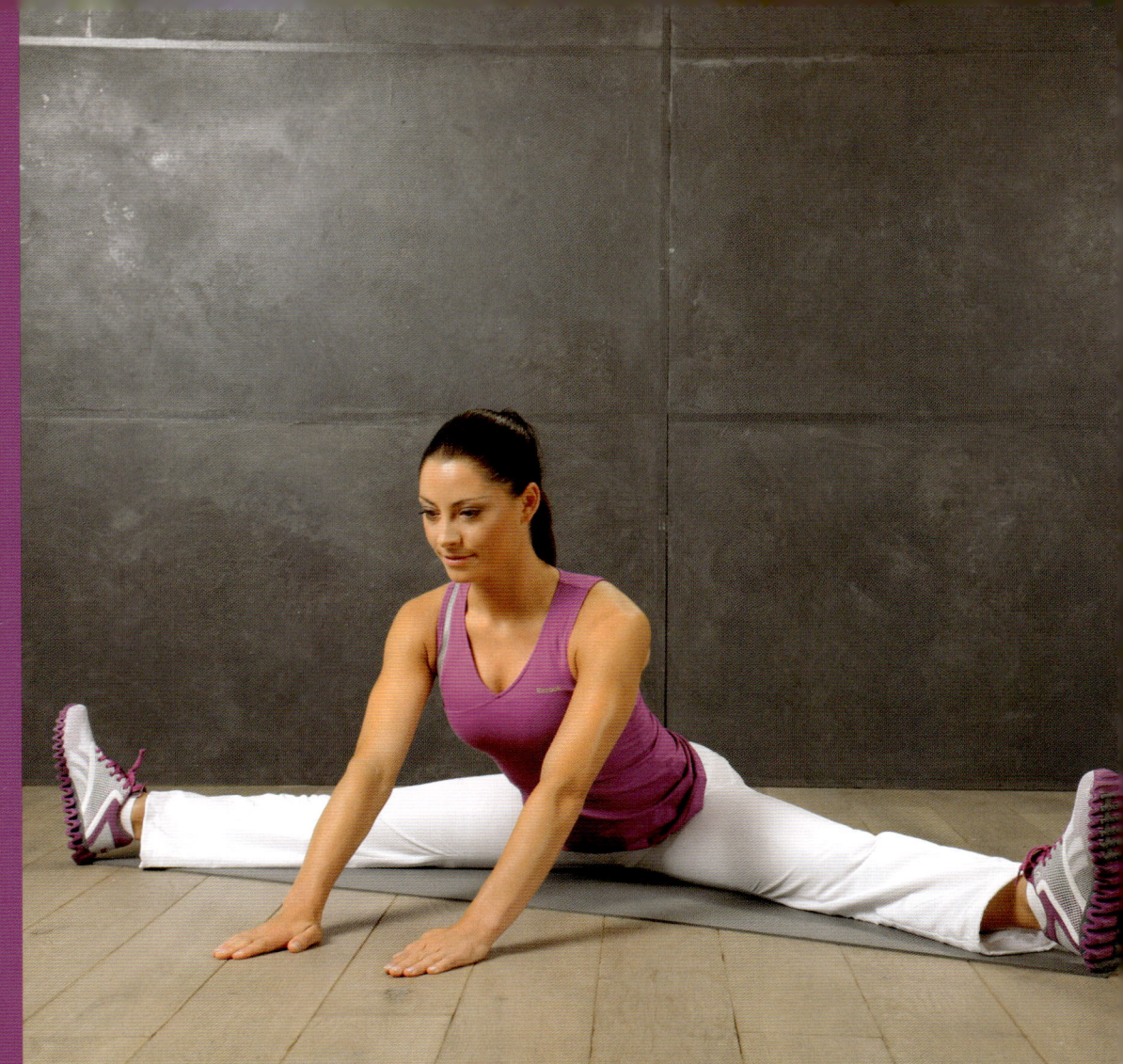

Stretching

Die folgenden Stretchingübungen bilden den Abschluss jedes Workouts. Genießen Sie Ihren Trainingserfolg, indem Sie Ihre müden Muskeln dehnen und sich dabei ganz entspannen.

Boden-Twist

Entspannen Sie alle Gelenke, und spüren Sie die Rotation in der Wirbelsäule. Relax!

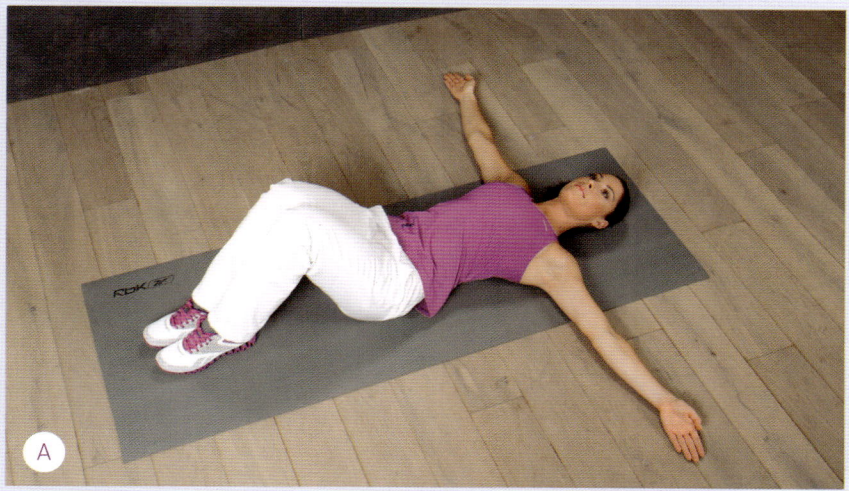

A Legen Sie sich auf den Rücken, und stellen Sie die Füße auf. Strecken Sie die Arme auf dem Boden auf Schulterhöhe seitlich aus.

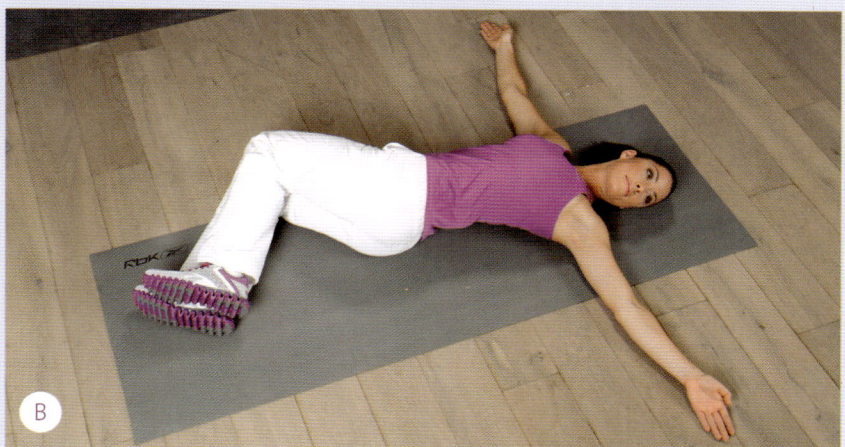

B Führen Sie nun die Knie nach rechts zum Boden, und drehen Sie den Kopf nach links. Atmen Sie tief in den Bauch. Führen Sie dann die Beine auf die linke Seite, und richten Sie den Blick nach rechts.

Leg Stretch

Eine verkürzte Beinbeugemuskulatur kann sich auf andere Bereiche wie etwa den Rücken auswirken. Nehmen Sie sich also Zeit für diese Dehnung der Oberschenkelrückseite.

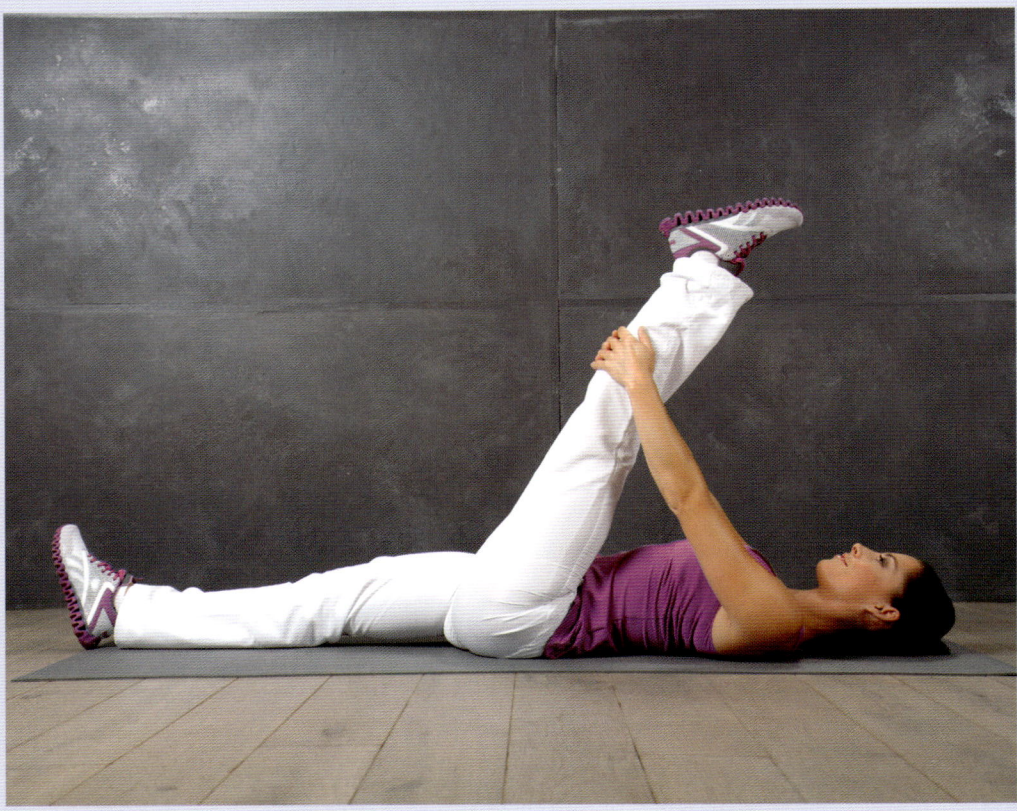

Legen Sie sich auf den Rücken. Heben Sie das linke Bein an, und umfassen Sie es mit beiden Händen. Ziehen Sie das Bein so weit wie möglich zum Körper, das Knie kann leicht gebeugt sein. Spüren Sie die Dehnung im Bein, und versuchen Sie, mit der Ausatmung bewusst Spannung loszulassen. Versuchen Sie, das Bein mit jeder Ausatmung etwas mehr zu strecken und näher zum Körper zu ziehen. Wird der Druck zwischenzeitlich zu stark, lösen Sie die Spannung leicht, und intensivieren Sie sie erst wieder mit der nächsten Ausatmung. Führen Sie die Übung danach mit dem rechten Bein aus. Achten Sie darauf, dass Sie den unteren Rücken stets auf dem Boden halten.

Vorlage

Diese Dehnung der Schenkelanzieher unterstützt die allgemeine Beweglickeit der Beine. Versuchen Sie, in der Dehnung zu entspannen.

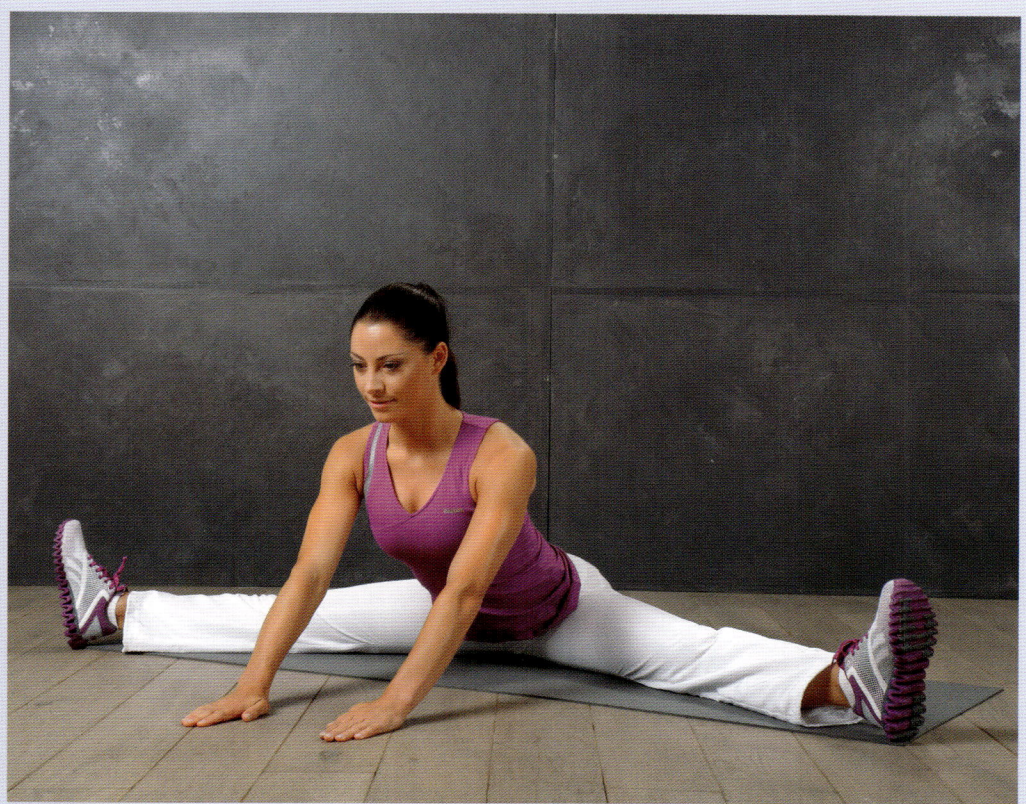

Setzen Sie sich auf den Boden. Öffnen Sie die Beine zu einer Grätsche. Halten Sie die Füße gerade, und lassen Sie sie nicht nach vorne kippen. Strecken Sie Ihre Arme nach vorne aus, und stützen Sie sich mit den Händen auf dem Boden ab. Der Rücken bleibt dabei gerade, die Schultern sind tief. Beugen Sie mit jedem Ausatmen den Oberkörper etwas weiter vor. Die Hände wandern dabei nach vorn.

Dog Stretch

Diese Übung dehnt den vorderen Schulterbereich und fördert die offene, aufrechte Haltung. Sie ist besonders gut für alle, die viel sitzen.

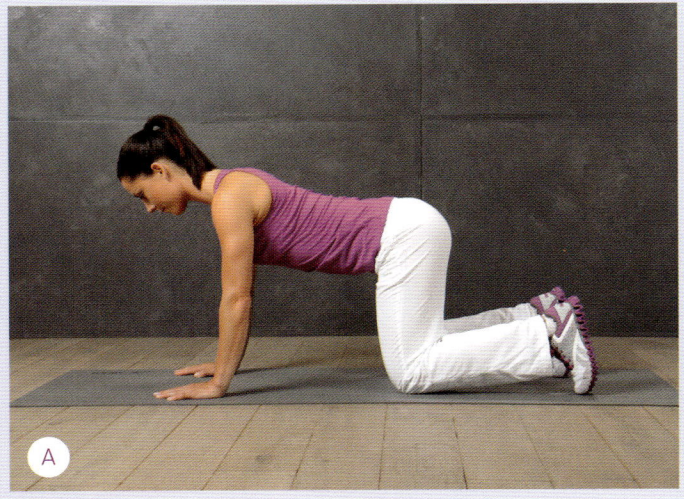

A Gehen Sie in den Vierfüßlerstand. Die Schultern befinden sich über den Handgelenken und die Hüften über den Knien.

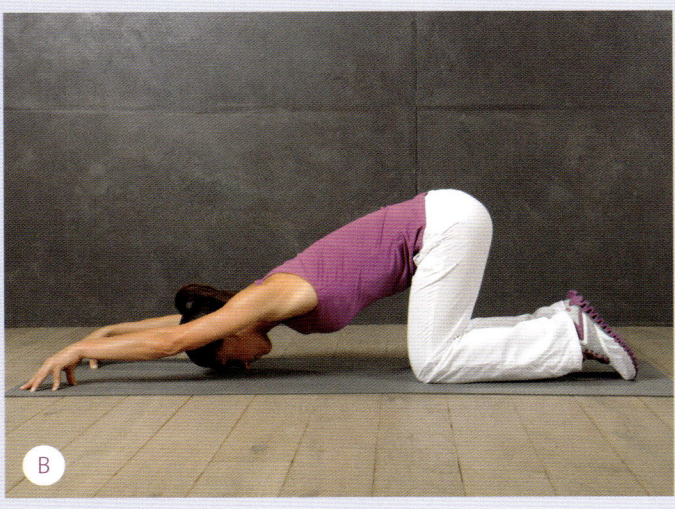

B Wandern Sie mit den Händen nach vorn, bis sie Arme und Oberkörper ganz gestreckt sind, und stellen Sie die Fingerkuppen auf. Der Kopf ist zwischen den Armen, der Blick geht zum Boden. Die Hüfte bleibt stets über den Knien und bewegt sich nicht.

Fahnenmast

Stellen Sie sich vor, Sie machen diese Übung zwischen zwei Mauern, sodass Sie nicht nach vorne oder hinten ausweichen können. So erreichen Sie wirklich die zu dehnende Muskulatur der Rumpfaußenseite und bleiben in der Wirbelsäule stabil.

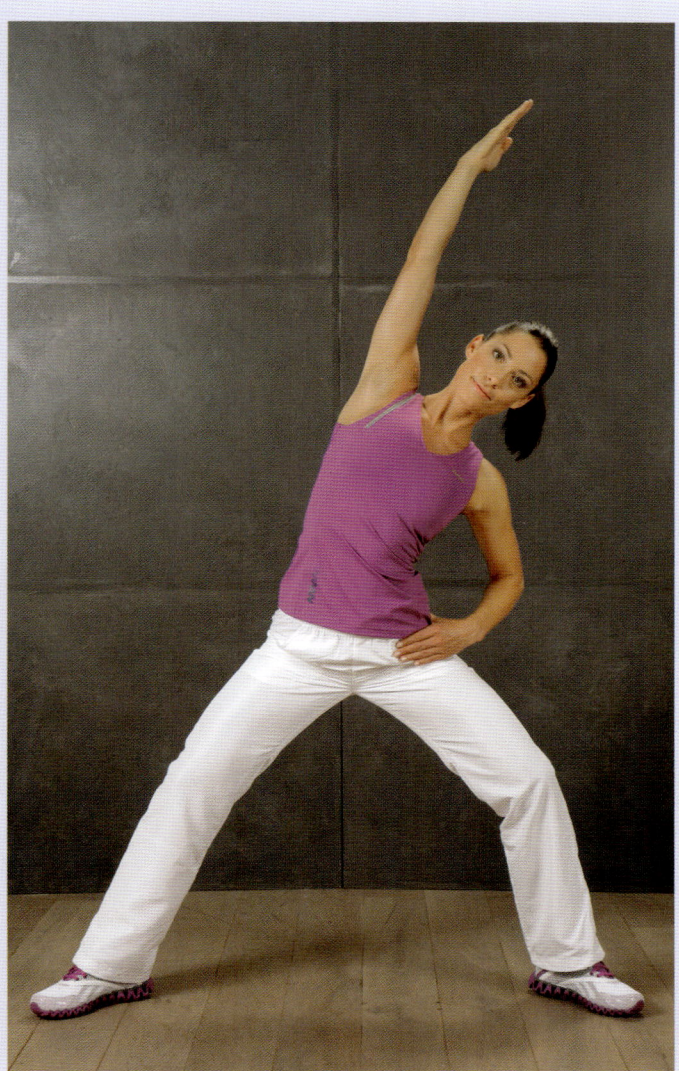

Nehmen Sie eine weite Standposition ein, die Knie sind leicht gebeugt, die Zehen zeigen nach außen. Stützen Sie die linke Hand in die Hüfte, und strecken Sie den rechten Arm senkrecht nach oben. Die Handfläche zeigt nach innen. Achten Sie darauf, dass das Becken gerade bleibt, wenn Sie den Oberkörper nun nach links beugen. Atmen Sie bewusst in die Seite, und ziehen Sie den rechten Arm so lang wie möglich. Führen Sie die Übung danach zur anderen Seite aus.

Abzug

Vor allem wer zu Verspannungen im Nackenbereich neigt,
kann von dieser Übung profitieren.

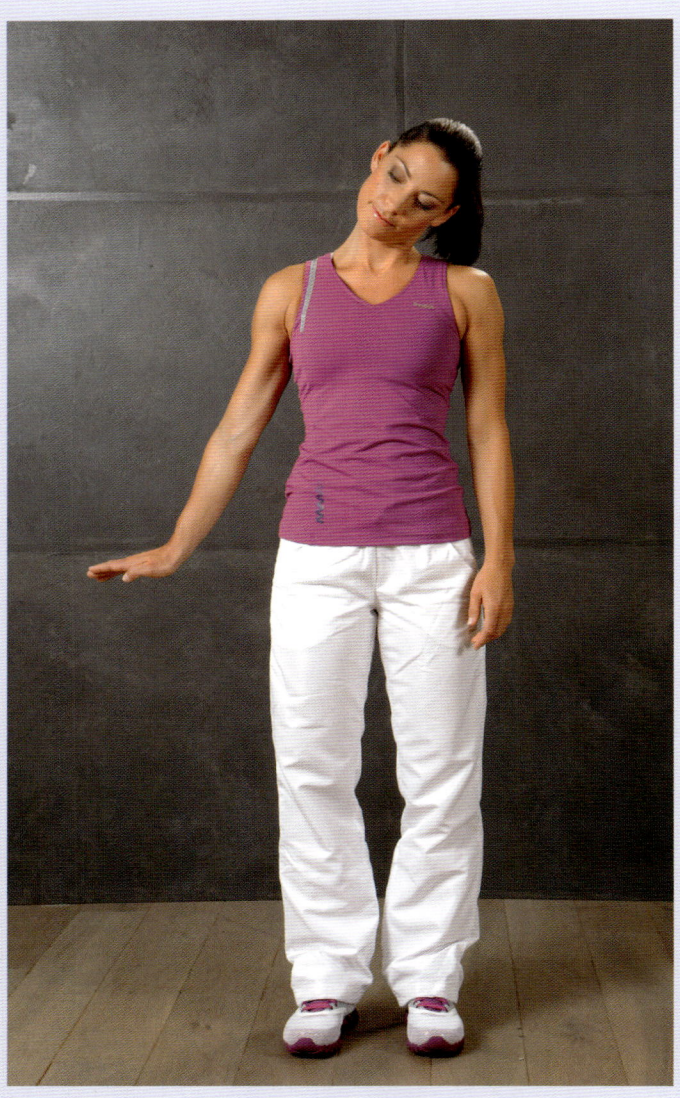

Nehmen Sie eine hüftbreite Standposition ein, und lassen Sie die Arme locker neben dem Körper hängen. Heben Sie nun den rechten Arm leicht seitlich an, und ziehen Sie die rechte Hand in Richtung Boden. Neigen Sie den Kopf nach links. Dabei versucht das Ohr, die Schulter zu berühren. Führen Sie die Übung danach zur anderen Seite aus.

Ausklang

Gönnen Sie sich zum Abschluss noch mal ein paar Sekunden Entspannung.

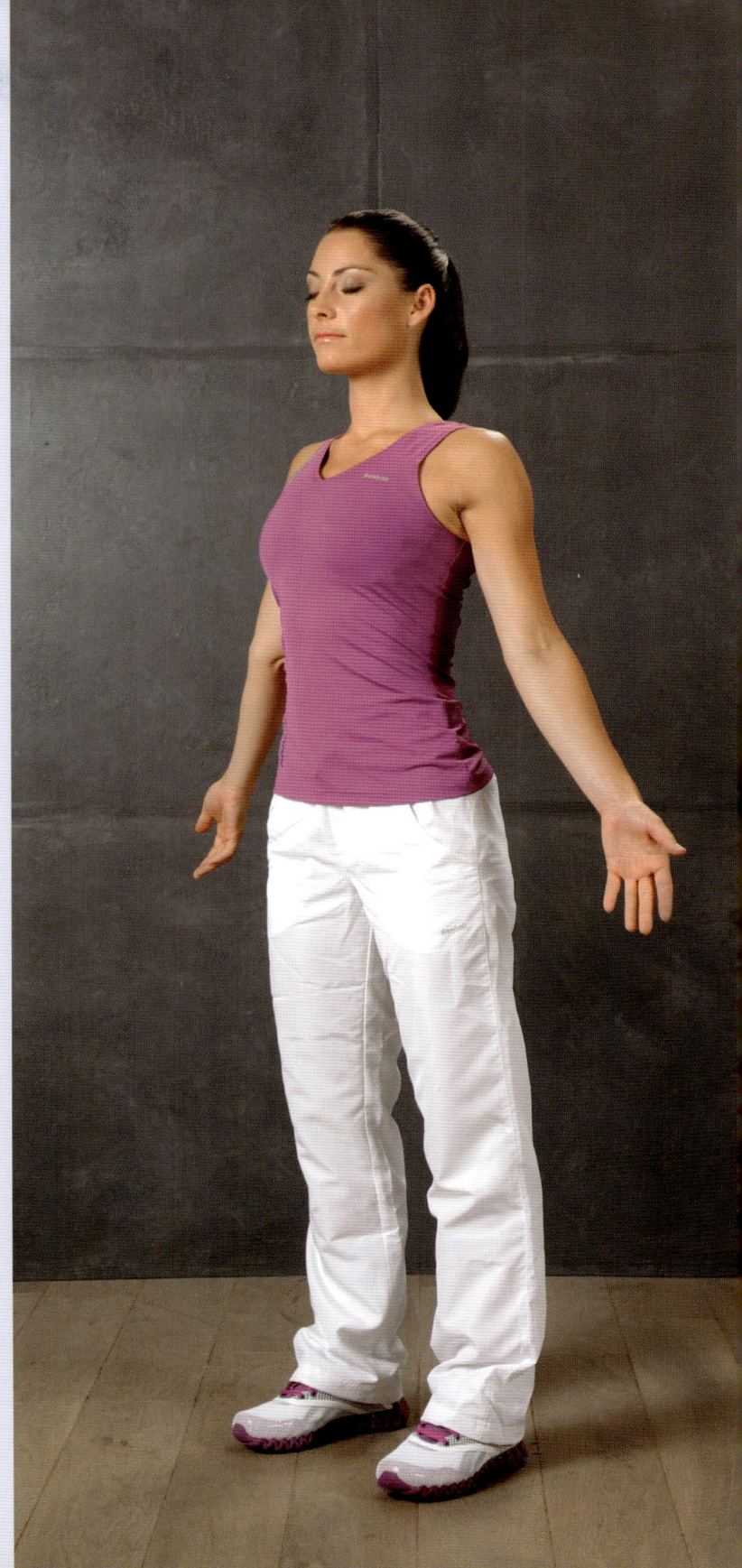

Nehmen Sie eine hüftbreite Standposition ein. Strecken Sie die Arme leicht seitlich neben dem Körper aus, die Handflächen zeigen nach vorn. Kreisen Sie nun beide Schultern nach hinten und dann nach unten, halten Sie sie dort. Machen Sie den Nacken bewusst lang, und schließen Sie die Augen. Atmen Sie tief durch die Nase ein und aus, spüren Sie, wie sich die Bauchwand hebt und senkt. Versuchen Sie, sich nur auf Ihre Atmung zu konzentrieren.

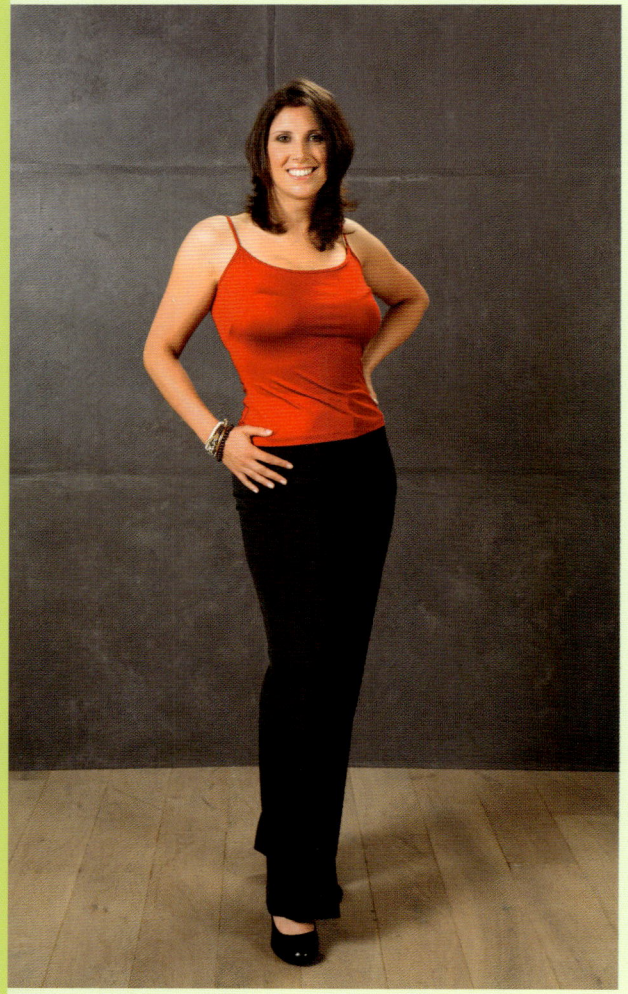

Geschafft!

Ein völlig neues Leben

Marion Rieger, 33, nahm mit Johannas Hilfe 14 Kilo ab!

Vor einiger Zeit schrieb Marion eine ganz liebe E-Mail an Johanna. Mit ihrem Fitnesskonzept hat sie über 14 Kilo abgenommen. Wie genau Marion, die Johanna mittlerweile sehr ans Herz gewachsen ist, ihr Ziel erreichte, erzählt sie Ihnen auf den nächsten Seiten:

»Je mehr Verantwortung mir in meinem Job übertragen wurde, desto mehr legte ich an Gewicht zu. Als Field Merchandiser bei einem Modelabel – dieser Job ist mit dem einer Schaufenstergestalterin vergleichbar – war ich schon immer viel auf Reisen. Früher musste ich die Schaufensterpuppen selbst herumtragen, seit zwei Jahren nehme ich aber nur noch das Endergebnis ab – und damit erlosch der letzte Funke Bewegung in meinem Leben. Durch die vielen beruflich bedingten Autofahrten und die damit verbundenen Übernachtungen im Hotel blieb mir keine Zeit für Sport, Essen gab es meistens auf dem Rasthof. Zu allem Unglück findet sich an fast jeder Aus fahrt ein Fast-Food-Restaurant, und bei mir musste es nun mal oft schnell gehen.

Ähnlich rasant nahm ich durch diesen Lebensstil zu: Eines Morgens zeigte meine Waage 82 Kilo an – 20 Kilo mehr als zuvor und bei meiner Körpergröße von 1,72 Meter alles andere als mein Idealgewicht. Das zeigte sich auch an meinem Kleidungsstil. Obwohl ich in der Modebranche tätig war, trug ich immer nur Jeans und weite Pullis, um meine Figur zu verstecken. Manche Sachen passten sogar nur noch in Größe 44. So konnte es nicht weitergehen, das wusste ich insgeheim schon länger.

Ich musste mir etwas einfallen lassen, also besorgte ich mir – inspiriert durch eine Zeitschrift – die DVD-Reihe ›Fit mit Johanna Fellner‹. Passend dazu gönnte ich mir einen Minifernseher, sodass ich im Hotelzimmer Sport treiben konnte. Tatsächlich purzelten die ersten fünf Kilo allein durch mein mobiles Fitnessstudio. Selbst wenn ich abends sehr müde war, legte ich immer noch die 20-Minuten-Kurzversion ein. Aber ganz ehrlich, wären die Übungen nicht so leicht nachvollziehbar und motivierend gewesen, hätte ich das nie durchgezogen. Johanna ist ein super Ansporn!

Meine Euphorie ging sogar so weit, dass mich in dem Fitnessstudio anmeldete, in dem Johanna unterrichtet. Warum sollte ich es

nicht ausnutzen, dass Johanna in meiner Heimatstadt München wohnt? Leider war ich in der ersten Zeit aber zu viel unterwegs, um oft genug ins Studio zu gehen.

Die Wende kam im August 2010, als mein Urlaub im wahrsten Sinne des Wortes ins Wasser fiel. Es regnete in Strömen, und ich ging quasi aus Verzweiflung zum Sport – und das fast täglich, manchmal sogar zweimal am Tag. Nun konnte ich Johanna endlich alles fragen, was mir auf dem Herzen lag, und sie gab mir wichtige Tipps. Zum Beispiel erklärte sie mir, dass Erholungsphasen nach der Belastung fast genauso wichtig sind wie die Trainingseinheit selbst. In den drei Wochen, in denen ich so intensiv trainierte, verlor ich ganze drei Kilo, ohne die Ernährung umzustellen, und fühlte mich in meinem Körper plötzlich viel wohler – das Feuer war entfacht.

Mir war bewusst geworden, wie viel ich mit Bewegung erreichen konnte, und ich wollte auch während meiner Arbeitswochen wieder Zeit dazu haben. Also ich ging zu meiner Chefin und sagte ihr, dass ich nicht mehr die ganze Woche über im Hotel wohnen würde. Woher ich den Mut nahm, ist mir bis heute nicht ganz klar. Aber es funktionierte – ich übernachte nur noch dreimal die Woche auswärts, habe Zeit für meinen Sport, und im Zwei-Wochen-Takt verlor ich jeweils ein weiteres Kilo. Insgesamt 14 Kilo sind jetzt schon

vorher

Geschafft!

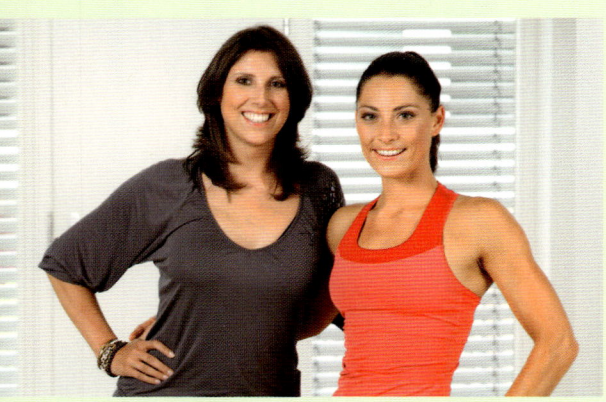

Johanna und Marion beim Fotoshooting für dieses Buch

verschwunden, ein paar mehr dürfen es noch sein. Durch den Sport hänge ich aber nicht mehr so verbissen an einem bestimmten Wunschgewicht. Muskeln wiegen eben mehr als Fett. Das Entscheidende ist: Ich fühle mich viel besser, viel aktiver.

Schritt für Schritt stellte ich auch meine Ernährung um: Jetzt habe ich immer Obst dabei, und eine Ration Zwieback lagere ich im Handschuhfach, um gegen Heißhunger gewappnet zu sein. Ich koche öfter selbst: Gemüse, Fisch oder Hühnchen gehören meistens dazu. Außerdem habe ich weißes Brot gegen Vollkornbrot, Nudeln gegen Vollkornnudeln und weißen Reis gegen Naturreis ersetzt. Kalorien zähle ich nicht, dennoch weiß ich, was ich tagsüber gegessen habe. Ich verbiete mir nicht alles, aber wenn doch mal aus dem einen erlaubten Schokoladenrippchen zwei geworden sind, verzichte ich am nächs-

ten Tag einfach wieder auf Süßigkeiten und mache Sport. Ganz ohne zu sündigen geht es auch nicht, aber das muss es auch nicht. Das Geheimnis liegt darin, dass ich jetzt aufhöre zu essen, wenn ich satt bin. Früher habe ich einfach alles schnell, schnell in mich reingeschlungen – heute achte ich viel mehr auf Genuss und darauf, was ich eigentlich esse.

Nicht nur mein Ess,- sondern auch mein Ausgehverhalten hat sich mit den schwindenden Pfunden geändert. Früher lebte ich eher zurückgezogen, jetzt gehe ich viel öfter abends weg und treffe Freunde. Zudem kleide ich mich figurbetonter und kann endlich alle Sachen anziehen, die zur Firmenkollektion gehören. Wenn ich etwa ein enges Strickkleid mit Stiefeln trage und meine Kolleginnen sich anerkennend äußern, ist das für mich eine tolle Bestätigung und keinesfalls ein Grund, in die alte Schüchternheit zu verfallen. Neiderinnen drücke ich einfach selbstbewusst Johannas DVDs in die Hand, die ich – zusätzlich zu den regelmäßigen Studiobesuchen – auch immer noch an meinen Hotelabenden benutze.

Ich bin regelrecht sportsüchtig geworden, es macht mir einfach so viel Spaß. Selbst als ich eine Grippe hatte, konnten mich nur Johannas mahnende Worte davon abhalten, nicht zum Training zu gehen. Johanna hat mir wirklich sehr viel geholfen. Immer wenn ich sie im Studio treffe, gibt sie mir tolle Tipps. Ohne sie wäre ich jetzt niemals so gut in Form und würde mich auch nicht so wohl in meiner Haut fühlen!«

Workouts mit Wirkung

In diesem Teil des Buches erkläre ich Ihnen, wie sich meine Übungen sinnvoll zu Trainingseinheiten kombinieren lassen, und präsentiere Ihnen vier Workouts mit unterschiedlichen Trainingsschwerpunkten. Sie werden mit Programm 1 beginnen und sich dann im Laufe der Wochen zu Programm 4 vorarbeiten.

Die vier Trainingsprogramme bauen aufeinander auf und bilden eine ideale Intensitätssteigerung. Mit jedem Workout wird Ihr Körper auf neue Weise herausgefordert und trainiert. Da sich die Muskeln und auch der Stoffwechsel an gleichartige Bewegungen gewöhnen und nach spätestens acht Wochen regelmäßigem Training nicht mehr so intensiv auf eine Belastung reagieren wie noch am Anfang, variiere ich innerhalb eines Workouts auch die Intensität der Übungen. Daraus entsteht eine Formel, die Ihre Muskeln immer wieder auf neue Weise reizt und somit für dauerhaften Erfolg sorgt.

Sie können sich das in etwa so vorstellen: Der erste Tag im neuen Job ist unheimlich anstrengend. Neue Leute, neue Aufgaben, neue Wege – all das lässt Sie am Abend vollkommen erschöpft auf dem Sofa zusammensacken. Zur Vorbereitung auf den nächsten Tag werden Sie dort zu dem einen oder anderen Thema vielleicht noch etwas nachlesen. Ähnlich reagiert der Muskel auf eine neue Belastung: Er ist erschöpft, kleinste Fasern sind leicht angeschlagen und müssen sich erst wieder regenerieren. Um der intensiven Belastung das nächste Mal besser standzuhalten, baut sich der Muskel aber stärker wieder auf, als er vorher war – Sie merken das daran, dass die Körperpartien, die Sie trainiert haben, straffer werden. Dieses Prinzip nennt man Superkompensation.

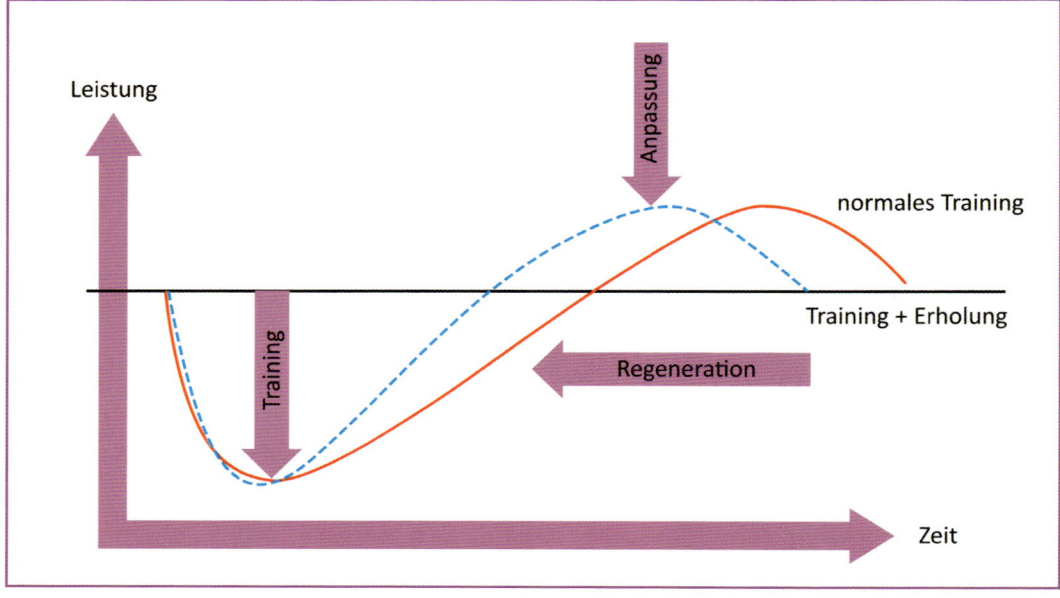

Das Prinzip der Superkompensation

Kommen wir wieder zurück zu Ihrem neuen Job: Wenn nach der Eingewöhnungsphase, in der alles neu und spannend war, immer die gleichen Aufgaben auf Sie warten und jeder Tag wie der andere verläuft, langweilen Sie sich schnell und lassen in Ihrer Leistung nach. Genauso geht es Ihren Muskeln, wenn diese wieder und wieder das gleiche Workout auszuführen haben: Sie gewöhnen sich an die gleichbleibende Belastung, die Superkompensation bleibt aus und ebenso der Erfolg. Zudem verlangsamt sich der Stoffwechsel, denn es werden ja kaum mehr neue Muskelzellen gebildet. Wer dabei weiterhin so isst wie immer, kann zunehmen, obwohl er Sport treibt – denn er setzt eben zu wenig Reize! Dieses Phänomen lässt sich oft bei Menschen beobachten, die seit Jahren denselben Trainingsplan befolgen oder immer dieselbe Kursstunde mit den immer gleichen Übungen besuchen. Kein Wunder, dass oft nicht die gewünschten Veränderungen eintreten, sondern sich über den Muskeln gerne noch eine Fettschicht anlegt.

Darum besteht mein Step-by-Step-Konzept auch aus vier Programmen, die aufeinander aufbauen und den Körper immer wieder neu fordern. Sprich, Sie beginnen mit dem ersten, und wenn Sie merken, dass Ihr Körper sich an die Übungen gewöhnt hat und das Workout Sie gar nicht mehr anstrengt, gehen Sie zum nächsten Programm über. Auch hier gilt also: schrittweise vorgehen! Step by step zum Erfolg.

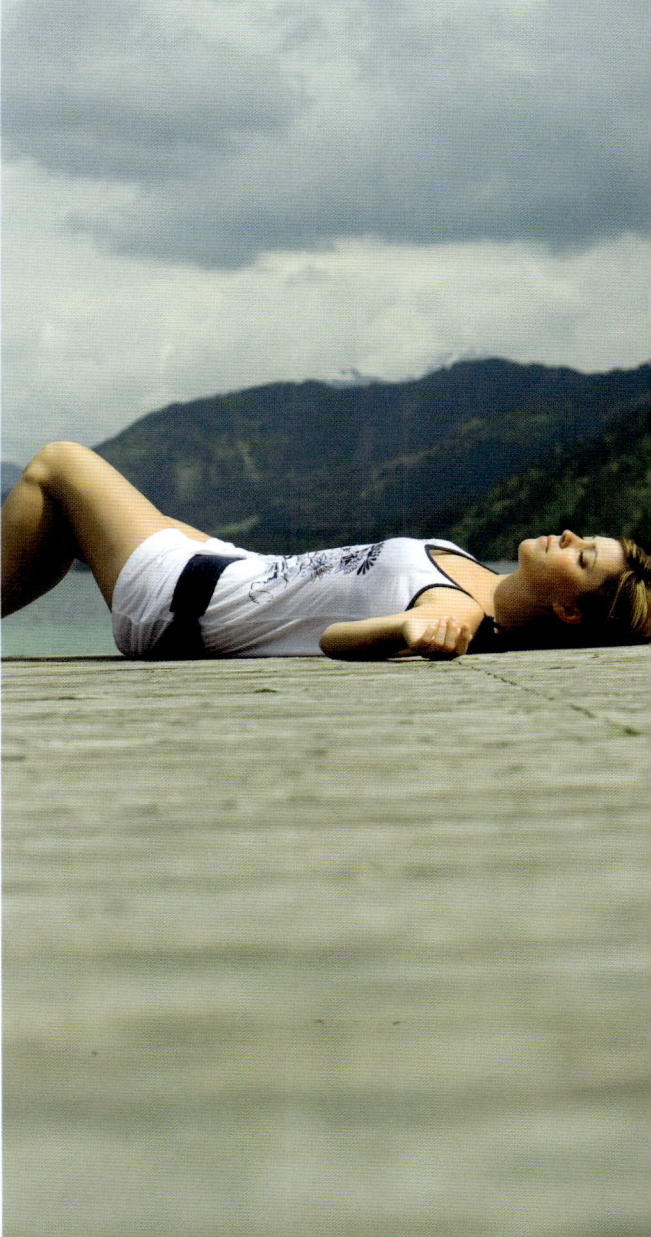

Wer intensiv trainiert, aber auch genügend Ruhephasen einlegt, profitiert vom Effekt der Superkompensation und wächst über sich hinaus.

Drei Erfolgsfaktoren

Sie werden sich vielleicht fragen, was meine Workouts von anderen Trainingsprogrammen oder Fitnesskonzepten unterscheidet. Nun ist es natürlich so, dass andere Fitnessprogramme auch andere Ziele verfolgen. Wer Bodybuilding macht, möchte an Muskelmasse zulegen, ein Marathonläufer benötigt vor allem Ausdauer und wird seinen Trainingsschwerpunkt auf diesen Bereich legen, während für Yogapraktizierende die Haltung und Beweglichkeit sowie mentale Aspekte im Vordergrund stehen. In meinen Workouts kombiniere ich alle fünf Fitnessfaktoren: Kraft, Ausdauer, Koordination, Beweglichkeit und Schnelligkeit. So trainieren Sie Ihren Körper ganzheitlich und vollständig und werden fit für jegliche Art von Herausforderung im Alltag oder im Sport. Dennoch setze auch ich – je nach Trainingsziel und Fitnesslevel – Schwerpunkte in meinen Programmen.

Das »Projekt Traumfigur« zielt darauf ab, Ihre Muskulatur zu straffen, ohne sie zu vergrößern, überflüssiges Körperfett zum Verschwinden zu bringen, Ihre allgemeine Fitness und Kondition, Ihre Haltung, Ihr optisches Erscheinungsbild und Ihr Wohlbefinden zu verbessern. Um diese Ziele möglichst effizient und schnell zu erreichen, habe ich meinen Workouts drei Erfolgsfaktoren zugrunde gelegt: Den Hauptfokus lege ich in diesem Programm auf das Kraftausdauertraining, denn es ist die wichtigste Komponente, um fit zu werden. Kraftausdauertraining sorgt für die Neubildung von Muskelzellen, die für die Verbrennung von Kalorien zuständig sind, bewirkt aber – im Unterschied zum klassischen Maximalkrafttraining – keinen Volumenzuwachs der Muskulatur.

Zusätzlich trainieren wir Ihre Ausdauer in Form von äußerst effektivem Intervalltraining, das die Kalorienverbrennung maximal ankurbelt. So bleibt der Muskel schlank und wird dennoch kräftig. Außerdem verbessern die Cardioeinheiten die Ansteuerung der Muskulatur und stärken das Herz-Kreislauf-System. Damit schaffen wir die Grundlage für die Verbesserung aller anderen Fitnessfaktoren. Ab dem zweiten Programm wird die Ausdauerkomponente zudem durch Plyometrie, das heißt explosive

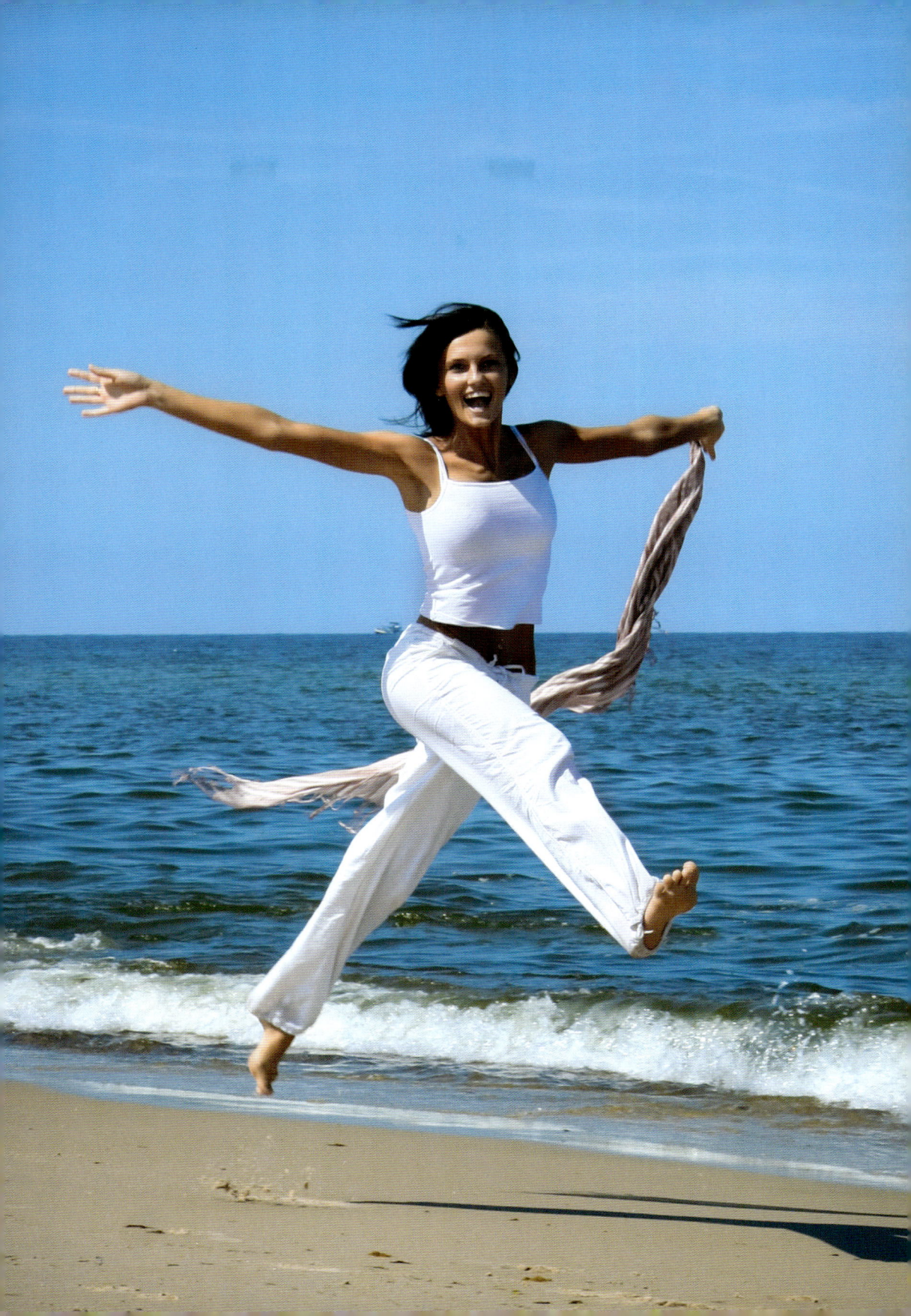

Sprungbewegungen, verstärkt. Diese trainieren Schnelligkeit und Reaktionsvermögen, senken Ihr Verletzungsrisiko und verbrennen zudem eine Menge Kalorien.

Was genau sich hinter den drei Erfolgsfaktoren verbirgt, erkläre ich Ihnen in den folgenden Abschnitten.

1. Kraftausdauertraining

Keine Sorge: Mit Kraftausdauertraining ist nicht das Stemmen von schweren Hanteln gemeint. Für das Step-by-Step-Konzept benötigen Sie gar keine zusätzlichen Gewichte, Ihr eigenes Körpergewicht ist in jedem Fall ausreichend. Sie werden sich auch keine großen Muskelpakete antrainieren, sondern die Muskulatur stärken und formen.

Die neuen Muskelzellen, die das Krafttraining aufbaut, machen Sie leistungsfähiger und erhöhen Ihren Grundumsatz an Kalorien, denn die Zellen der Muskulatur wirken wie Heizkraftwerke. Je mehr Kraftwerke Sie haben, umso mehr können Sie verbrennen!

Dabei bewirkt mein Muskeltraining kein Volumenwachstum der Muskulatur. Sie brauchen also keine Angst zu haben, dass Sie nach dem Training aussehen, als wären Sie einem Bodybuilding-Magazin entsprungen. Wir werden uns auf ein gezieltes Krafttraining konzentrieren, das die Muskulatur stärkt und gleichzeitig definiert. Für einen schön geformten, athletischen Körper.

Durch die Kombination mit Cardiobewegungen, die teils hohen Wiederholungszahlen bei gleichzeitig geringem Widerstand (nur Ihr eigenes Körpergewicht) und die Komplexität der Übungen trainieren Sie vor allem die Kraftausdauer und nicht die Maximalkraft. Das bedeutet, der Muskel wird daran gewöhnt, einer Belastung über längere Zeit standzuhalten. Diese Methode stärkt die Muskulatur, ohne dass diese an Volumen zunimmt.

Zum Vergleich: Beim Maximalkrafttraining, das auf die Vergrößerung des Muskelvolumens abzielt, wird mit wenig Wiederholungen und viel Zusatzgewicht gearbeitet, um den einzelnen Muskel bis an seine Belastungsgrenze zu erschöpfen. Jeder Muskel wird dabei möglichst isoliert beansprucht und auf diese Weise maximal ausgereizt.

Bei mir geht es hingegen darum, in einem Workout möglichst viele Muskeln auf einmal anzusprechen, um eine möglichst hohe Verbrennung anzuregen sowie die Bewegung zu fördern. Das heißt, es sollen nicht nur einzelne Muskeln gekräftigt werden, sondern verschiedene Muskelgruppen sollen lernen zusammenzuarbeiten. Daher finden Sie in den Übungsbeschreibungen auch bei Beinübungen Anweisungen zur Haltung des Oberkörpers und zur Stabilisierung der Wirbelsäule. Durch eine bessere Bewegungsqualität, kombiniert mit mehr Körperspannung, arbeitet der Körper effizienter – in den Übungen und im Alltag –, zudem verbessert sich die Haltung. Sie wirken dann aufrechter und damit selbstbewusster!

2. Intervalltraining

Kürzer, doch effektiver trainieren – das klingt nach einem schönen Traum? Von wegen! Intervalltraining bringt genau diesen Erfolg und ist etwas absolut Realistisches!

Intervalltraining bedeutet, dass zwischen kurzen Belastungen bei hoher Intensität und längeren aktiven Erholungsphasen bei geringerer Intensität abgewechselt wird. Das heißt, Sie geben über einen bestimmten Zeitraum alles. Danach folgt eine Pausenphase, in der Sie aber nicht stehen bleiben, sondern in gemäßigtem Tempo weitertrainieren – so lange, bis sich Puls und Atmung beruhigt haben. Dann kommt das nächste Powerintervall und so weiter. Intervalle finden Sie in den Cardiosequenzen ab Programm 2.

Der Körper wird durch die Belastungsspitzen unter Stress gesetzt und lernt so, mit den Stressphasen besser umzugehen. Die Stressreaktion verbessert sich, und der Körper entwickelt mehr Kraft und Energie, sodass er belastungsresistenter wird und mehr leisten kann. Nicht nur im Training, auch im Alltag werden Sie dadurch leistungsfähiger.

Das Herz-Kreislauf-System wird beim Intervalltraining auf Hochleistung gebracht – und das geht an die Fettpölsterchen und die Kohlenhydratspeicher, denn Intervalltraining steigert die Energieproduktivität in der Zelle. Das Körperfett schmilzt, der Kalorienverbrauch steigt, und davon

Geschafft!

Endlich schmerz-frei

Katja Grözinger, 33, verlor eine riesige Last: heftige Rücken-schmerzen!

vorher

»Als Kosmetikerin arbeite ich häufig in einer nicht gerade vorteilhaften Haltung. Ständig vornübergebeugt zu stehen oder zu sitzen macht sich irgendwann einfach bemerkbar. Früher tat mir deswegen der Rücken oft höllisch weh. Als mein Mann und ich im Jahr 2008 zudem noch mit dem Hausbau begannen – wir wollten so viel wie möglich selbst machen –, wuchsen die Schmerzen ins Unermessliche. Ich konnte kaum noch aufrecht gehen! Dabei hatte ich natürlich überhaupt keine Zeit, Sport zu treiben.

Im Herbst 2009, ich war gerade 31 Jahre alt, musste ich daher zum Rehatraining. Einmal in der Woche war mir jedoch viel zu wenig. Da meine Therapeutin mir erklärte, dass Rückenprobleme auch von einer zu schwachen Bauchmuskulatur herrühren können, kaufte ich mir die ›Bauch weg‹-DVD von Johanna, ohne zu wissen, wer diese Trainerin eigentlich war. Ihre sympathische Art und der Workoutaufbau haben mich dann gleich so motiviert, dass ich mir weitere Programme besorgte. Ich war total begeistert, wie groß das Angebot war! Innerhalb kürzester Zeit verbesserte sich meine Körperhaltung. Bauch, Beine und Po wurden straffer. Eigentlich kann ich sagen, dass so ziemlich jede Partie an mir straffer geworden ist. Ich habe auch zwei Kilo abgenommen, aber das Wichtigste für mich ist: Die Rückenschmerzen sind weg! Durch das tägliche Training fühle ich mich obendrein viel fitter, und auch meine Kondition hat sich deutlich verbessert. Ich bin mit dem Ergebnis superzufrieden und freue mich jeden Tag auf meine Fitnessstunde vor dem Fernseher!«

haben Sie auch noch Tage nach dem Training etwas. Intervalltraining fördert nämlich den Nachbrenneffekt. Das bedeutet, die eigentliche Wirkung entfaltet sich nicht während des Trainings, sondern in den Tagen danach.

Ein weiterer Vorteil des Intervalltrainings ist, dass der Körper in der gesamten Belastungsphase stets aufs Neue gefordert wird und sich dabei nie komplett erholen kann. Dadurch entsteht ein riesiger Trainingsreiz – und das, ohne dass Sie stundenlang aktiv sein müssen. So kann ein kurzes Intervalltraining viel effektiver sein als ein Dauerlauf oder eine leichte Aerobicstunde.

Auch Einsteiger profitieren von diesem Effekt, und Menschen, die sonst immer im gleichen Tempo unterwegs sind und sich wundern, warum ihr Erfolg ausbleibt, werden plötzlich wieder Fortschritte erleben.

3. Plyometrie

Plyometrie ist eine Art des Schnellkrafttrainings, das meist mithilfe von Sprungübungen ausgeführt wird. Dabei wird der Muskel in eine exzentrische Spannung (Dehnspannung) gebracht, um anschließend blitzschnell zu kontrahieren (sich zusammenzuziehen), ähnlich wie ein Gummiband, das man auseinanderzieht und dann plötzlich loslässt: Sofort werden Energiereserven freigesetzt.

Stellen Sie sich das am Beispiel eines Basketballers vor, der Anlauf nimmt und sich schließlich zum Sprung vom Boden abdrückt. Hierbei spannen sich die Beinmuskeln an und laden sich mit elastischer Energie auf, die nachher im Sprung entladen wird.

Sprungbewegungen erfordern einen vermehrten Einsatz von Muskelfasern, da die Muskulatur neben dem schnellen Kontrahieren den Körper auch abfangen und stabilisieren muss. Je mehr Muskelfasern zum Einsatz kommen, umso mehr Energie wird verbraucht. Die Herzfrequenz erhöht sich, was auch zu einem hohen Energie-, also Kalorienverbrauch beiträgt.

Neben dem erhöhten Energieverbrauch hat das plyometrische Training die wichtige Funktion, Verletzungen vorzubeugen. Im Alltag muss der Körper sofort reagieren, wenn er aus dem Gleichgewicht gerät. Stürzt man beispielsweise eine Treppe hinunter, bleibt keine Zeit für eine durchdachte Reaktion wie »Bauchspannung halten, Beinachse korrigieren, Hände abstützen« – der Körper muss den Sturz sofort abfangen, um das Schlimmste zu verhindern. Diese Reaktion üben wir im Training. Sprung- und Abfangbewegungen erzeugen Druck auf das knöcherne System, was sich positiv auf die Knochendichte und die Gelenke auswirkt. Plyometrische Übungen sind demnach auch eine gute Vorsorge fürs Älterwerden, wenn die Knochendichte langsam abnimmt.

Wichtig ist allerdings, dass Sie die Sprungübungen technisch sauber ausführen, was eine gewisse Fitness erfordert. Daher kommen Plyometrie-Übungen erst bei den höheren Schwierigkeitsstufen der Cardioübungen ins Spiel. Die Grundlage hierfür wird mit der ersten Stufe geschaffen: Die richtige Position der Füße, Knie, Hüfte und Wirbelsäule wird geschult und automatisiert. Bei den Sprungübungen ist es dann wichtig, dass Sie den Fuß bewusst abrollen, bevor Sie erneut zum Sprung ansetzen. Zwischen dem Moment des Schswungholens und der Ausführung der Bewegung sollte nicht mehr als eine Sekunde vergehen.

Liegt bei Ihnen eine Fehlstellung in den Gelenken vor (zum Beispiel X-Beine oder Senkfüße) oder ist ein Gelenk nicht ganz funktionsfähig (instabiles Kniegelenk, Entzündungen), ist von Sprungbewegungen abzuraten. Auch bei extremem Übergewicht ist die Belastung auf die Gelenke zu hoch. Sind Sie schwanger, besprechen Sie bitte mit Ihrem behandelnden Frauenarzt, was Sie in Ihrem Fall trainieren dürfen.

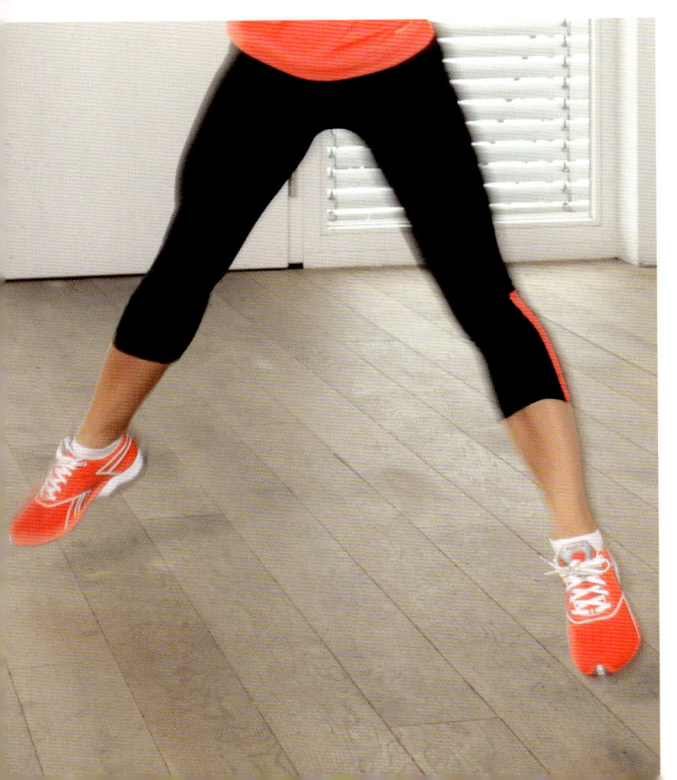

Sprungübungen trainieren die Muskulatur auf vielfältige Weise und sind außerdem sehr kalorienintensiv.

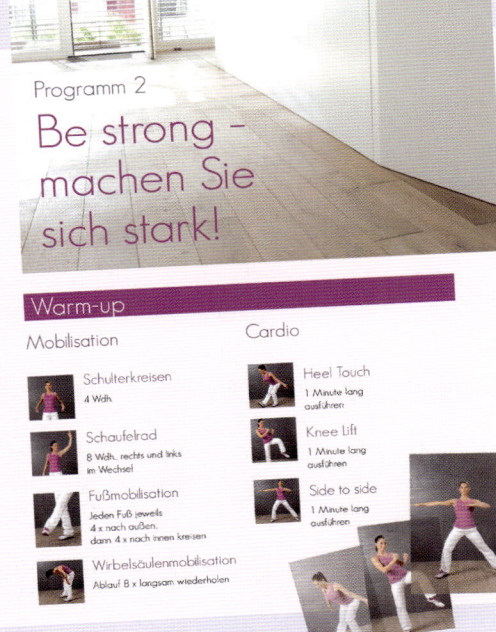
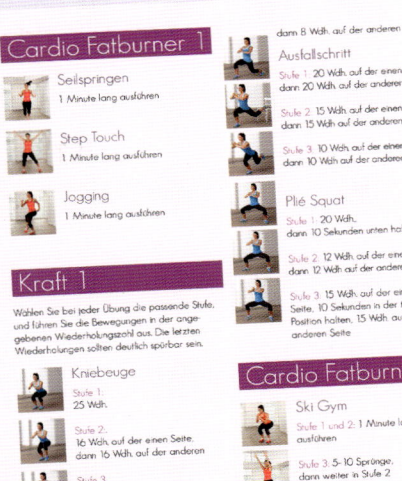

Programm 2

Be strong – machen Sie sich stark!

Warm-up

Mobilisation

Schulterkreisen
4 Wdh.

Schaufelrad
8 Wdh. rechts und links
im Wechsel

Fußmobilisation
Jeden Fuß jeweils
4 x nach außen,
dann 4 x nach innen kreisen

Wirbelsäulenmobilisation
Ablauf 8 x langsam wiederholen

Cardio

Heel Touch
1 Minute lang
ausführen

Knee Lift
1 Minute lang
ausführen

Side to side
1 Minute lang
ausführen

Cardio Fatburner 1

Seilspringen
1 Minute lang ausführen

Step Touch
1 Minute lang ausführen

Jogging
1 Minute lang ausführen

Kraft 1

Wählen Sie bei jeder Übung die passende Stufe, und führen Sie die Bewegungen in der angegebenen Wiederholungszahl aus. Die letzten Wiederholungen sollten deutlich spürbar sein.

Kniebeuge
Stufe 1:
25 Wdh.

Stufe 2:
16 Wdh. auf der einen Seite,
dann 16 Wdh. auf der anderen

Stufe 3:
8 Wdh. auf der einen Seite.

dann 8 Wdh. auf der anderen

Ausfallschritt
Stufe 1: 20 Wdh. auf der einen Seite,
dann 20 Wdh. auf der anderen

Stufe 2: 15 Wdh. auf der einen Seite,
dann 15 Wdh. auf der anderen

Stufe 3: 10 Wdh. auf der einen Seite,
dann 10 Wdh. auf der anderen

Plié Squat
Stufe 1: 20 Wdh.,
dann 10 Sekunden unten halten

Stufe 2: 12 Wdh. auf der einen Seite,
dann 12 Wdh. auf der anderen

Stufe 3: 15 Wdh. auf der einen
Seite, 10 Sekunden in der tiefen
Position halten, 15 Wdh. auf der
anderen Seite

Cardio Fatburner 2

Ski Gym
Stufe 1 und 2: 1 Minute lang
ausführen

Stufe 3: 5–10 Sprünge,
dann weiter in Stufe 2

Jogging
1 Minute lang ausführen

Ihre Wegbegleiter: die 4 Power-Programme

Nachdem Sie nun die theoretischen Hintergründe kennen, möchten Sie endlich mit der Praxis beginnen? Gut so! Ihr Tatendrang ist ein sicheres Zeichen dafür, dass Sie Ihr Ziel wirklich erreichen wollen und auch bereit sind, voll motiviert loszulegen. Vorab möchte ich Ihnen in aber noch kurzen Worten erklären, wie sich die vier Trainingsprogramme zusammensetzen:

Programm 1

Let's get started – los geht's

Dauer: ca. 45 Minuten (Seite 174–177)

Das erste Programm ist ein umfassendes Konditionstraining. Hier geht es darum, den Stoffwechsel zu aktivieren, Grundlagenausdauer aufzubauen und alle Muskelgruppen anzusprechen.

Wer gerade erst anfängt zu trainieren oder nach längerer Pause wieder einsteigt, muss sich erst einmal eine Grundlage erarbeiten. Auch Sportler müssen immer wieder Grundlagen trainieren, um die Basis für höhere Reize zu schaffen und sich von anstrengenden Einheiten zu erholen.

In meinem ersten Programm habe ich Kraft und Ausdauer kombiniert, sodass Sie mit jeder Einheit ein komplettes Training bekommen und dadurch auch Zeit sparen. Trainiert wird mit mittlerer Intensität. Sie sollten theoretisch während des Trainings noch reden können und sich hinterher gut trainiert, aber nicht völlig erschöpft fühlen. Die Cardioübungen habe ich so gewählt, dass Sie mit Ihrer Herzfrequenz im moderaten Bereich bleiben und Ihr Stoffwechsel, insbesondere der Fettstoffwechsel, angeregt wird, ohne dass Sie sich überfordern.

Bei den Kraftübungen werden alle Muskelpartien angesprochen. Jeweils eine Übung widmet sich den Beinen, dem Bauch, dem Rücken, dem Oberkörper und den Armen. Diese Zusammenstellung bringt auch das Herz-Kreislauf-System in Schwung und hat einen positiven Effekt auf die Stoffwechselfunktion. Denn anstatt nur einen Muskel zu versorgen, muss das Herz nun Blut durch den gesamten Körper pumpen. Die Muskelpartien werden gleichmäßig gekräftigt, was sich wiederum positiv auf Ihre Haltung auswirkt und Ihnen eine harmonische Figur verleiht. Sie werden sich belebt und trainiert fühlen. Dass Sie nicht mehr gehen können, weil die Oberschenkel brennen, ist hier hingegen nicht das Ziel.

Achten Sie bei allen Übungen auf eine kontrollierte, genaue Ausführung. Wir werden zunächst die Qualität der Bewegung erarbeiten, dann erst die Intensität steigern.

Programm 2

Be strong – machen Sie sich stark

Dauer: ca. 45 Minuten (Seite 178–181)

Das zweite Programm legt den Schwerpunkt auf das Krafttraining. Es geht jetzt darum, neue Muskelzellen aufzubauen, die Muskulatur zu stärken und zu formen. Das funktioniert besonders effektiv, wenn man mehrere Übungen für dieselbe Muskelgruppe hintereinander ausführt beziehungsweise die Gegenspieler (wie Bizeps und Trizeps) anspricht. Diese Methode nennt man Supersätze. Wenn Sie also ein Ziehen in der Muskulatur spüren, ist das so gewollt, denn jetzt soll die Muskulatur gereizt werden, sodass sie sich stärker wieder aufbaut.

Die integrierten Cardiosequenzen bringen den Stoffwechsel in Gang und erhalten die antrainierte Ausdauerfähigkeit. Außerdem wird die Kraftausdauer der Muskulatur verbessert.

Programm 3

Cardio Feeling – spüren Sie Ihr Herz

Dauer: ca. 40 Minuten (Seite 182–184)

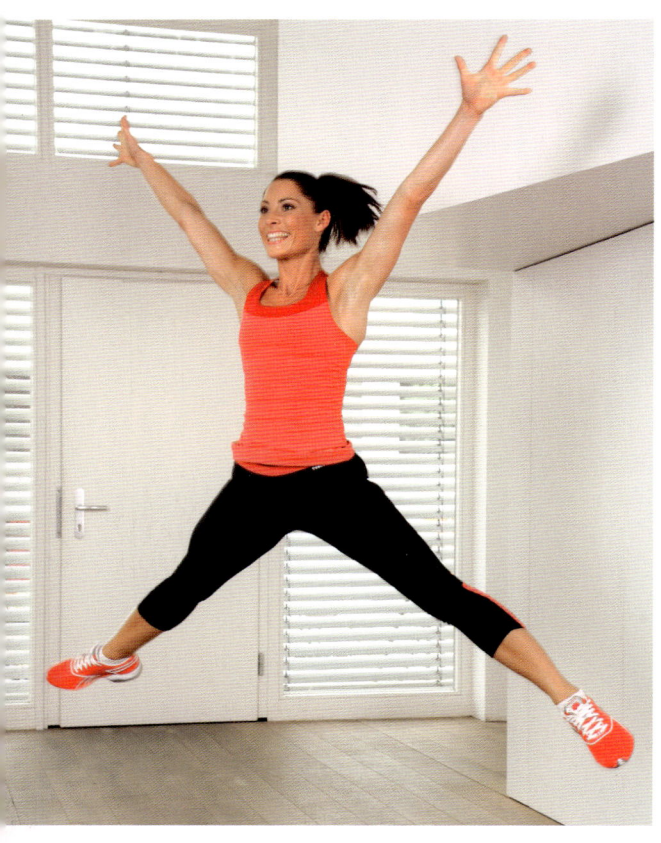

Das intensive Intervalltraining des dritten Programms heizt die Kalorienverbrennung und somit auch die Fettverbrennung so richtig an und verbessert Ihre Kondition. Jetzt dürfen Sie Ihr Herz spüren! Bewusst wird die Herzfrequenz immer wieder erhöht und dann leicht gesenkt. So trainieren Sie nicht nur Ihren Herzmuskel, sondern verbrauchen auch eine riesige Menge an Kalorien. Damit Sie Ihr gewohntes Rundumpaket erhalten und die antrainierte Kraft und Muskulatur erhalten bleiben, gibt es zudem integrierte Kraftübungen. Diese werden hier auch als »Pause« zwischen den Cardiosequenzen genutzt, um die Herzfrequenz zu beruhigen, bevor diese mit weiteren Cardio- oder Sprungbewegungen wieder nach oben getrieben wird.

Programm 4

Go for it – geben Sie alles

Dauer: ca. 60 Minuten (Seite 185–188)

Das äußerst effiziente vierte Programm beruht auf Cardiointervallen und Kraft-Supersätzen. Hier habe ich also all das kombiniert, was in den vorherigen Programmen erarbeitet wurde. Die Intensität wird in diesem Programm noch einmal etwas erhöht. Sie bekommen hier das komplette Rundumprogramm mit fast allen Übungen.

Die Verbrennung wird richtig angekurbelt, die Muskulatur von oben bis unten gekräftigt. Wundern Sie sich also nicht, wenn Sie schwitzen, atmen und Ihre Muskulatur spüren. Das muss so sein und ist ein Zeichen dafür, dass Sie alles geben. Halten Sie durch, genießen Sie Ihre neue Fitness – und vor allem das angenehme Gefühl nach dem Training.

Achtung, Stolperstein!

Sollten Sie – in Ausnahmefällen – einmal wirklich keine Möglichkeit sehen, 45 bis 60 Minuten am Stück für ein ganzes Programm aufzubringen, teilen Sie das Programm auf. Beginnen Sie in jedem Fall mit dem Warm-up, gefolgt von 10 bis 20 Minuten Workout, und schließen Sie mit dem Stretching ab. Am Abend oder gegebenenfalls an einem anderen Tag machen Sie dann das restliche Workout. Fangen Sie auch dann wieder mit dem Warm-up an, und enden Sie mit dem Stretching.

Die richtige Intensität

Sinnvollerweise startet jeder – egal, ob trainiert oder untrainiert – mit Programm 1. Wie oft Sie eine Übung innerhalb des Workouts wiederholen sollten, erfahren Sie in den Programmen. Alle Cardio- und Kraftübungen werden in drei Intensitätsstufen angeboten. Beginnen Sie am besten mit allen Übungen auf Stufe 1 und erhöhen Sie auf die nächsthöhere Stufe, sobald Sie die Übung in der vorgegebenen Wiederholungszahl problemlos korrekt ausführen können oder Sie sich von der Übung nicht mehr ausreichend gefordert fühlen (siehe hierzu Seite 72). Sie sollten sich fordern, aber nicht überfordern. Ihr Körper braucht nach einiger Zeit – sobald er sich an die Bewegungen gewöhnt hat – neue Reize, um weitere Fortschritte zu erzielen.

Erst wenn Sie ein Programm mit allen Übungen mühelos komplett ausführen können und Sie sich innerhalb des Programms steigern konnten, gehen Sie zum nächsten Programm über. Je nachdem, wie trainiert Sie

Das Traumfigur-Barometer – die Belastungsskala

Um einen Richtwert vor Augen zu haben, was anstrengend ist und was nicht, möchte ich Ihnen das Traumfigur-Barometer vorstellen. Es dient als Hilfsmittel, um Ihr subjektives Belastungsempfinden besser einschätzen zu können. Die Skala gilt für Kraft- sowie Cardioübungen gleichermaßen und ermöglicht es, die Belastung so anzupassen, dass ein maximaler Effekt erreicht wird.

Die Trainingsintensität erhöht sich von Programm zu Programm in etwa so:

Programm 1: 3-5
Programm 2: 4-6
Programm 3: 4-7
Programm 4: 5-9

schon sind und wie intensiv Sie trainieren, dauert diese Anpassung des Körpers an ein Programm etwa vier Wochen bei geübten Personen oder rund acht Wochen bei Einsteigern.

Die richtige Trainingshäufigkeit

Ihr Ziel sollte es sein, das komplette Programm mindestens dreimal pro Woche durchzuführen – möglichst nicht an aufeinanderfolgenden Tagen.

Gerne können Sie öfter trainieren, indem Sie das Programm (wie im Kasten auf Seite 197 beschrieben) aufsplitten oder es durch Laufeinheiten, Yoga oder eine aktive Freizeitgestaltung ergänzen.

Gönnen Sie sich einen Tag Pause zwischen meinen Workouts, damit der Körper die gesetzten Reize auch verarbeiten kann. Vor allem am Anfang sollten Sie es nicht übertreiben. Dann besteht nämlich die Gefahr, dass Ihre anfängliche Motivation ganz schnell schwindet. Wichtig ist, dass das Training Spaß macht und Sie regelmäßig dabeibleiben.

Wert	Bedeutung	Bewegungsbeispiele aus dem Programm
0	keine Anstrengung	sollte gar nicht erreicht werden (0)
1	sehr, sehr leicht	Mobilisation, Stretching (1–2)
2	sehr leicht	
3	leicht	Cardio-Warm-up (2–3)
4	mittelmäßig, eher leicht	langsame Intensitätserhöhung bei den Cardiointervallen (4–5)
5	mittelmäßig	
6	mittelmäßig, eher schwer	
7	schwer	Belastungsphase bei den Cardiointervallen und intensive Kraftanstrengungen (6–8)
8	sehr schwer	
9	sehr, sehr schwer	kann mit Sprüngen erreicht werden (9)
10	maximale Anstrengung	sollte gar nicht erreicht werden (10)

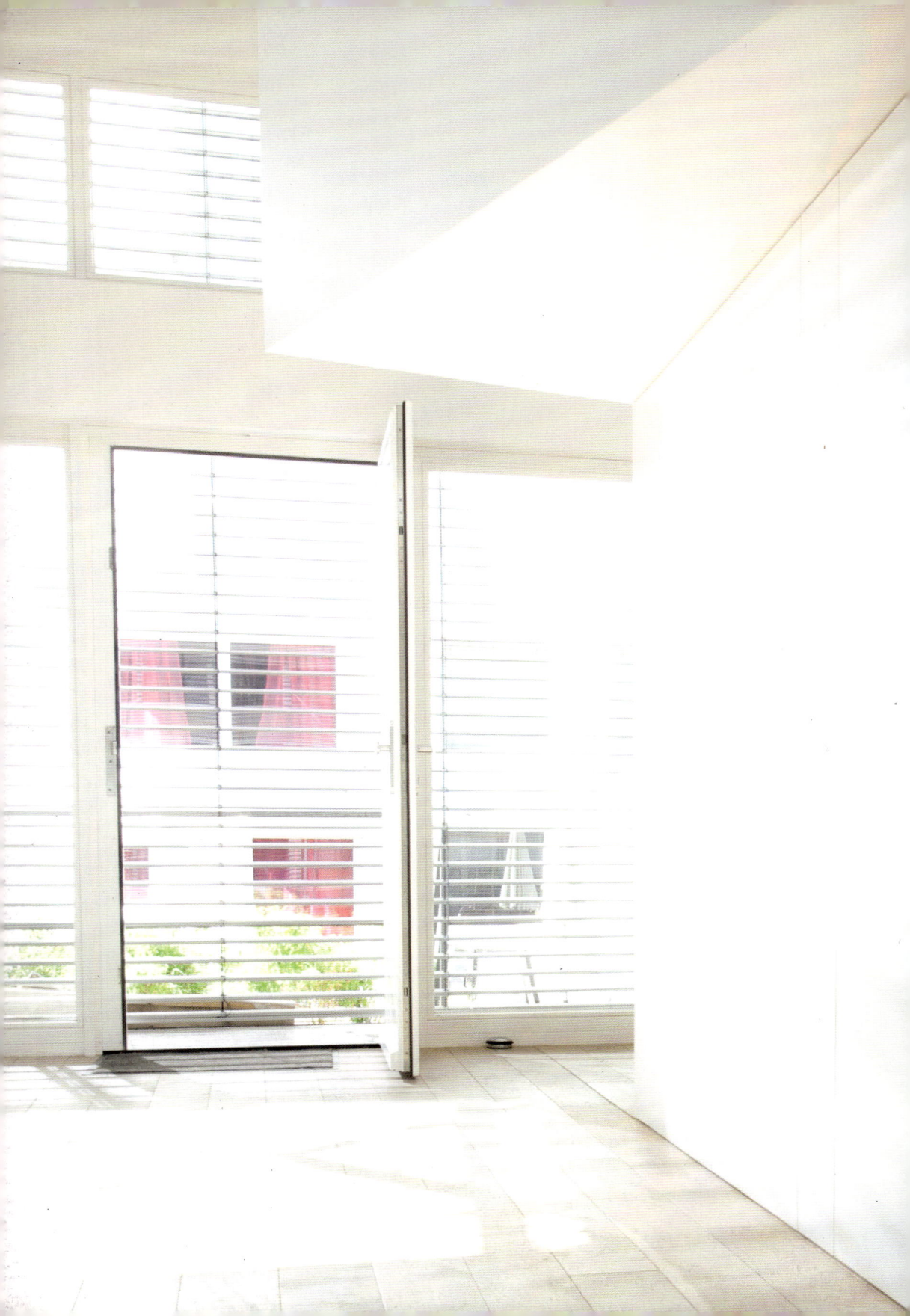

Die Workouts

Programm 1

Let's get started –
Los geht's

Warm-up

Mobilisation

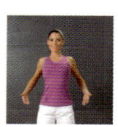
Schulterkreisen
4 Wdh.

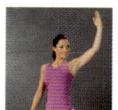
Schaufelrad
8 Wdh., rechts und links
im Wechsel

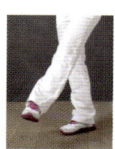
Fußmobilisation
Jeden Fuß jeweils
4 x nach außen,
dann 4 x nach innen kreisen

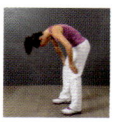
Wirbelsäulenmobilisation
Ablauf 8 x langsam wiederholen

Cardio

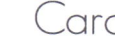
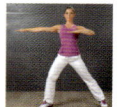
Side to side
1 Minute lang
ausführen

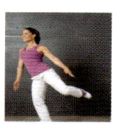
Leg Curl
1 Minute lang
ausführen

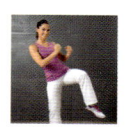
Knee Lift
1 Minute lang
ausführen

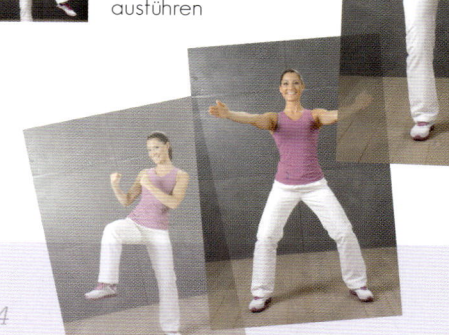

Workout – Block 1
Cardio

Führen Sie die Übungen in der angegebenen Zeit durch. Wählen Sie stets die Stufe aus, bei der Sie noch gut atmen können, aber schon leicht schwitzen. Nicht völlig auspowern.

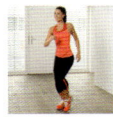
Jogging
1 Minute lang ausführen

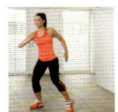
Wide Run
1 Minute lang ausführen

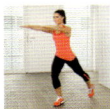
Repeater
1 Minute lang ausführen

Maximal 16 Wdh. auf einer Seite, dann ebenso viele Wdh. auf der anderen Seite ausführen. Zum Beispiel 16 Wdh. rechts, 16 Wdh. links, dann 8 Wdh. pro Seite, dann 4 Wdh. pro Seite und noch mal 4 Wdh. pro Seite.

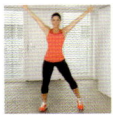
Step Touch
1 Minute lang ausführen

2. Runde

Führen Sie jetzt noch einmal alle vier Übungen nacheinander aus – insgesamt 3 Minuten.

Jogging

Wide Run

Repeater

Step Touch

Machen Sie insgesamt 7 Minuten Cardio. Sie können die angegebenen Übungen in dieser Zeit beliebig variieren. Legen Sie sich Ihre Lieblingsmusik auf, und los geht's zum Beispiel mit 32 x Jogging, 8 x Wide Run und Jogging im Wechsel, 4 x Repeater und Step Touch im Wechsel. Alles so oft wiederholen, bis 7 Minuten um sind.

Kraft

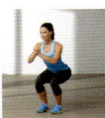
Kniebeuge
Stufe 1:
25 Wdh.

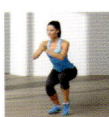
Stufe 2:
16 Wdh. auf der einen Seite, dann 16 auf der anderen

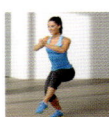
Stufe 3:
8 Wdh. auf der einen Seite, dann 8 auf der anderen

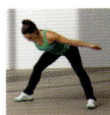
Fly
12-15 Wdh.

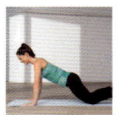

Push-up

15-20 Wdh.

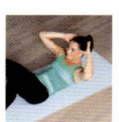

Classic Crunch

25-30 Wdh.

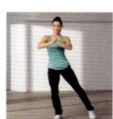

Fighter

Stufe 1: 16 Wdh., dann Seite wechseln, 2 Durchgänge

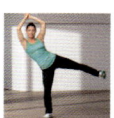

Stufe 2 und 3: à 8 Wdh., dann Seite wechseln, 2 Durchgänge

Wiederholung Block 1

Wiederholen Sie jetzt noch einmal den 7-minütigen Cardioteil und führen Sie anschließend den gerade absolvierten Kraftzirkel ein zweites Mal aus.

Workout – Block 2

Cardio

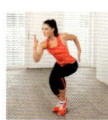

Wechsel aus Tripples und Jogging

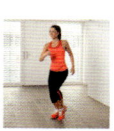

15 Sekunden Tripples, dann 15 bis 30 Sek. Jogging in eigener Stufe als »Erholung«, bis sich die Atmung wieder etwas beruhigt.
Insgesamt 1 Minute lang ausführen

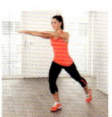

Repeater

1 Minute lang ausführen

Maximal 16 Wdh. pro Seite ausführen, dann Seite wechseln. Zum Beispiel 16 Wdh. pro Seite, davon 2 Durchgänge. Oder wie in Block 1 ausführen, doch beginnen Sie jetzt einmal anders herum: 2 x 4 Wdh. pro Seite, dann 8 Wdh. pro Seite, gefolgt von 16 Wdh. pro Seite.

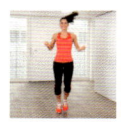

Seilspringen

1 Minute lang ausführen

2. Runde

Wechseln Sie jetzt noch einmal vier Minuten lang selbstständig zwischen Jogging mit Tripples, Repeater und Seilspringen ab.

Kraft

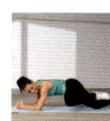

Krabben-Crunch

Stufe 1 und 2:
8 Wdh. je Seite im Wechsel

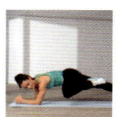

Stufe 3:
8 Wdh. auf der einen Seite, dann 8 Wdh. auf der anderen Seite

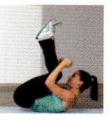

Käfer-Crunch

12-15 Wdh.

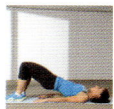

Po-Lift

Stufe 1:
15-20 Wdh.

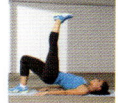

Stufe 2:
10 Wdh auf der einen Seite,
dann 10 Wdh. auf der anderen

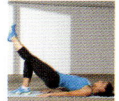

Stufe 3:
8 Wdh. auf der einen Seite,
dann 8 Wdh. auf der anderen

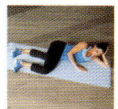

Schenkelformer außen

20-25 Wdh. auf der einen Seite,
dann 20-25 Wdh. auf der anderen

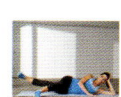

Schenkelformer innen

20-25 Wdh. auf der einen Seite,
dann 20-25 Wdh. auf der anderen

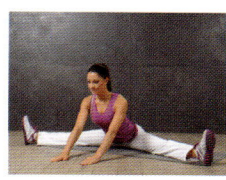

Vorlage

Die Position etwa 30
Sekunden halten und
mit jeder Ausatmung
etwas tiefer gehen

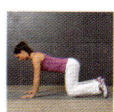

Dog Stretch

15 Sekunden halten

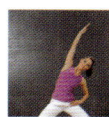

Fahnenmast

Auf jeder Seite 20 Sekunden in der
Position bleiben

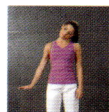

Abzug

15 Sekunden pro Seite halten.
Gleichmäßig weiteratmen

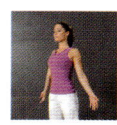

Ausklang

1 Minute lang ausführen

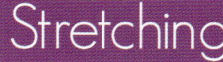

Stretching

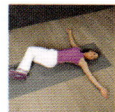

Boden-Twist

Auf jeder Seite 30 Sekunden
in der Position bleiben

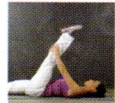

Leg Stretch

Dehnung mit jeder Ausatmung verstärken und mit der Einatmung leicht
lösen. Je Bein 8 bis 12 Wdh. Dann in
der Endpositon 10 Sekunden halten.

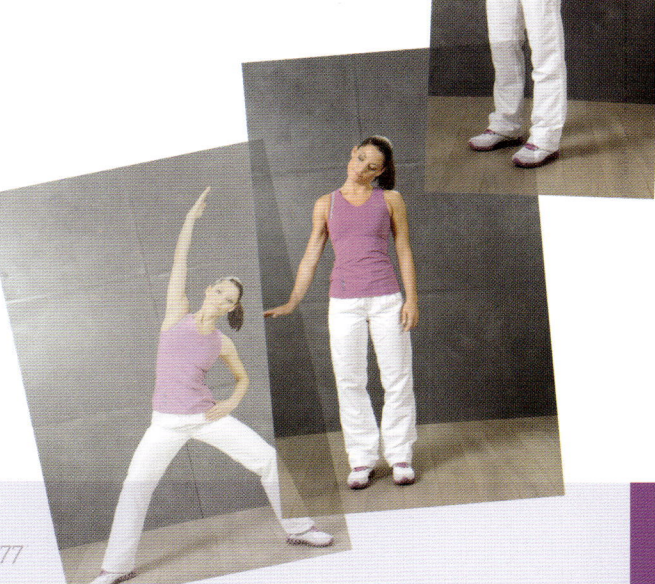

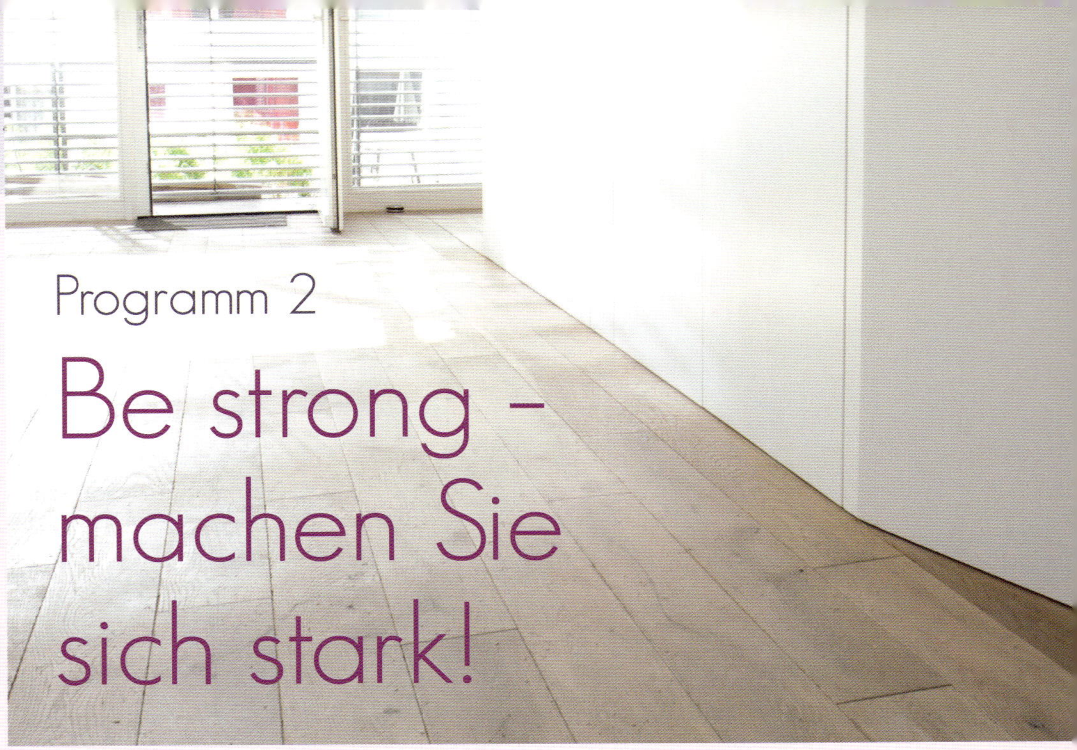

Programm 2

Be strong – machen Sie sich stark!

Warm-up

Mobilisation

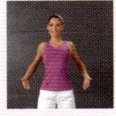 **Schulterkreisen**
4 Wdh.

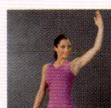 **Schaufelrad**
8 Wdh., rechts und links
im Wechsel

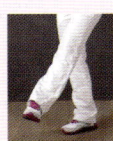 **Fußmobilisation**
Jeden Fuß jeweils
4 x nach außen,
dann 4 x nach innen kreisen

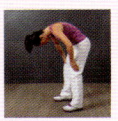 **Wirbelsäulenmobilisation**
Ablauf 8 x langsam wiederholen

Cardio

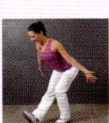 **Heel Touch**
1 Minute lang
ausführen

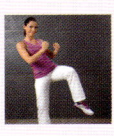 **Knee Lift**
1 Minute lang
ausführen

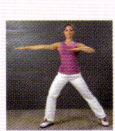 **Side to side**
1 Minute lang
ausführen

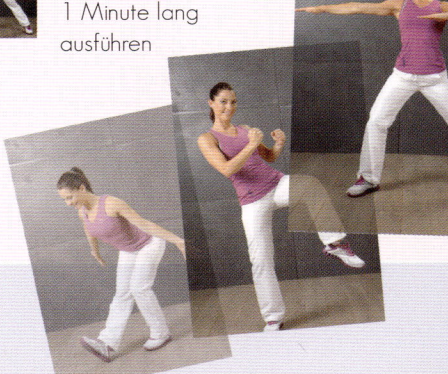

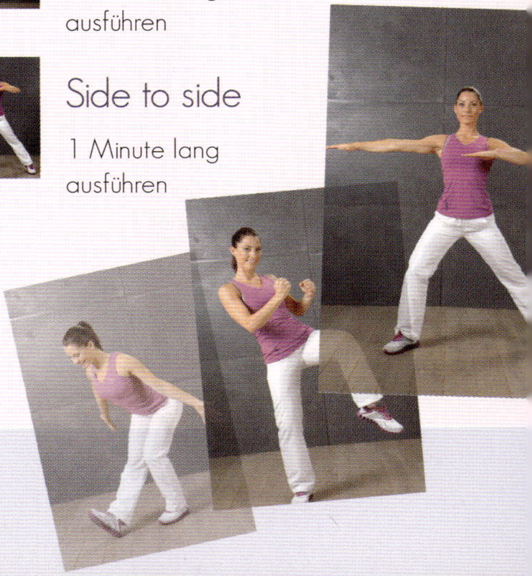

Cardio Fatburner 1

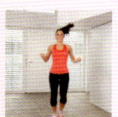

Seilspringen

1 Minute lang ausführen

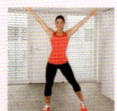

Step Touch

1 Minute lang ausführen

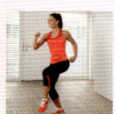

Jogging

1 Minute lang ausführen

Kraft 1

Wählen Sie bei jeder Übung die passende Stufe, und führen Sie die Bewegungen in der angegebenen Wiederholungszahl aus. Die letzten Wiederholungen sollten deutlich spürbar sein.

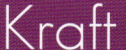

Kniebeuge

Stufe 1:
25 Wdh.

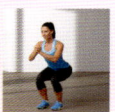

Stufe 2:
16 Wdh. auf der einen Seite,
dann 16 Wdh. auf der anderen

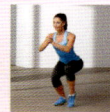

Stufe 3:
8 Wdh. auf der einen Seite,
dann 8 Wdh. auf der anderen

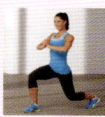

Ausfallschritt

Stufe 1: 20 Wdh. auf der einen Seite,
dann 20 Wdh. auf der anderen

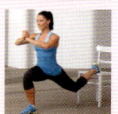

Stufe 2: 15 Wdh. auf der einen Seite,
dann 15 Wdh auf der anderen

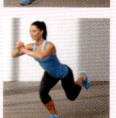

Stufe 3: 10 Wdh. auf der einen Seite,
dann 10 Wdh auf der anderen

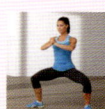

Plié Squat

Stufe 1: 20 Wdh.,
dann 10 Sekunden unten halten

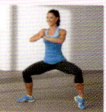

Stufe 2: 12 Wdh. auf der einen Seite,
dann 12 Wdh auf der anderen

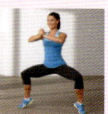

Stufe 3: 15 Wdh. auf der einen Seite, 10 Sekunden in der tiefen Position halten, 15 Wdh. auf der anderen Seite

Cardio Fatburner 2

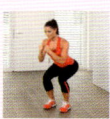

Ski Gym

Stufe 1 und 2: 1 Minute lang ausführen

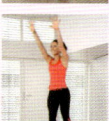

Stufe 3: 5-10 Sprünge,
dann weiter in Stufe 2

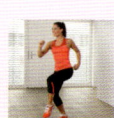

Jogging

1 Minute lang ausführen

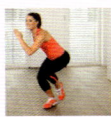 **Skater**

1 Minute lang ausführen

Kraft 2

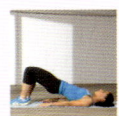 **Po-Lift**

Stufe 1:
15-20 Wdh.

Stufe 2:
10 Wdh. auf der einen Seite,
dann 10 Wdh. auf der anderen

Stufe 3:
8 Wdh. auf der einen Seite,
dann 8 Wdh. auf der anderen

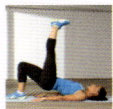 **Schenkelformer außen**

15-20 Wdh. auf der einen Seite,
dann 15-20 Wdh. auf der anderen

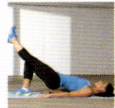 **Schenkelformer innen**

15-20 Wdh. auf der einen Seite,
dann 15-20 Wdh. auf der anderen

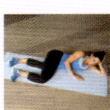 **Fly**

12-15 Wdh.

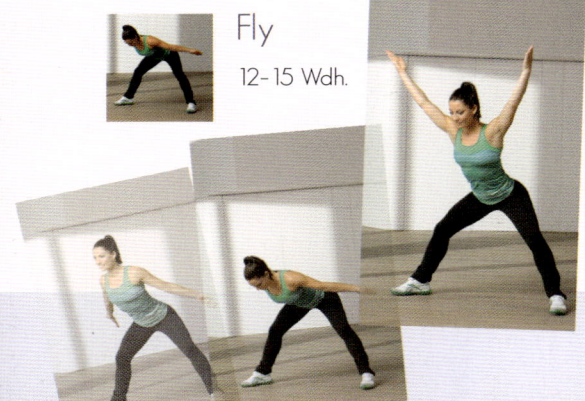

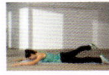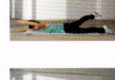 **X-Lift**

Stufe 1: 20 Wdh. des Ablaufs
(Bein rechts, links,
Arm rechts, links)

Stufe 2: 15 Wdh. pro Seite

Stufe 3: 15 Wdh.

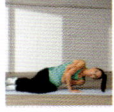 **Trizeps Press**

15 Wdh. pro Seite

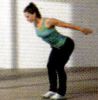 **Trizeps Push**

Stufe 1: 15-20 Wdh. im Wechsel
Stufe 2 und 3: 15-20 Wdh.

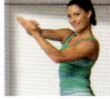 **Bizeps Press**

8 Wdh. auf der einen Seite,
dann 8 Wdh. auf der anderen

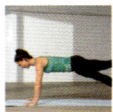 **Push-up**

15-20 Wdh.

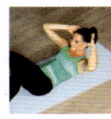 **Classic Crunch**

25-30 Wdh.

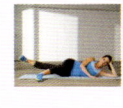 **Fighter**

Stufe 1: 16 Wdh., dann Seite
wechseln, 2 Durchgänge

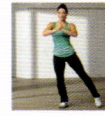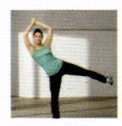 Stufe 2 und 3: 8 Wdh., dann
Seite wechseln, 2 Durchgänge

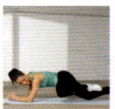

Krabben-Crunch

Stufe 1 und 2: 8 Wdh. je Seite im Wechsel

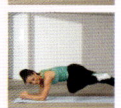

Stufe 3: 8 Wdh. auf der einen Seite, dann 8 Wdh. auf der anderen Seite

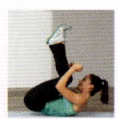

Käfer-Crunch

12–15 Wdh.

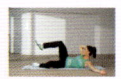

Twist Crunch

12–15 Wdh. pro Seite

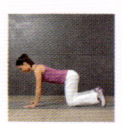

Dog Stretch

15 Sekunden halten

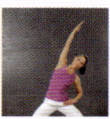

Fahnenmast

Auf jeder Seite 20 Sekunden in der Position bleiben

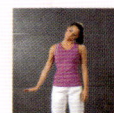

Abzug

15 Sekunden pro Seite halten. Gleichmäßig weiteratmen

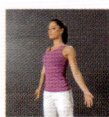

Ausklang

1 Minute lang ausführen

Stretching

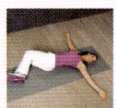

Boden-Twist

Auf jeder Seite 30 Sekunden in der Position bleiben

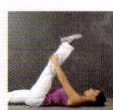

Leg Stretch

Dehnung mit jeder Ausatmung verstärken und mit der Einatmung leicht lösen. Je Bein 8 bis 12 Wdh. Dann in der Endpositon 10 Sekunden halten

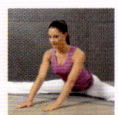

Vorlage

Die Position etwa 30 Sekunden halten und mit jeder Ausatmung etwas tiefer gehen

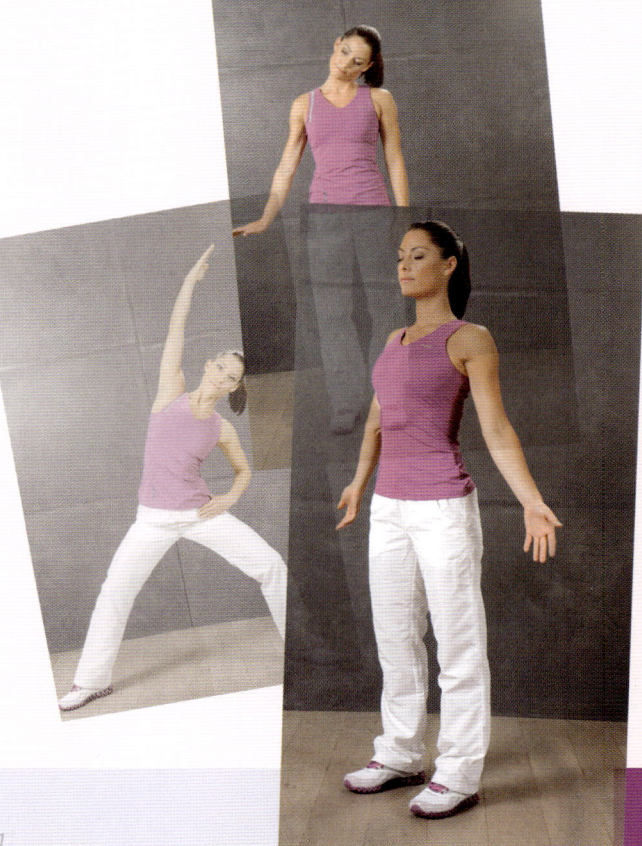

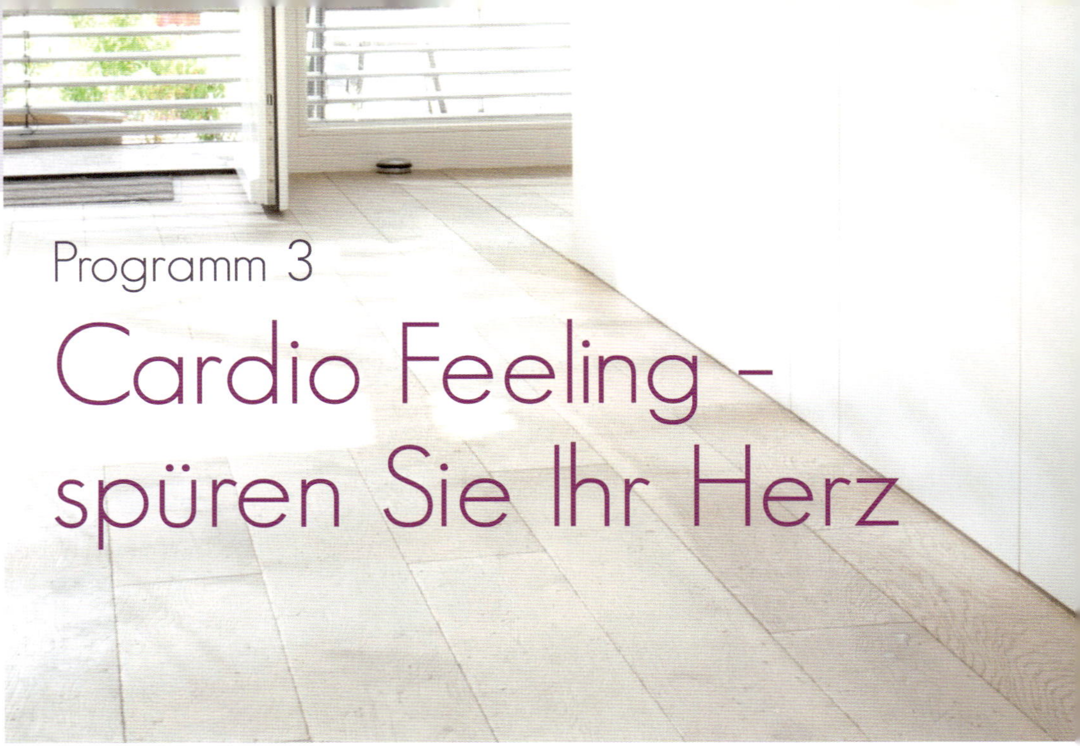

Programm 3

Cardio Feeling – spüren Sie Ihr Herz

Warm-up

Mobilisation

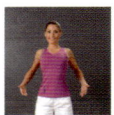

Schulterkreisen
4 Wdh.

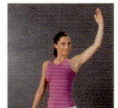

Schaufelrad
8 Wdh., rechts und links
im Wechsel

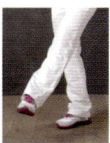

Fußmobilisation
Jeden Fuß jeweils
4 x nach außen,
dann 4 x nach innen kreisen

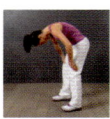

Wirbelsäulenmobilisation
Ablauf 8 x langsam wiederholen

Cardio

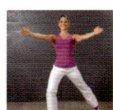

Lunge diagonal
1 Minute lang ausführen

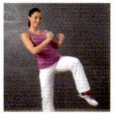

Knee Lift
1 Minute lang ausführen

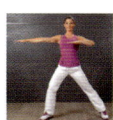

Side to side
1 Minute lang ausführen

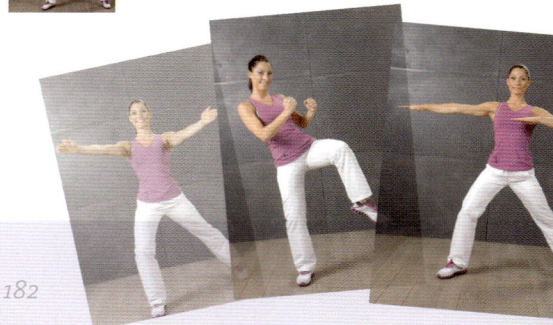

Cardioworkout

Die Cardioübungen werden folgendermaßen ausgeführt:

- 1 Minute locker trainieren
- Langsam die Intensität steigern
- 15–30 Sekunden Vollgas geben (je nach Übung und Fitnesslevel)
- Dann wieder langsam die Intensität senken, bis sich Atmung und Puls beruhigt haben (ca. 30 Sekunden)
- Diesen Ablauf dreimal wiederholen
- Bei Sprungübungen in der Belastungsphase 10–15 Wdh. in höchster Intensität ausführen und dann ca. 15–30 Sekunden in Stufe 1 oder 2 weitertrainieren

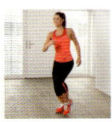 Jogging

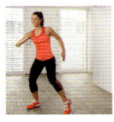 Wide Run

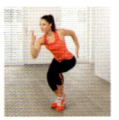 Wechsel aus Tripples und Jogging

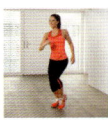 Athletic

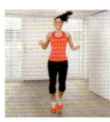 Seilspringen

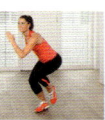 Skater

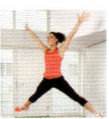 X-Move

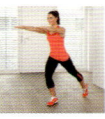 Repeater

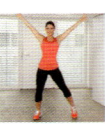 Step Touch

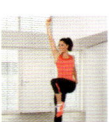 Superwoman

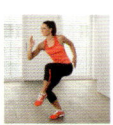 Jogging

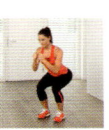 Ski Gym

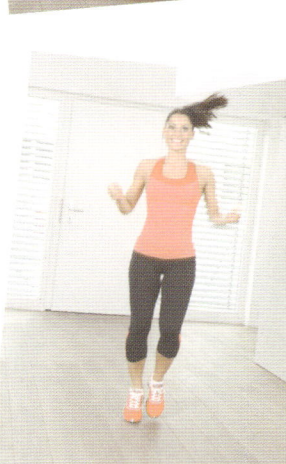

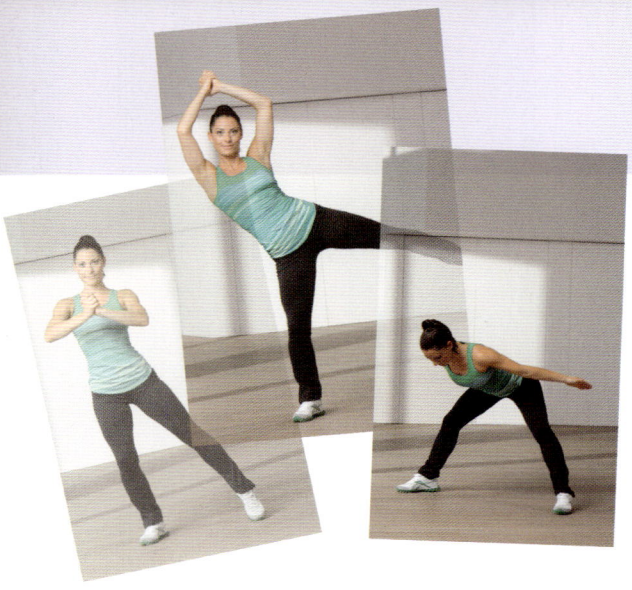

Stretching

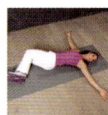
Boden-Twist
Auf jeder Seite 30 Sekunden
in der Position bleiben

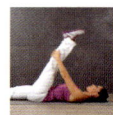
Leg Stretch
Dehnung mit jeder Ausatmung verstärken und mit der Einatmung leicht
lösen. Je Bein 8 bis 12 Wdh. Dann in
der Endpositon 10 Sekunden halten

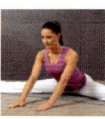
Vorlage
Die Position etwa 30 Sekunden
halten und mit jeder Ausatmung
etwas tiefer gehen

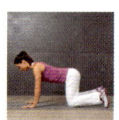
Dog Stretch
15 Sekunden halten

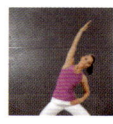
Fahnenmast
Auf jeder Seite 20 Sekunden in der
Position bleiben

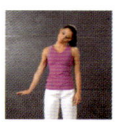
Abzug
15 Sekunden pro Seite halten.
Gleichmäßig weiteratmen

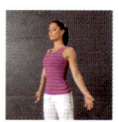
Ausklang
1 Minute lang ausführen

Cooldown & Core

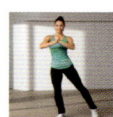
Fighter
Stufe 1: 16 Wdh., dann Seite
wechseln, 2 Durchgänge

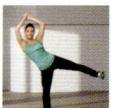
Stufe 2 und 3:
8 Wdh., dann Seite wechseln,
2 Durchgänge

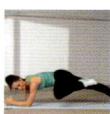
Krabben-Crunch
Stufe 1 und 2: 8 Wdh. je Seite
im Wechsel ausführen

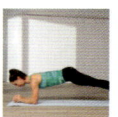
Stufe 3: 8 Wdh. auf der einen Seite,
dann 8 Wdh. auf der anderen Seite
absolvieren

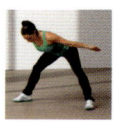
Fly
12-15 Wdh.

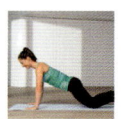
Push-up
15-20 Wdh.

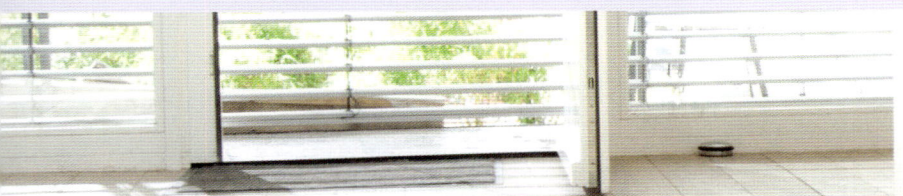

Programm 4

Go for it –
geben Sie alles!

Warm-up

Mobilisation

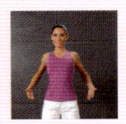
Schulterkreisen
4 Wdh.

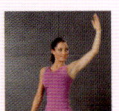
Schaufelrad
8 Wdh., rechts und links
im Wechsel

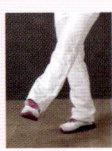
Fußmobilisation
Jeden Fuß jeweils
4 x nach außen,
dann 4 x nach innen kreisen

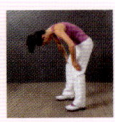
Wirbelsäulenmobilisation
Ablauf 8 x langsam wiederholen

Cardio

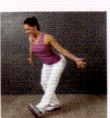
Heel Touch
1 Minute lang ausführen

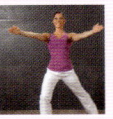
Lunge diagonal
1 Minute lang ausführen

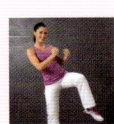
Knee Lift
1 Minute lang ausführen

Cardio-Kraft-Intervalle

Die Cardioübungen werden folgendermaßen ausgeführt:

- 1 Minute locker trainieren
- Langsam die Intensität steigern
- 15–30 Sekunden Vollgas geben beziehungsweise 10–15 Sprünge ausführen
- Dann wieder langsam die Intensität senken, bis sich Atmung und Puls beruhigt haben (ca. 30 Sekunden)
- Diesen Ablauf dreimal wiederholen

Die Kraftübungen einmal in der angegebenen Wiederholungszahl ausführen.

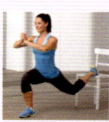
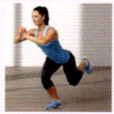
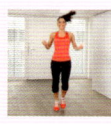

Ausfallschritt

Stufe 1:
20 Wdh. auf der einen Seite, dann 20 Wdh. auf der anderen

Stufe 2:
15 Wdh. auf der einen Seite, dann 15 Wdh. auf der anderen

Stufe 3:
10 Wdh. auf der einen Seite, dann 10 Wdh. auf der anderen

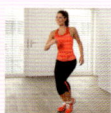

Jogging

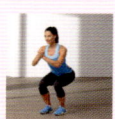

Kniebeuge

Stufe 1: 25 Wdh.

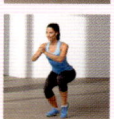

Stufe 2:
16 Wdh. auf der einen Seite, dann 16 Wdh. auf der anderen

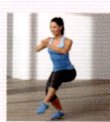

Stufe 3:
8 Wdh. auf der einen Seite, dann 8 Wdh. auf der anderen

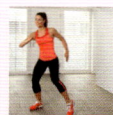

Wide Run

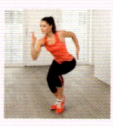

Wechsel aus Tripples und Jogging

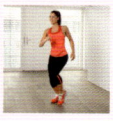

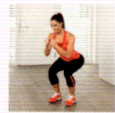

Seilspringen

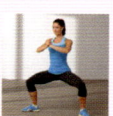

Ski Gym

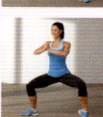

Plié Squat

Stufe 1: 20 Wdh., dann 10 Sekunden unten halten

Stufe 2: 12 Wdh. auf der einen Seite, dann 12 Wdh. auf der anderen

Stufe 3: 15 Wdh. auf der einen Seite, 10 Sekunden in der tiefen Position halten, 15 Wdh. auf der anderen Seite

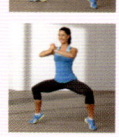

Athletic

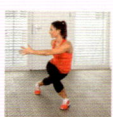

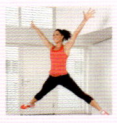

X-Move

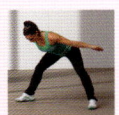

Fly
12–15 Wdh.

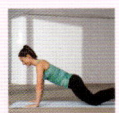

Push-up
15–20 Wdh.

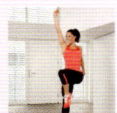

Superwoman

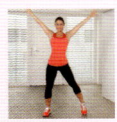

Step Touch

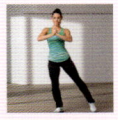

Fighter
Stufe 1: 16 Wdh., dann Seite wechseln, 2 Durchgänge

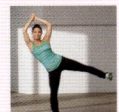

Stufe 2 und 3: 8 Wdh., dann Seite wechseln, 2 Durchgänge

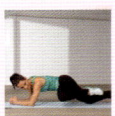

Krabben-Crunch
Stufe 1 und 2: 8 Wdh. je Seite im Wechsel

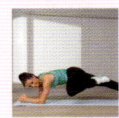

Stufe 3: 8 Wdh. auf der einen Seite, dann 8 Wdh. auf der anderen Seite

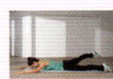

X-Lift
Stufe 1: 20 Wdh. des Ablaufs (Bein rechts, links, Arm rechts, links)

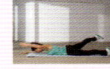

Stufe 2: 15 Wdh. pro Seite

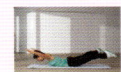

Stufe 3: 15 Wdh.

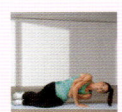

Trizeps Press
15 Wdh. pro Seite

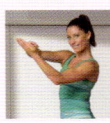

Bizeps Press
8 Wdh. auf der einen Seite, dann 8 Wdh. auf der anderen

Trizeps Push
Stufe 1: 15–20 Wdh. im Wechsel
Stufe 2 und 3: 15–20 Wdh.

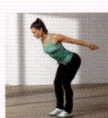

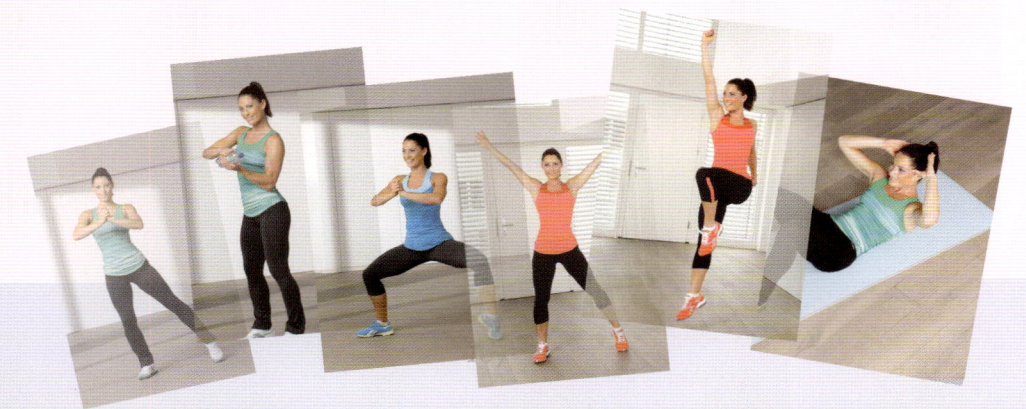

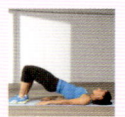

Po-Lift

Stufe 1:
15-20 Wdh.

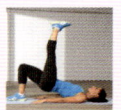

Stufe 2:
10 Wdh. auf der einen Seite,
dann 10 Wdh. auf der anderen

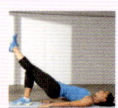

Stufe 3:
8 Wdh. auf der einen Seite,
dann 8 Wdh. auf der anderen

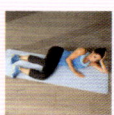

Schenkelformer außen

20-25 Wdh. auf der einen Seite,
dann 20-25 Wdh. auf der anderen

Schenkelformer innen

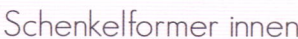
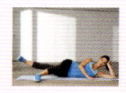

20-25 Wdh. auf der einen Seite,
dann 20-25 Wdh. auf der anderen

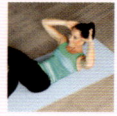

Classic Crunch

25-30 Wdh.

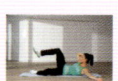

Twist Crunch

12-15 Wdh. pro Seite

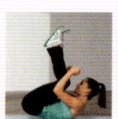

Käfer-Crunch

12-15 Wdh.

Stretching

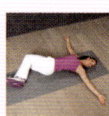

Boden-Twist

Auf jeder Seite 30 Sekunden in der
Position bleiben

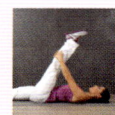

Leg Stretch

Dehnung mit jeder Ausatmung
verstärken und mit der Einatmung
leicht lösen. Je Bein 8 bis 12 Wdh.
Dann in der Endpositon 10 Sekunden halten

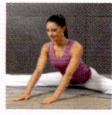

Vorlage

Die Position etwa 30 Sekunden
halten und mit jeder Ausatmung
etwas tiefer gehen

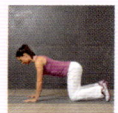

Dog Stretch

15 Sekunden halten

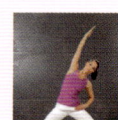

Fahnenmast

Auf jeder Seite 20 Sekunden in der
Position bleiben

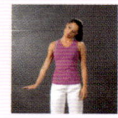

Abzug

15 Sekunden pro Seite halten.
Gleichmäßig weiteratmen

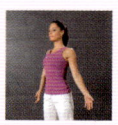

Ausklang

1 Minute lang ausführen

Geschafft!

Flexibel in Bestform

Bienvenida Prieto-Capella, 30, hält in Barcelona sowohl den Body als auch ihre Sprach-kenntnisse per DVD fit!

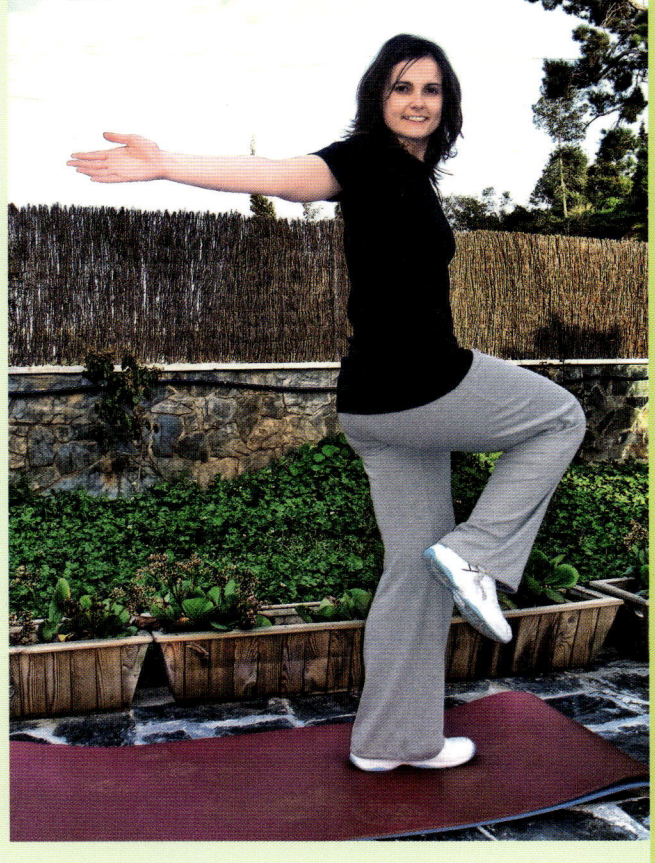

»Mein Arbeitstag besteht neben der Zeit im Büro aus vier Stunden Autofahren. Ein Umzug ist momentan einfach nicht drin. Ich habe außerdem einen Online-Scrapbook-Handel, der betreut werden will. Der läuft so gut, dass ich für dieses Verfahren, Bilder und Aufkleber als Collagen in eine Geschichte zu verwandeln, einen Buchauftrag bekommen habe. Da bleibt nicht viel Zeit für Sport. Da jedoch alle Frauen in meiner Familie zu dicken Beinen und einem kräftigen Po neigen, muss und will ich etwas tun.

Seit ich denken kann, halte ich mich vor dem Fernseher fit. Es gibt ein Foto von mir, auf dem ich so einen Gymnastikanzug trage wie die Frauen, die einst morgens ganz früh im Fernsehen Aerobic machten. Ich war damals vier Jahre alt, und den Anzug hatte mir meine Oma genäht. Heute ist mein tägliches Sportprogramm schon fast ein Ritual: Nach Hause kommen, DVD einlegen, und los geht's, mindestens 30 Minuten lang. Am Wochen-ende können es auch mal anderthalb Stunden werden. Ich habe eine riesige Fitness-DVD-Sammlung, aber die von Johanna sind mir die liebsten. Mit ihren Workouts habe ich in vier Monaten zwei Kleidergrößen verloren, jetzt trage ich 38 statt 42. Mein Bauch ist schön flach, meine Beine und der Po sind echt knackig. Toll! Zudem bin ich einfach viel besser drauf und voller Energie. Übrigens sind die Anleitungen von Johanna für mich auch ein guter Weg, mein Deutsch hier in Barcelona nicht zu verlernen. Als gebürtige Deutsche und als Sekretärin in einer deutschen Firma ist das sehr wichtig für mich. Darum freue ich mich auch schon riesig auf Johannas neues Buch!«

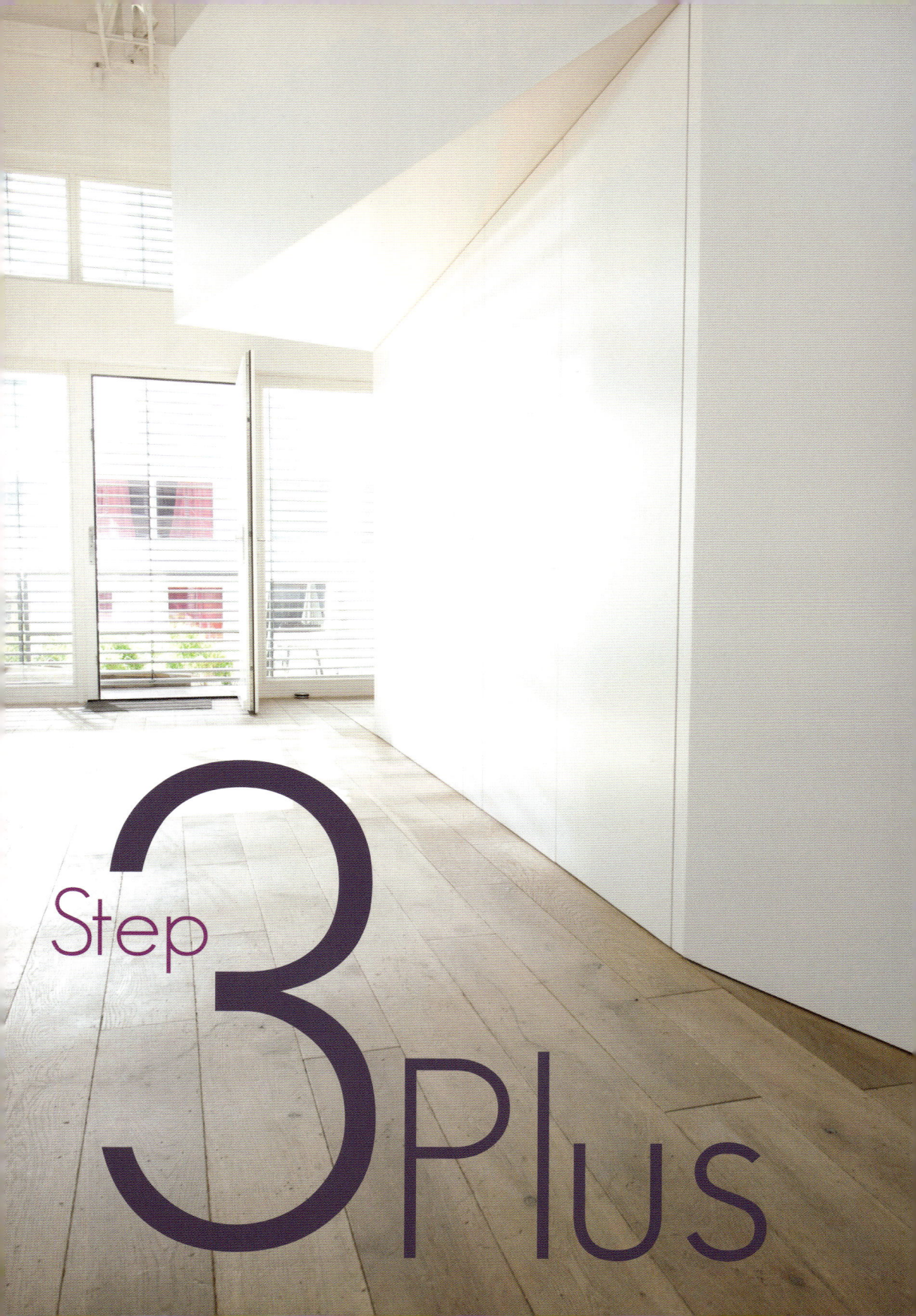

Step

3Plus

Step 3Plus
Programme selbst gemacht

Eigentlich brauchen Sie für das »Projekt Traumfigur« nur meine vier zuvor beschriebenen Programme. Alle, die noch mehr für ihre Fitness tun möchten, erfahren in diesem Kapitel, wie sie eigene Workouts gestalten können und wie sich ihr Trainingsplan optimal durch zusätzliche Cardioeinheiten ergänzen können.

Ihre eigenen Workouts

In den folgenden Abschnitten werde ich Ihnen erklären, wie Sie ganz nach Lust und Laune Ihre eigenen Workouts kreieren können. Einige grundsätzliche Dinge sollten Sie beachten, bevor Sie anfangen, Ihr eigener Coach zu werden. Beginnen Sie jedes Workout mit einem Warm-up. Wichtig ist die Mobilisation, die immer aus den fünf Übungen besteht, die ich den vier Programmen in diesem Buch vorangestellt habe (siehe Seite 79–82). Für den Cardioteil des Warm-ups suchen Sie sich einfach etwa drei bis fünf Cardioübungen aus. Sie können hierfür Übungen aus dem Cardio-Warm-up wählen (Seite 84–88) oder auch jene aus dem Cardioteil (Seite 90–109). In diesem Fall sollten Sie stets bei Stufe 1 bleiben und möglichst auf Übungen mit Sprung- oder Laufbewegungen verzichten. Gute Aufwärmübungen sind zum Beispiel Step Touch, Repeater oder X-Move in Stufe 1. Wärmen Sie sich mit den fünf Mobilisationsübungen und mindestens drei Minuten Cardio auf.

Beenden Sie jede Ihrer Trainingseinheiten mit dem Stretching. Die Stretchingübungen entnehmen Sie einfach einem Programm.

Warm-up und Stretching sind also feste und in ihrem Umfang unveränderliche Bestandteile einer jeden Trainingseinheit. Den Hauptteil, bestehend aus einem Cardio- und/oder Kraftworkout, können Sie hingegen individuell gestalten – je nach Tagesform und Ihren persönlichen Bedürfnissen. Worauf Sie achten müssen, wenn Sie ein Workout zusammenstellen möchten, das perfekt auf Ihr jeweiliges Trainingsziel abgestimmt ist, erfahren Sie hier:

Grundlagenausdauer

Zur gezielten Verbesserung Ihrer Grundlagenausdauer erstellen Sie sich ein Cardioprogramm, das Sie auch wunderbar als Alternative zum Joggen verwenden können. In der Rubrik »Cardio« (Seite 90–109) finden Sie alle Cardiobewegungen, aus denen Sie auswählen können.

Beachten Sie, dass Sprungbewegungen die Intensität erhöhen. Möchten Sie ein Programm gestalten, das die Grundlagenausdauer trainiert und den Stoffwechsel anregt, Sie aber nicht bis an Ihre Leistungsgrenze fordert, suchen Sie sich Cardioübungen ohne Sprungbewegungen in einer Stufe aus, die Sie auf moderatem Level hält, zum Beispiel Joggen, Seilspringen, Athletic in Stufe 1 bis 2.

Wählen Sie mindestens fünf Übungen, die Sie nacheinander jeweils eine Minute oder acht bis 32 Wiederholungen lang ausführen, und wiederholen

Sie dann den ganzen Zirkel, bis Sie 45 bis 60 Minuten trainiert haben. Wünschen Sie mehr Abwechslung, dann machen Sie doch einfach mal alle Cardioübungen aus dem Übungsteil in einem moderaten Level von vorne bis hinten durch.

Cardio intensiv

Für ein anspruchsvolleres Cardioworkout bringen Sie die gewählten Cardioübungen in ein Intervallsystem, wie Sie es aus Programm 3 und 4 kennen. Das heißt, Sie steigern langsam mithilfe der drei Stufen die Intensität, geben 15 Sekunden lang Vollgas und machen anschließend 30 Sekunden in einer niedrigeren Stufe weiter, bis sich Atmung und Herzfrequenz wieder beruhigt haben. Die Dauer der Belastungsphase hängt von der jeweiligen Übung und Ihrer aktuellen Fitness ab.

Vielleicht können Sie sich ja auf 20 bis 30 Sekunden steigern. Die Erholungsphase können Sie entsprechend anpassen und auf etwa 40 bis 60 Sekunden ausdehnen. Sie sollte allerdings nur so lange dauern, bis sich Atmung und Herzfrequenz etwas beruhigt haben.

Cardio-Kurzprogramm

Wenn Sie wirklich intensiv trainieren, können Sie durch die erhöhte Intensität Trainingszeit einsparen. Ein intensives Cardioworkout von 20 bis 30 Minuten ist durchaus effektiv. Selbst 10 Minuten bringen schon etwas. Je kürzer die Dauer des Trainings, umso intensiver sollten die Übungen sein.

Kraftzirkel 1

Konzentrieren Sie sich auch mal ganz auf Ihr Krafttraining, und führen Sie beispielsweise sämtliche Kraftübungen (Seite 110–143) in der Reihenfolge, in der sie im Buch vorgestellt werden, nacheinander aus. Machen Sie pro Übung 15 bis 25 Wiederholungen (je mehr Wiederholungen, umso besser). Bei Übungen, die auf beiden Körperseiten separat ausgeführt werden, machen Sie 25 Wiederholungen pro Seite. Sollten Sie eine hohe Schwierigkeitsstufe gewählt haben und bereits nach acht Wiederholungen merken, dass es nicht mehr geht, machen Sie einfach in einer niedrigeren Stufe weiter.

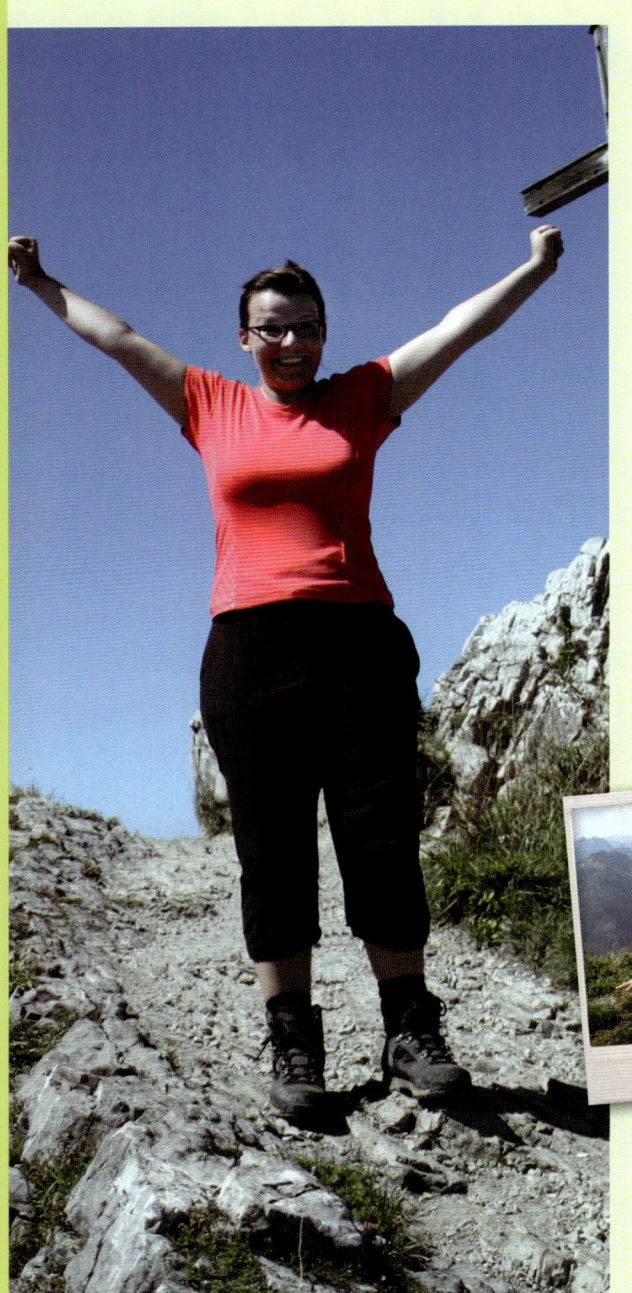

vorher

Geschafft!

Auf dem Gipfel des Glücks

Anne-Catrin Lisse, 27, sah im TV, wie Johanna Stefan Raab mit Übungen quälte, und wollte trotzdem – oder gerade deswegen – auch mit ihr trainieren.

»2007 hörte ich auf zu rauchen, um meiner Gesundheit etwas Gutes zu tun. Allerdings bezweifle ich im Nachhinein, ob 13 Kilo mehr auf den Rippen wirklich gesünder waren. Die legte ich, eine gerade mal 1,61 Meter große Person, innerhalb der folgenden zwei Jahre zu. In dieser Zeit zog ich mit meinem Freund zusammen, wir kochten abends oft gemeinsam Pasta mit Käse, und danach gab es noch Schokolade oder Chips. Solche Gelüste kannte ich als Raucherin nicht. Vorher hatte ich auch immer schwarzen Kaffee getrunken, plötzlich mussten viel Milch und Zucker hinein. Obendrein wechselte ich meine Dienststelle innerhalb der Stadt München. Der neue Job war so vielseitig, dass ich mir keine Gedanken übers Essen machen konnte. Meistens nahm ich tagsüber kaum etwas zu mir – mit dem Ergebnis, dass ich dann abends alles wahllos in mich hineinstopfte. Klar spannte nach und nach die Kleidung, aber das ignorierte ich erfolgreich. Passte ein Teil nicht mehr – ich hatte früher Kleidergröße 36/38 getragen –, zog ich es einfach nicht mehr an.

Natürlich war ich unglücklich, ernährte mich aber trotzdem weiter so schlecht und bewegte mich kaum. Als Jugendliche hatte ich in einer Tanzgruppe getanzt und war super beweglich gewesen, davon war bei mir als 25-Jähriger nicht mehr viel übrig. Erschreckend! Einmal kam ich beim Wandern mit knallrotem Kopf und völlig erschöpft oben auf dem Gipfel an. Also meldete ich mich in einem Fitnessstudio an, ging aber nie hin. Auch als ich 83 Kilo wog und mir eine Hose in Größe 44 kaufen musste, legte sich der Schalter im Kopf nicht um. Schließlich bestellte ich längst nur noch online, weil ich mich in keine Umkleidekabine mehr traute. Und es ist so schön bequem, Sachen einfach wieder wegzuschicken und in einer anderen Größe zu ordern.

Erst als ich mit meinem Freund übers Heiraten sprach, schnürte sich mein Magen zusammen. Ich mit diesem Körper im Brautkleid? Niemals! Zufällig sah ich abends Johanna Fellner im Fernsehen bei TV total. Ihre Power und Fröhlichkeit fand ich sofort total sympathisch und kaufte mir gleich eine ihrer DVDs. Beim Ausprobieren dachte ich, ich müsse sterben, aber wenn dir bei der Quälerei jemand so freundlich zulächelt, machst du einfach weiter. Schon beim zweiten Mal klappte es besser, und meinen Körper wieder zu spüren war ein großartiges Gefühl. Zudem merkte ich ziemlich schnell, wie sich meine Oberschenkel und Hüften veränderten. Höchst motiviert begann ich zu laufen und nahm – bereits acht Kilo leichter – an einem 10-Kilometer-Lauf teil. Nach und nach stellte ich auch meine Ernährung um, im Internet fand ich zahlreiche Tipps dazu. Die Empfehlung, abends die Kohlenhydrate wegzulassen, wirkte für mich am besten. Blumenkohl im Dampfgarer mit Fisch ist jetzt an die Stelle von Nudeln mit Käse getreten. Mit so einem leichten Gericht kann ich es auch ausgleichen, wenn ich mittags in der Kantine gesündigt habe.

Mittlerweile besitze ich alle DVDs von Johanna. Ich habe eigene Trainingspläne entworfen und sowohl vor als auch nach der Arbeit trainiert. Motivation zum Weitermachen bekomme ich neben dem Erfolg – ich wiege gerade 70 Kilo – zum einen durch meine Kollegen, die mich voll unterstützen, zum anderen dadurch, dass ich endlich wieder in meine alten Sachen und

Geschafft!

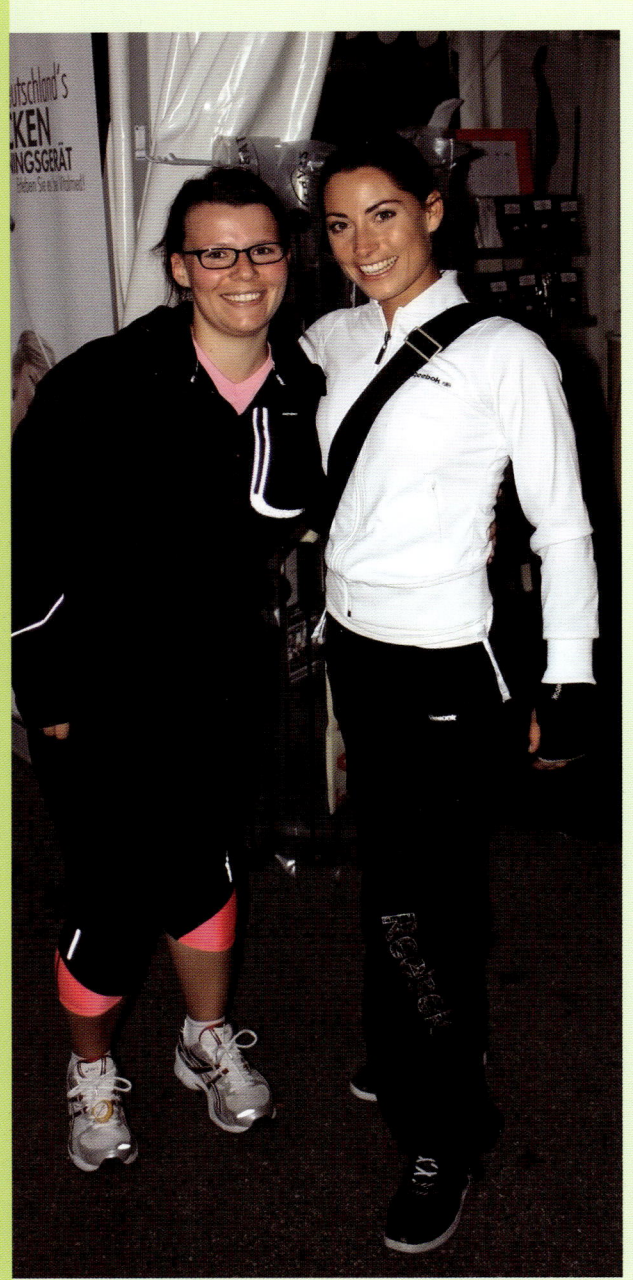

auch meine ganzen alten Schuhe passen möchte. Ich hatte sogar eine ganze Schuhgröße zugenommen – schrecklich! Jetzt, eineinhalb Jahre nach meinem ersten Training mit Johannas Workouts, trennen mich noch zehn Kilo von meinem großen Tag. Und die schaffe ich auch noch. Mein Plan: seltener in die Kantine und häufiger laufen gehen. Dadurch, dass ich so viel besser drauf bin als früher und ich ständig Johannas Optimismus vor Augen habe, bin ich von meinem baldigen Erfolg fest überzeugt!«

Beim Women's Run in München lernte ich Johanna persönlich kennen. Obwohl ich bereits einen 8-Kilometer-Lauf hinter mir hatte, wollte ich unbedingt noch bei Johannas Staby-Workout mitmachen.

Kraftzirkel 2

Die Rubrik »Kraft« (Seite 110–143) ist nach Körperregionen aufgeteilt. Wählen Sie aus jeder Kategorie eine Übung, und führen Sie diese nacheinander aus.

Problemzonen

Wählen Sie fünf bis zehn Cardioübungen aus, die Sie 20 Minuten lang nach Belieben kombinieren. Im Anschluss machen Sie alle Kraftübungen aus den Bereichen, die Sie als Ihre Problemzonen definieren, zum Beispiel Beine, Gesäß, Bauch und Trizeps.

Nehmen Sie sich auch mal alle Übungen heraus, die Ihnen schwerfallen oder die Sie nicht mögen. Das sind erfahrungsgemäß die Übungen, die Ihre Schwachstellen bearbeiten.

Mix it

Wenn Sie wenig Zeit haben und beispielsweise nur zweimal pro Woche trainieren können, mischen Sie wie gewohnt Kraft- und Ausdauerübungen und decken so die wichtigsten Komponenten in einer Einheit ab. Außer-

dem entstehen auf diese Weise kleine Intervalle. Die Cardioübungen bringen die Herzfrequenz nach oben, die Kraftübungen werden als Erholungsphase genutzt.

Wählen Sie fünf Cardio- und fünf Kraftübungen, und führen Sie alle Übungen hintereinander aus, wobei Sie mit jeder Übung die Kategorie wechseln: Auf eine Cardioübung folgt eine Kraftübung, darauf wieder eine Cardioübung. Die Cardioübungen machen Sie 2 bis 3 Minuten, die Kraftübungen 1 bis 2 Minuten lang.

Spaßeinheit

Fassen Sie alle Ihre Lieblingsübungen zusammen, und trainieren Sie einmal nur diese. Mixen Sie Cardio- und Kraftübungen nach Lust und Laune.

Tipp

Wenn Sie viermal pro Woche oder noch häufiger trainieren, können Sie Kraft- und Ausdauereinheiten auch trennen. Das heißt, Sie machen an einem Tag Kraft, am nächsten Tag Ausdauer.

Tempomacher Cardio

Wenn Sie gerne noch intensiver trainieren möchten oder einen bestimmten Termin im Auge haben, beispielsweise eine Hochzeit, können Sie Ihren Erfolg beschleunigen, indem Sie den Turbo einlegen! Sie kommen nämlich noch schneller ans Ziel, wenn Sie zusätzlich zu Ihrem Workout ein- bis zweimal pro Woche 30 bis 45 Minuten Cardiotraining wie Laufen, Schwimmen oder Radfahren absolvieren.

Ausdauersport kurbelt den Stoffwechsel an und verbraucht enorm viel Energie. Sie können sich die Zellen des Körpers als kleine Kraftwerke vorstellen. Das Material, das verbrannt wird, sind die Nährstoffe, die Sie je nach Sportart und Trainingsintensität der Reihe nach verbrauchen: Elektrolyte, Wasser, Kohlenhydrate und dann auch Fett werden für die Verbrennung und Energiegewinnung genutzt. Cardiotraining regt diese Prozesse an, das heißt, es ver-bessert die Leistung der Kraftwerke. Je effizienter diese arbeiten, umso mehr wird jeweils verbrannt. Falls es also schnell gehen muss oder Sie zu viel oder falsch gegessen haben, ist es Zeit für zusätzliches Ausdauertraining.

Natürlich hat jede Ausdauersportart ihre Vorteile, aber die nützen Ihnen alle nichts, wenn die Trainingsvariante nicht zu Ihnen passt oder Ihnen keinen Spaß macht. Die drei klassischen Cardiosportarten sind Laufen, Schwimmen und Radfahren. Ein Paar Turnschuhe, ein Fahrrad und einen Badeanzug besitzt eigentlich jeder, viel Vorbereitungszeit ist nicht nötig, und einen Park, eine Schwimmhalle und einen schönen Fahrradweg gibt es nahezu überall. Sie können also gleich loslegen mit Ihrem Cardio-Extra. Überlegen Sie: Möchten Sie unabhängig an der frischen Luft trainieren und möglichst wenig Geld ausgeben? Dann könnte eine regelmäßige Jog-

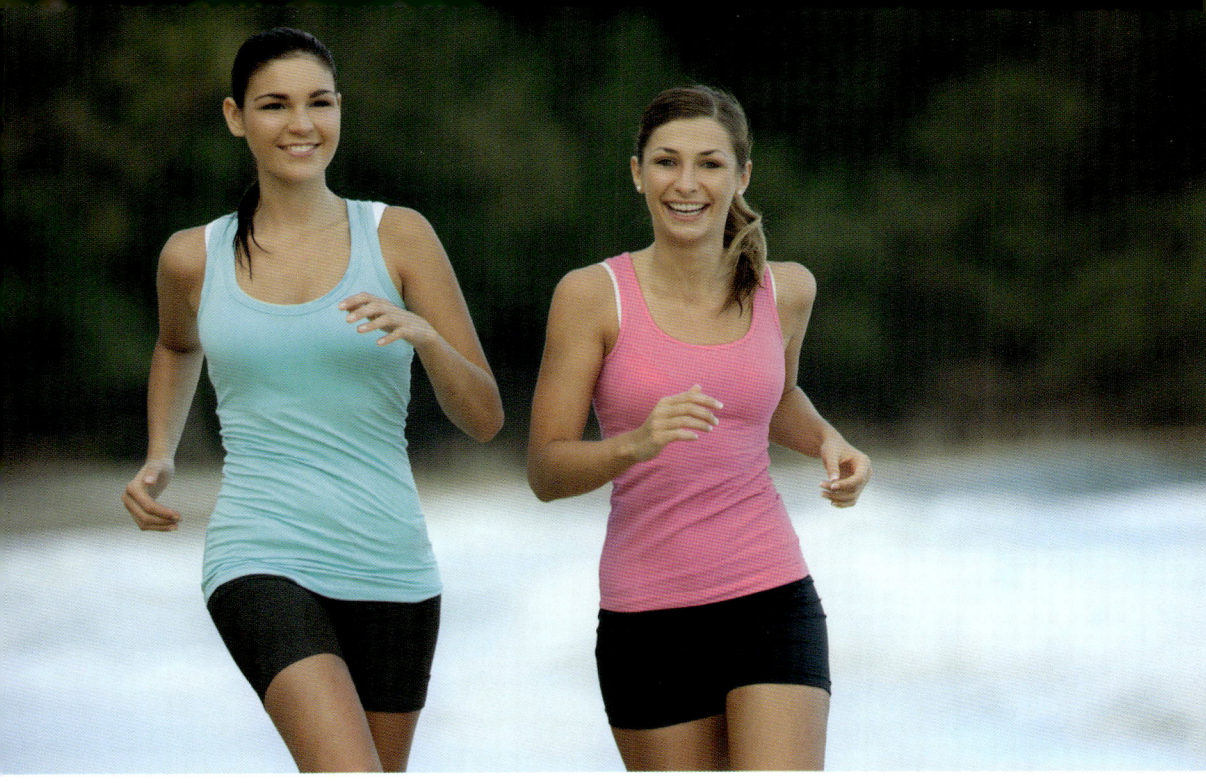

Laufen ist der klassische Ausdauersport. Suchen Sie sich eine schöne Laufstrecke in der Natur, und nehmen Sie die beste Freundin mit – dann macht das Laufen doppelt Spaß.

gingrunde Ihr Herz höher schlagen lassen. Sind Sie leicht übergewichtig, oder haben Sie Probleme mit den Gelenken? Dann tauchen Sie regelmäßig unter, und zwar im nächstgelegenen Schwimmbad. Oder mögen Sie es eher gemütlich, und nehmen Sie sich gern länger Zeit für sich? In diesem Fall satteln Sie auf, denn Radfahren ist ideal, um Kalorien mit Spaß auf der Strecke zu lassen. Achten Sie aber darauf, dass Sie zügig unterwegs sind und die Tour etwas länger dauert. Meine Touren im flachen Gelände dauern meist einen ganzen Tag.

Sie sind sich noch unschlüssig? Eine kurze Übersicht der Ausdauerklassiker hilft Ihnen bei der Entscheidung. Vielleicht bekommen Sie auch Lust, einfach mal alle drei auszuprobieren.

Laufen

Rein in die Joggingschuhe, raus aus dem Haus, und schon kann es losgehen. Laufen ist der unkomplizierteste Sport überhaupt, da er überall und zu jeder Zeit ausgeführt wer-

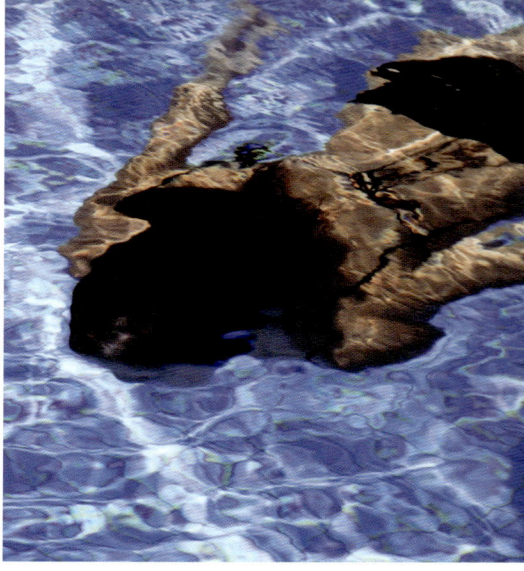

Schwimmen tut nicht nur dem Körper, sondern auch der Seele gut.

den kann. Natürlich ist es schöner, in der Natur unterwegs zu sein als im Großstadtdschungel, aber auch dort findet sich immer ein Park oder eine größere Grünanlage, in der man seine Runden drehen kann. Tipp: Auch Schrebergärten bieten oft schöne Laufstrecken. Dort gibt es viel zu sehen, und Sie müssen nicht auf Asphalt laufen.

Haben Sie Ihre oder eine andere Stadt schon mal im Laufschritt erkundet? Schlagen Sie zwei Fliegen mit einer Klappe, und verbinden Sie Ihre Joggingrunde mit etwas Sightseeing. Wie für alle Trainingseinheiten gibt es auch für eine Laufrunde nicht die eine richtige Uhrzeit. Finden Sie für sich heraus, ob Sie lieber morgens unterwegs sind (dann sollten Sie Ihre Laufsachen gleich neben das Bett legen) oder erst nach Feierabend. Dann ist es schon dunkel? Eine Stirnlampe erhellt Ihnen den Weg, oder Sie wählen eine Route, die gut beleuchtet wird. Auch Regen ist kein echter Grund, um zu Hause zu bleiben. Eine Kappe aus wasserabweisendem Material hält den Kopf schön trocken. Wetten, dass Sie hinterher doppelt erfrischt und beglückt zurückkommen? Probieren Sie es aus. Bei Sonnenschein laufen kann schließlich jeder. Wenn Sie sich

nicht dazu durchringen können, bei schlechtem Wetter draußen zu laufen, können Sie alternativ dazu auch immer eine zusätzliche Cardioeinheit im Wohnzimmer absolvieren.

Wer gerade erst mit dem Laufen beginnt, startet zunächst mit Walken, also schnellem Gehen. Führen Sie die Arme dabei bewusst gegengleich mit, so werden Sie automatisch schneller, und es bleiben mehr Kalorien auf der Strecke. Versuchen Sie nach und nach, kleine Laufeinheiten einzubauen: Auf drei Minuten Walken folgen zwei Minuten Laufen – oder umgekehrt. Überfordern Sie sich nicht, sonst könnten Sie schnell die Lust verlieren. Die Walkingphasen sollten nach und nach kürzer werden, bis Sie locker 20 Minuten am Stück durchlaufen können. Danach versuchen Sie, jede Woche fünf Minuten länger unterwegs zu sein, bis Sie die Dreiviertelstunde schaffen.

Sind Sie bereits eine geübte Läuferin, können Sie sich zusätzlich mit kleinen und großen Sprüngen auf Trab halten. Wechseln Sie einfach mal Ihre Schrittlänge ab: von großen Schritten, bei denen Sie das ganze Bein komplett strecken und sich richtig vom Boden abdrücken, zu kleinen, schnellen Schritten. Laufen Sie auch mal kreuz und quer über Waldboden, springen Sie über Steine, ziehen Sie die Fersen zum Po, und heben Sie dann bei jedem Schritt das Knie an. Laufen Sie seitlich, und kreuzen Sie dabei das hintere Bein einmal vorne, einmal hinten. Dann die Seite wechseln. Das bringt Abwechslung und aktiviert das Nervensystem, denn der Körper muss dabei anders reagieren als beim Geradeauslaufen, und Sie werden wieder hellwach.

Intervalle sind auch beim Laufen möglich. Legen Sie also zwischendurch 15 Sekunden lange Sprints ein, und laufen Sie anschließend locker weiter, bis Sie wieder Luft haben für die nächste Steigerung. Falls Ihnen das sehr leichtfällt, erhöhen Sie auch hier die Belastungszeit auf 20 bis 30 Sekunden.

Stellen Sie Ihren eigenen Trimm-dich-Pfad zusammen, und bauen Sie Kraftsequenzen in Ihre Joggingrunde ein. So können Sie Ihre Joggingeinheit draußen effizienter gestalten. Ausfallschritte, Kniebeugen und Fighter lassen sich prima integrieren. Vielleicht finden Sie auch eine Parkbank, an der Sie ein paar Trizepsdips (siehe Seite 64) oder Push-ups machen können. Positionieren Sie dabei Ihre Hände einfach auf der Bank. Spielplätze eigenen sich wunderbar für ein paar Bauchaufzüge im freien Hang. Dazu hängen Sie sich mit den Händen an eine Reck- oder Schaukelstange und ziehen die Knie zur Brust. Dabei den Rumpf einrollen, sodass sich die Bauchmuskulatur zusammenzieht. 6 bis 8 Wiederholungen sind ausreichend.

Schwimmen

Schwerelos durchs Wasser gleiten – im Wasser fühlt man sich himmlisch leicht. Zu Recht, denn durch den hohen Auftrieb sind wir im Wasser siebenmal leichter als an Land: Eine 63 Kilo schwere Frau wiegt dann also nur noch gefühlte 9 Kilo. Schon allein für dieses tolle Gefühl lohnt sich der Sprung ins Schwimmbecken.

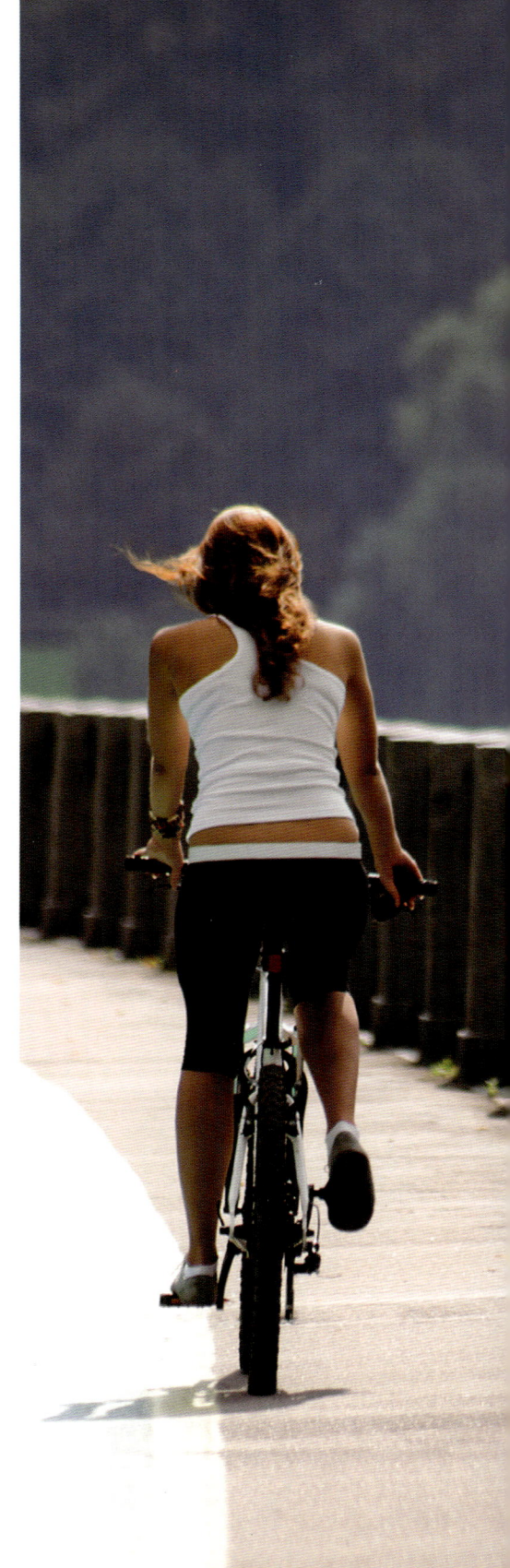

Ob mit dem Mountainbike oder dem Rennrad – Radfahren hält fit und schont die Gelenke.

Doch das war noch lange nicht alles: Da Wasser eine 1000-mal größere Dichte als Luft hat, müssen Schwimmer gegen einen dementsprechend höheren Widerstand arbeiten. Was zur Folge hat, dass sie viel Energie verbrauchen. Obendrein drückt das Wasser die Blutgefäße unter der Haut zusammen – das ist gut gegen Cellulitis, aber auch gut für das Herz. Dieses muss jetzt mehr arbeiten, um alle Muskeln mit Blut zu versorgen, und wird dadurch gestärkt. Damit die Versorgung der Muskulatur und die Verbrennung rund laufen, braucht der Körper Sauerstoff. Halten Sie also nie die Luft an. Atmen Sie stattdessen in regelmäßigen Abständen über Wasser ein und unter Wasser aus.

Radfahren

Mit dem Rad können Sie direkt vor der Haustür oder vor dem Büro starten. Fahrradfahren hat im Vergleich zum Laufen den großen Vorteil, dass Sehnen und Gelenke entlastet werden, da das Gewicht Ihres Körpers größtenteils vom Sattel getragen

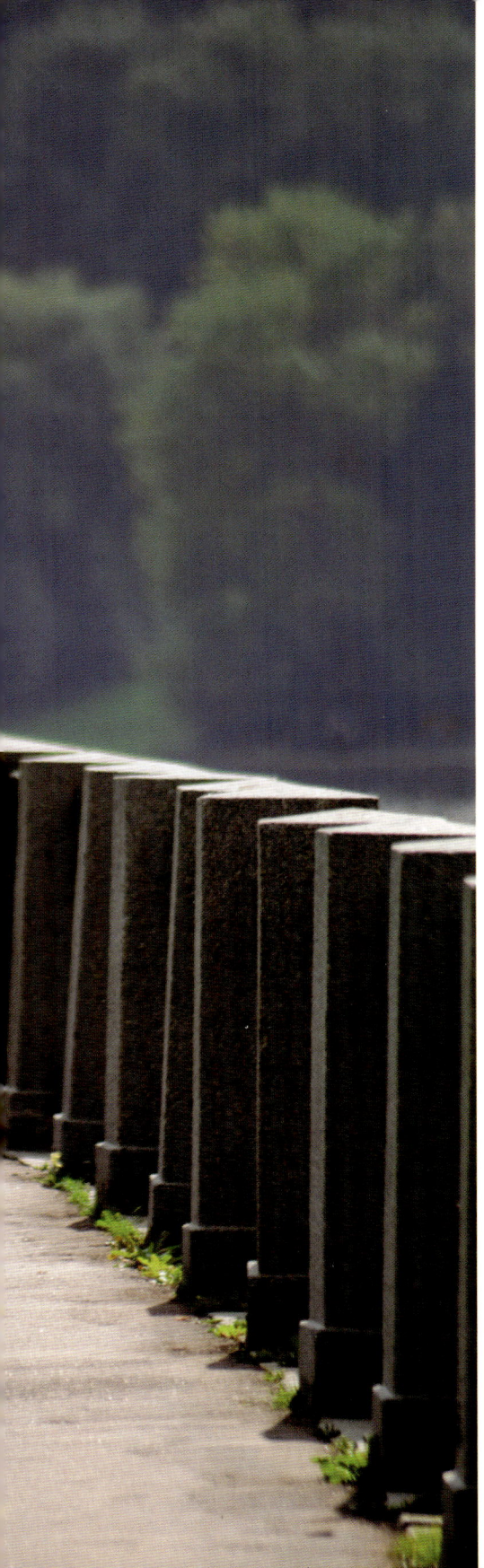

wird. Dieser Effekt kommt Menschen mit Knieproblemen oder Überge-wicht sehr entgegen. Anfänger pro-fitieren ebenfalls von der Entlastung, da sie nicht so schnell erschöpft sind und länger durchhalten können. Schließlich ist man auch schneller unterwegs, kann also größere Dis-tanzen zurücklegen als beim Laufen, was für mehr Abwechslung und da-mit längere Trainingszeiten sorgt. Die längere Trainingszeit ist auch nötig, damit die geringere Intensi-tät (im Vergleich zum Laufen oder Schwimmen) ausgeglichen wird.

Natürlich können Sie für Ihr Aus-dauertraining auch andere Sportarten auswählen. Hier noch eine kleine Aus-wahl an weiteren Cardiosportarten:

- Inlineskaten
- Skiken (Nordic-Cross-Skating)
- Rudern
- Fußball
- Langlaufen
- Tennis
- Squash
- Crosstrainer, Ergometer und andere Cardiogeräte
- Aerobic
- Spinning
- Seilspringen

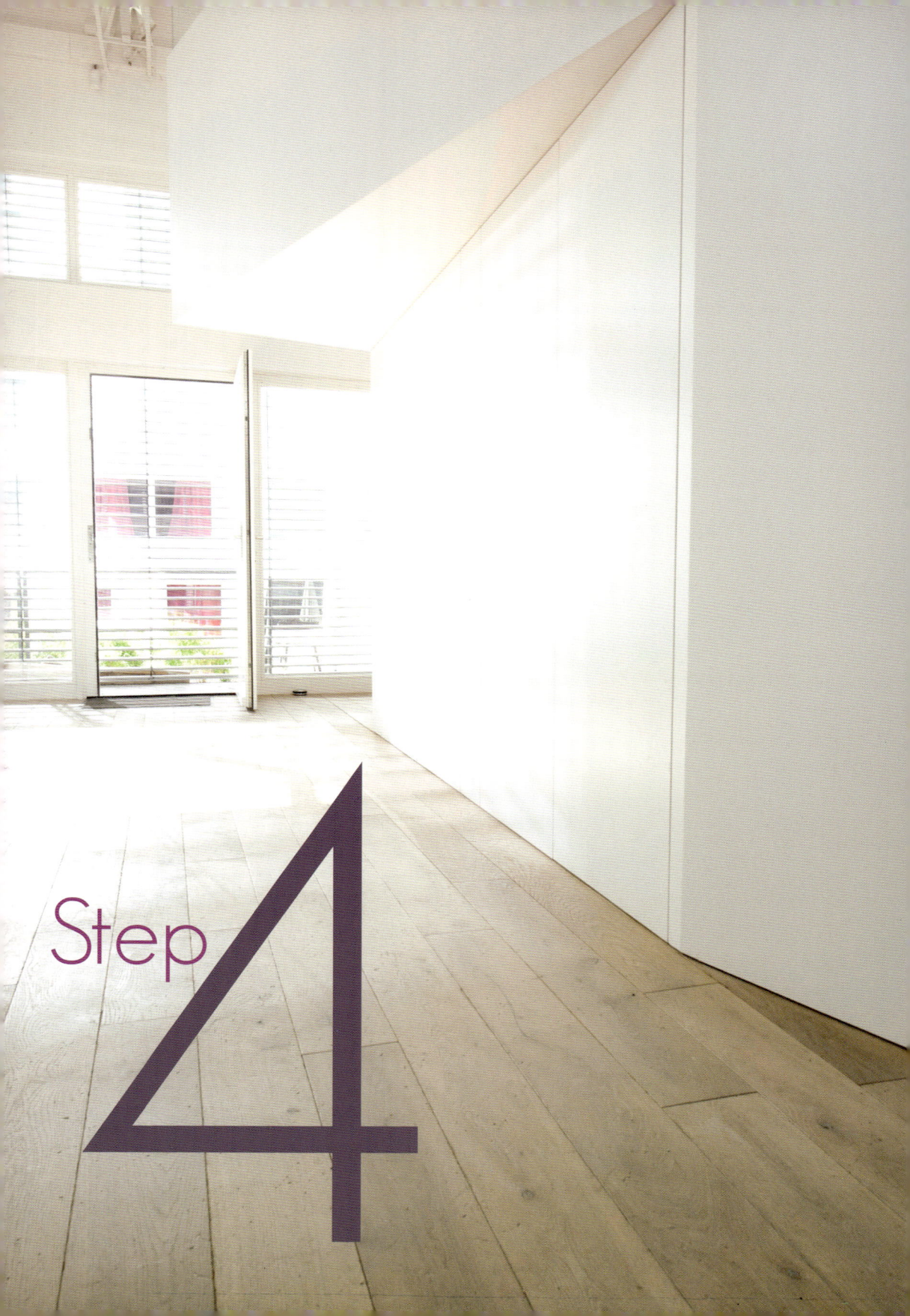

Step 4

Step 4
Zwischenstopp

Es mag widersprüchlich erscheinen, aber Sport, also eine Form der körperlichen Belastung, hilft am besten bei der Regeneration von Körper und Geist. Stresssymptome werden abgebaut, der Stoffwechsel wird angekurbelt, das Gehirn besser durchblutet, und körperliche wie seelische An- und Verspannungen werden gelöst. Nach dem Training fühlt man sich erfrischt und glücklich. Doch wer hart trainiert, braucht auch Erholung. Wie Sie Ihre Erholungsphasen optimal nutzen, um Ihren Körper bei der Regeneration zu unterstützen, erfahren Sie in diesem Kapitel.

Aktive Erholung

Das himmlische Gefühl, nach dem Sport unter der Dusche zu stehen und zu spüren, dass die Muskeln gear-beitet haben, kann süchtig machen. Vielleicht würden Sie am liebsten sofort wieder loslegen und jede freie Minute für Ihr Figurworkout nutzen. Das ist ein toller Erfolg! Doch der Körper braucht auch Ruhephasen, um die gesetzten Reize, die neuen Informationen zu verarbeiten. Nur so kann er sich an die vorangegangene Belastung anpassen und sich schließlich verbessern. Nach großen Anstrengungen wächst er nämlich jedes Mal über seine aktuelle Leistungsfähigkeit hinaus. In der Zeit der Regeneration werden durch die Belastung zerstörte Muskelfasern nicht nur erneuert, sondern verstärkt. Dieser Aufbau verbraucht Energie, die unter anderem aus den Fettzellen gewonnen wird. Möchten Sie diesen Prozess unterstützen, nehmen Sie unmittelbar nach dem Training Eiweiß (zum Beispiel Fisch, Quark oder einen Eiweißshake) zu sich, aber keine Kohlenhydrate, sonst nimmt der Körper die Energie aus den zugeführten Kohlenhydraten und nicht aus seinen Fettspeichern. Die Eiweißaufnahme hingegen unterstützt den Aufbau der Zellen.

Diese Anpassungsvorgänge im Anschluss an das Training laufen allerdings nur dann optimal ab, wenn Sie auch Regenerationsphasen einplanen (dieses Prinzip nennt man Superkompensation, siehe dazu auch Seite 156). Deshalb führen Sie das komplette Programm auch nur drei- bis viermal pro Woche aus und legen zwischen den Trainingseinheiten immer Pausentage ein, an denen Sie sich erholen können.

Sind Sie schon sehr sportlich und fit, können Sie durchaus auch täglich trainieren. Dabei sollten Sie die Trainingsart aber von Tag zu Tag wechseln und beispielsweise an dem einen Tag Krafttraining machen und am nächsten Ausdauertraining, sodass immer unterschiedliche Belastungen aufeinanderfolgen und der Körper zwischen gleichartigen Trainingsreizen jeweils genügend Zeit zur Erholung bekommt. Ein Pausentag wirkt allerdings auch bei Trainierten Wunder. Deren Körper ist zwar aufnahmefähiger und belastbarer, trotzdem

kann er sich an einem Ruhetag besser auf die Verarbeitung und Anpassung konzentrieren beziehungsweise aus der neu gewonnenen Energie schöpfen.

Wenn Sie – je nach Ihrem Fitnesszustand und der Intensität des vorausgegangenen Trainings – zwischen zwei meiner Workouts ein bis zwei Tage Pause einplanen, heißt das aber nicht, dass Sie an diesen Tagen untätig auf dem Sofa sitzen sollten – im Gegenteil. Aktive Erholung oder Freizeitsport fördern die Regeneration. Die Durchblutung wird angeregt, Säure und Schlackenstoffe werden abtransportiert, und so wird die optimale Leistungsfähigkeit wiederhergestellt. Ideal ist leichte Bewegung wie lockeres Laufen, Schwimmen, Yoga, Stretching, Wandern oder gemütliches Radfahren. Gönnen Sie sich ab und zu auch einen Besuch in der Sauna, oder lassen Sie sich ein heißes Bad ein. Das tut der Durchblutung besonders gut.

Deuten Sie die Signale Ihres Körpers richtig: Wenn Sie ständig gereizt sind, schlecht schlafen oder häufig ohne Grund stark schwitzen, kann das ein Zeichen dafür sein, dass Sie es in der letzten Zeit übertrieben haben – sei es im Sport oder in anderen Bereichen des Lebens. Gönnen Sie sich eine Pause, oder machen Sie auch mal gar nichts. Ihr Körper wird es Ihnen danken.

Relax-Rituale

Stress tut Ihnen und Ihrer Ausstrahlung nicht gut. Versuchen Sie, Ruheinseln in Ihren Alltag einzubauen – Momente, in denen Körper und Geist sich völlig entspannen und erfrischen können. Das kann der gemütliche Spaziergang durch den Park, im Wald oder ums Haus sein (dabei bewusst Sauerstoff ein- und verbrauchte Luft ausatmen!), das Hören beruhigender Musik, das Lesen eines guten Buches oder ein Telefonat mit den Liebsten. Nehmen Sie sich regelmäßig Zeit für Ihre ganz privaten Ruhestunden, in denen Sie dem Alltag entfliehen und richtig »abschalten« können. Dies schafft auch eine solide Basis, um sich in hektischen Situationen nicht so leicht aus der Ruhe bringen zu lassen.

Planen Sie am Wochenende beziehungsweise in Ihrer freien Zeit Dinge, die Ihnen Spaß machen, und richten Sie sich zeitliche Puffer ein.

Wer auch am Samstag und Sonntag von einem privaten Termin zum nächsten hetzt, wird am Montag kaum erholt im Büro eintreffen. Überlegen Sie doch einmal, was Ihnen Spaß gemacht hat, bevor Sie ins Arbeits- und Familienleben eingestiegen sind. Haben Sie Bilder gemalt oder ein Instrument gespielt? Lassen Sie diese alten Gewohnheiten wiederaufleben. Machen Sie Dinge, die Sie schon immer mal machen wollten, oder überlegen Sie, was Sie neu für sich entdecken könnten. Sie werden sehen, wie ausgeglichen Sie sich dann fühlen. Wenn Sie zudem ausreichend schlafen – mindestens acht Stunden pro Nacht sind ideal –, kommt Stress gar nicht erst auf.

Erste Hilfe bei Stress

Wenn der Stress Sie doch einmal überrennt, hilft ein SOS-Trick dabei, ruhig zu bleiben. Setzen Sie sich aufrecht hin, schließen Sie die Augen, und atmen Sie dreimal tief ein und aus. Zur Unterstützung legen Sie eine Hand auf den Bauch und spüren, wie er sich hebt und senkt. Versuchen Sie, bewusst bis unter die Hand zu atmen. Dieser Trick funktioniert auch im Büro, ohne dass die Kollegen etwas merken.

Die folgende Übung können Sie ebenfalls jederzeit und überall ausführen. Falls Sie in der Arbeit kaum einen Moment allein sind, gehen Sie einfach kurz vor die Tür, ins Treppenhaus oder in die Toilette: Atmen Sie ein, und strecken Sie dabei die Wirbelsäule und die Arme bis in die Fingerspitzen, heben Sie das Brustbein, der Blick geht zur Decke. Stellen Sie sich auf die Zehenspitzen, und machen Sie sich so lang wie möglich, und spannen Sie alle Muskeln an. Mit der nächsten Ausatmung lassen Sie diese Spannung los, beugen sich nach vorn und runden den Rücken, die Schultern rollen mit, der Kopf ist zwischen den Armen. Mit beiden Füßen fest auf dem Boden stehen. Wiederholen Sie diese Übung fünfmal, und kehren Sie dann entspannt mit einem Lächeln zurück an den Arbeitsplatz.

Wenn Sie lange sitzen müssen, etwa am Schreibtisch im Büro, sollten Sie zwischendurch immer wieder kurz aufstehen, alle Gelenke mobilisieren und möglichst auch frische Luft schnappen. Fehlt Ihnen hierfür die Zeit, öffnen Sie wenigstens kurz das Fenster, und bewegen Sie im Sitzen die Wirbelsäule. Dazu beugen Sie die Wirbelsäule so weit als möglich, so als wollten Sie Stirn und Becken zueinanderbringen. Danach strecken

Sie sie so weit als möglich, so als wollten Sie Hinterkopf und Steißbein zusammenbringen. Gehen Sie ruhig ins Hohlkreuz. Da Sie sitzen, entsteht kein Druck auf die Wirbelsäule. Dafür wird die Muskulatur gestärkt und die kleinen Gelenke der Wirbelsäule geschmeidig gehalten. Wiederholen Sie diese Übung fünfmal. Weitere Mobilisationsübungen für zwischendurch finden Sie in Step 3 auf Seite 63.

Auch Ihren Augen sollten Sie ab und zu eine kurze Pause gönnen: Setzen Sie sich aufrecht hin, und schauen Sie dann so weit wie möglich nach oben, ohne den Kopf zu bewegen, dann nach unten und zur einen und zur anderen Seite. Zum Abschluss lassen Sie die Augen in beide Richtungen kreisen. Danach schließen Sie die Augen, legen die Hände auf die Lider und entspannen die Augen gedanklich »in die Hände hinein«. Bleiben Sie einige Atemzüge in der Position. Dann öffnen Sie die Augen mit einem neuen, offenen Blick.

Stehen Sie einmal so richtig unter Stress, schließen Sie für einen Moment die Augen, und reisen Sie dabei in Gedanken an einen schönen Ort. Stellen Sie sich vor, Sie schweben über diesem Ort, an dem Sie sich wohlfühlen: zum Beispiel über einer Landschaft, die Ihnen gefällt. Kommen Sie dann gedanklich wieder zurück, öffnen Sie die Augen, und versuchen Sie, dieses gute Gefühl beizubehalten. Die schönen Assoziationen helfen, auch im Hier und Jetzt positiv gestimmt zu sein.

Energie tanken

Wenn Sie in einem Kreativitätsloch stecken oder einmal gar nicht in die Gänge kommen, bringt die Yogaübung »Abwärts schauender Hund« Ihren Energiefluss in Schwung. Gehen Sie dazu in den Vierfüßlerstand, die Handgelenke sind unter den Schultern, die Knie unter den Hüftgelenken. Jetzt führen Sie den Kopf zwischen die Arme, stellen die Zehen auf und drücken sie fest in den Boden, den Po dabei nach oben schieben. Versuchen Sie, Arme und Rücken möglichst gestreckt zu halten, die Knie dürfen Sie auch beugen. Fortgeschrittene strecken die Knie und drücken die Fersen in den Boden. Halten Sie diese Position drei Atemzüge lang, und gehen Sie dann zurück in den Vierfüßlerstand.

Yoga für zwischendurch – der »Abwärts schauende Hund« vitalisiert und ist eine gute Übung, um neue Energie zu gewinnen, wenn Sie mal einen Durchhänger haben.

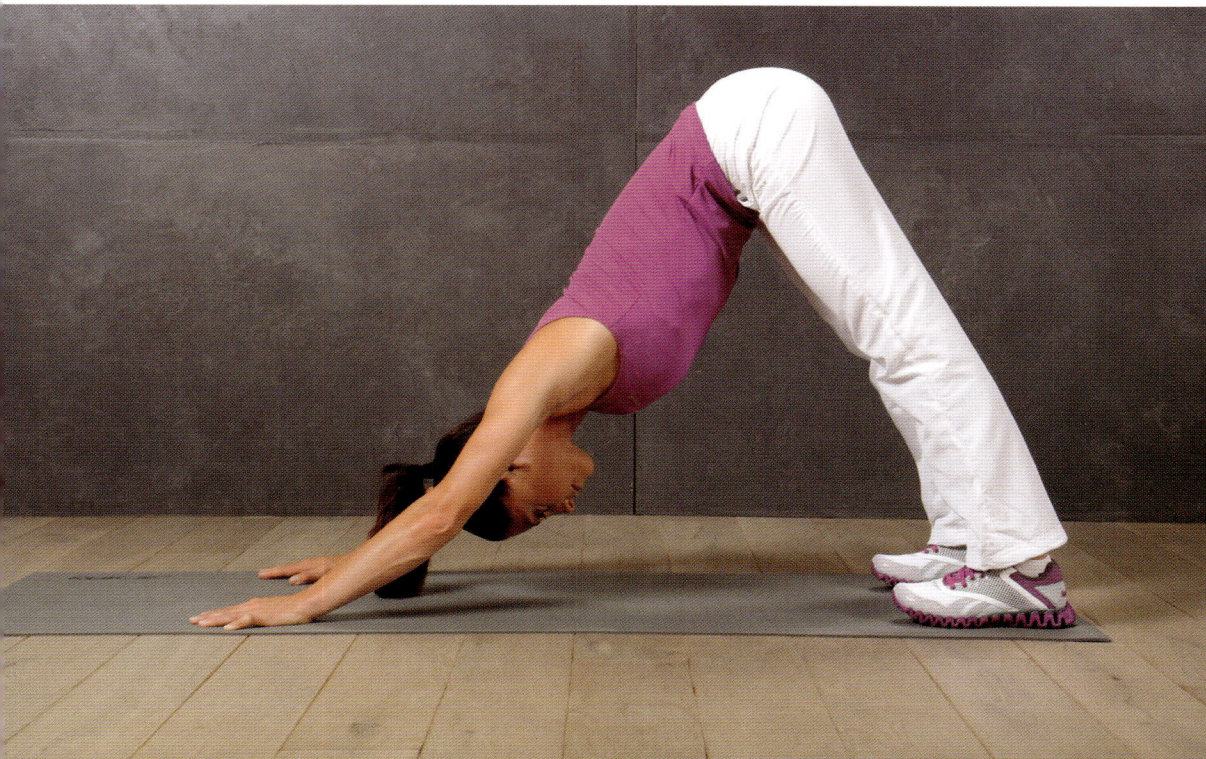

Entspannen

Für den gesamten Tag gilt: Entspannen Sie sich immer wieder zwischendurch. Manchmal reicht schon eine Tasse Kaffee oder Tee. Konzentrieren Sie sich ganz auf den Duft und den Geschmack des Getränks, spüren Sie, wie die Tasse Ihre Hände wärmt. An heißen Tagen kann eine gekühlte Schorle den Tag versüßen und Sie zum Weitermachen motivieren.

Eine schöne Massage oder eine Gesichtsbehandlung – und die Vorfreude darauf – sind Balsam für die Seele. Gönnen Sie sich diesen Luxus ab und zu, denn Sie dürfen sich doch auch mal selbst belohnen. Vor allem wenn Sie mein Programm bis jetzt gut umgesetzt haben.

Achten Sie auf ausreichend Schlaf, etwa acht Stunden pro Nacht. Falls Sie das mal nicht schaffen, legen Sie sich, falls möglich, mittags noch mal für eine halbe Stunde hin.

Schlafen Sie wirklich gut? Liegen Sie gut? Sind die Bettdecke und das Kissen passend? Haben Sie alle Störquellen entfernt? Falls Sie nicht gut schlafen, finden Sie heraus, an was es liegt, und ändern Sie es.

Vor allem nach turbulenten Tagen oder wenn es Ihnen schwerfällt, zur Ruhe zu kommen, empfehle ich die Progressive Muskelrelaxation nach Jacobson. Mit dieser Technik können Sie sich ganz auf sich konzentrieren, bewusst relaxen und besser schlafen. Spannen Sie dazu nacheinander jeden Muskel während des Einatmens fest an, halten Sie die Spannung für einige Sekunden, lassen Sie sie mit der Aus-

Achtung, Stolperstein!

Diese Entspannungstipps wirken bei Ihnen irgendwie nicht? Wichtig ist, dass Sie mehrmals am Tag die Gelegenheit schaffen, sich einen kurzen Moment ganz auf sich zu besinnen. Verschieben Sie alle Gedanken an Pflichten oder Sorgen auf später. Lassen Sie sich nicht von außen ablenken. Diese paar Sekunden sind es wert. Sie werden sich danach frischer und wohler fühlen und können mit neuer Kraft weitermachen.

atmung los, und spüren Sie, wie Sie ruhig und entspannt werden. Beginnen Sie zum Beispiel damit, den rechten Fuß einzurollen, so als würden Sie ihn zur Faust ballen, dann spannen Sie das rechte Bein an. Anschließend wiederholen Sie das Ganze mit dem linken Fuß und dem linken Bein. Kneifen Sie dann den Po zusammen, ziehen Sie die Bauchwand Richtung Wirbelsäule, und spannen Sie sie an. Bewegen Sie die Schultern nach hinten unten, und spüren Sie die Anspannung im oberen Rücken. Dann geht es weiter mit dem rechten Arm. Spannen Sie ihn aktiv an, und ballen Sie die Hand zur Faust, dann wieder entspannen. Anschließend tun Sie das Gleiche mit dem linken Arm. Nun folgt das Gesicht. Spannen Sie bewusst die Gesichtsmuskeln an, pressen Sie den Mund zusammen, und kneifen Sie die Augen zu (eine Grimasse schneiden). Danach lassen Sie die Spannung los, sodass Sie sich ruhig und entspannt fühlen. Sagen Sie sich dabei »Ich bin ganz ruhig und entspannt«. Das hilft, sich auf die Ansteuerung der Muskeln zu konzentrieren und nicht auf Gedanken, die noch präsent sind.

Guter und genügend Schlaf ist enorm wichtig für Ihre Regeneration.

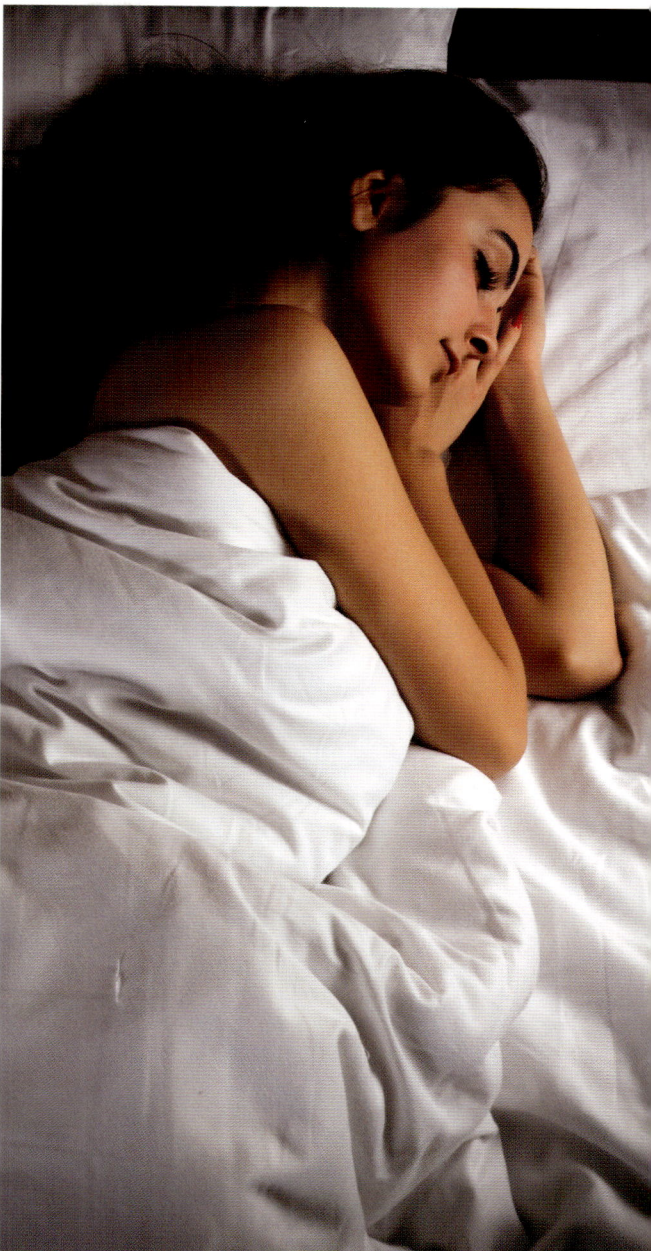

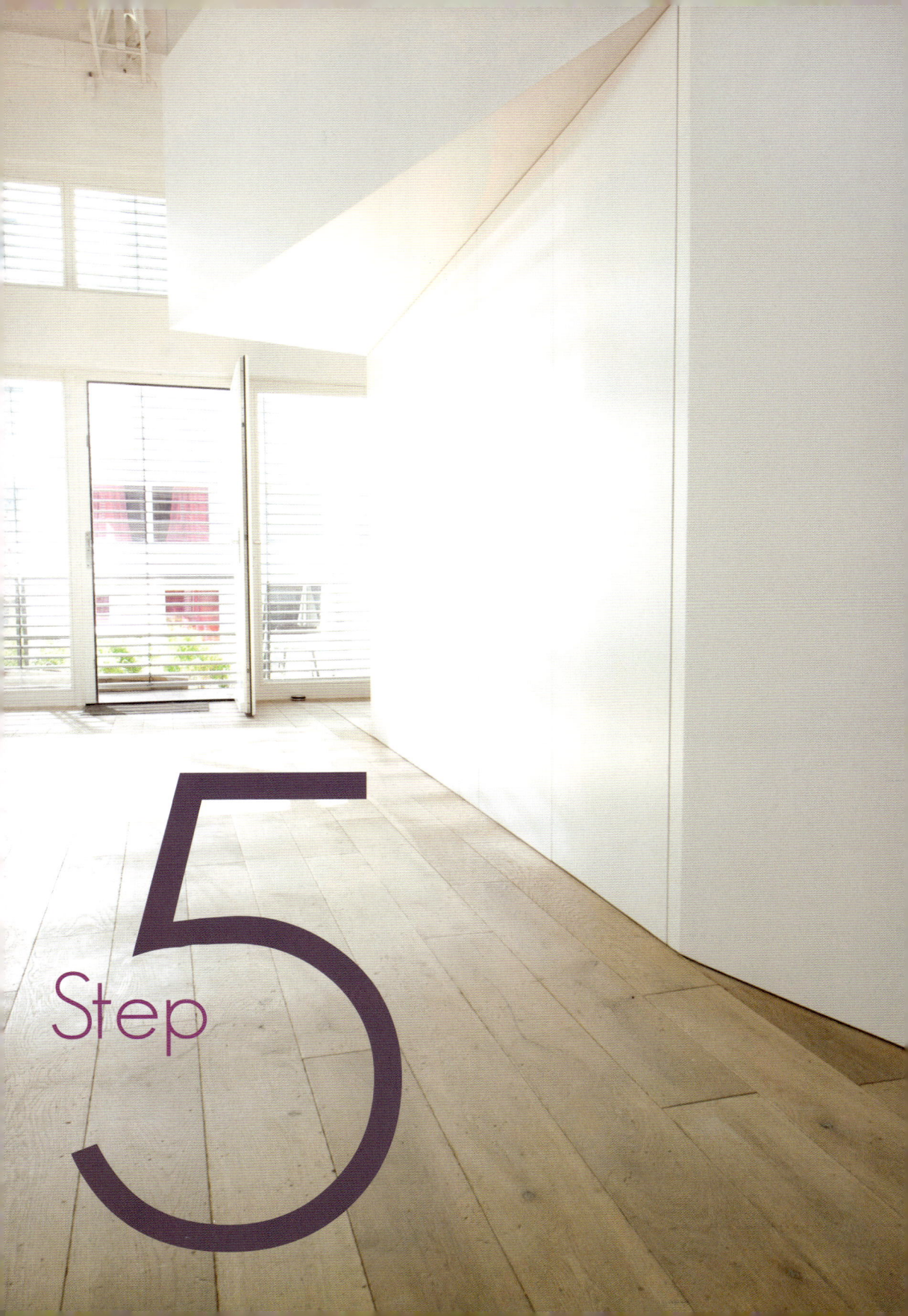

Step 5

Step 5
Energiegaranten – essen Sie sich fit

Eine gesunde und ausgewogene Ernährung ist nicht nur Voraussetzung für ein glückliches, langes Leben, sondern auch für eine schöne, schlanke Figur, gutes Aussehen Gesundheit und Wohlbefinden. In diesem Kapitel erfahren Sie, welche kleinen und großen Verbesserungen an Ihrem Speiseplan Sie vornehmen können, um Ihren Erfolg beim »Projekt Traumfigur« zu sichern und sogar noch zu beschleunigen.

Egal, wie viel Sport Sie treiben – ohne den richtigen »Sprit« läuft der innere Motor nicht auf Hochtouren, Ablagerungen an Hüfte, Bauch und Schenkeln bleiben zurück. Ich setze auf eine natürliche Ernährung und einen ausgewogenen Mix aus Kohlenhydraten, Eiweiß, Fett, Mineralien, Vitaminen, Ballaststoffen und genügend Flüssigkeit. Diese Ernährungsform lässt sich problemlos in den Alltag integrieren und auch langfristig umsetzen.

Finger weg von Diäten!

Im Grunde wissen Sie wahrscheinlich bereits, was gut für Sie ist und was nicht. Verunsicherungen entstehen vor allem durch die vielen verschiedenen Theorien und Ansätze im Ernährungsbereich. Ob Low Carb oder No Carb, fettfrei oder Hollywooddiät – Fakt ist, die meisten Schlankheitspläne lassen sich im wirklichen Leben nicht dauerhaft umsetzen, was allerdings auch nicht ratsam wäre.

Diäten sind meist zu einseitig und liefern vor allem in Kombination mit intensivem Training und Denkleistung zu wenig Nährstoffe und Energie. So bleiben viele im ewigen Jo-Jo-Effekt gefangen. Erst werden die Ernährungsratschläge strikt umgesetzt, und natürlich haben Diäten in dieser Phase zunächst einen Gewichtsverlust zur Folge. Das Ganze funktioniert also – bis der Hunger, die Gelüste und der ganz natürliche Drang, das Leben zu genießen, sich melden und Sie sich wieder alles gönnen, worauf Sie gerade Lust haben. Der Körper ist nach einer Diät allerdings auf Sparbetrieb programmiert, seine »Notfall«-Signale sind eingeschaltet, und er speichert sofort alles, was er bekommt – für den Fall, dass er demnächst wieder nicht genügend Nährstoffe erhalten sollte. Und schon geht's wieder von vorne los ...

Ich wundere mich manchmal, wenn meine Kundinnen ausrufen: »Aber Nüsse enthalten doch so viel Fett, die kann ich doch nicht essen! Vollkornbrot hui! Das sind Kohlenhydrate, das ist doch nicht gut!« Gleichzeitig werden Kuchen und Kekse verzehrt, abends die Chips aus dem Schrank geholt und noch schnell ein Fertiggericht in der Mikrowelle gezaubert, morgens Nuss-Nougat-Creme auf den Toast gestrichen.

Liebe Leute, jetzt ist aber Schluss! Seien Sie mal ganz ehrlich zu sich selbst. Ich helfe Ihnen dabei.

Essen ist Leben

Essen gehört zum Leben. Genießen Sie Ihr Leben, genießen Sie Ihre Mahlzeiten. Ganz wichtig ist, dass Sie das, was Sie essen, auch wirklich mögen. Essen Sie etwas nicht nur, weil es in meinen Vorschlägen steht. Es gibt immer Alternativen. Allerdings sollten diese in Ihren Eigenschaften gleichwertig sein. Ersetzen Sie beispielsweise Erbsen durch Bohnen. Beides sind pflanzliche Eiweiße mit einem hohen Sättigungsgrad.

Manchmal braucht es etwas Zeit, bis man sich an bestimmte Dinge gewöhnt hat. Wenn Sie bisher viel Fett, Zucker und Geschmacksverstärker zu sich genommen haben, stellen Sie sich langsam um. Auch die Geschmacksnerven müssen trainiert werden. Bei Babys und Kleinkindern werden die Bildung von Geschmacksnerven und die Differenzierung von Geschmäckern dadurch unterstützt, dass die Palette der zugeführten Nahrungsmittel langsam erweitert wird. Sobald das Kind Püriertes essen kann – also in der Abgewöhnungsphase der Muttermilch beziehungsweise der Ersatzmilch – werden zunächst Lebensmittel in Reinform wie pürierte Bananen oder Karotten gefüttert. So lernt das Kind verschiedene Aromen kennen. Erst später werden diese kombiniert: Kartoffelbrei mit Soße, Apfel gemischt mit Banane und so weiter.

Im Idealfall bleibt die Natürlichkeit der Lebensmittel erhalten. Oft werden allerdings Geschmacksverstärker vorgesetzt, noch bevor das Kind richtig beißen kann. Auf diese Weise wird schon früh ein Suchtverhalten antrainiert, denn es schmeckt irgendwann alles gleich würzig und muss dann auch immer so schmecken. Der Mensch verlernt dadurch im Laufe des Lebens zu genießen, zu schmecken. Unter Umständen müssen auch Sie den Rückwärtsgang einlegen und bestimmte Dinge wieder neu entdecken.

Das heißt natürlich nicht, dass Sie anfangen sollten, Püree zu essen. Vielmehr geht es darum, die Geschmacksnerven wieder zu schulen. Vielleicht entdecken Sie völlig neue Seiten an sich. Ich persönlich habe mir Zucker im Kaffee abgewöhnt und meinen Milchkonsum reduziert. Durch Beobachtung meiner selbst habe ich herausgefunden, dass mir Milch in Kombination mit Training nicht guttut. Mir wurde immer schlecht und mein Körper hat über den Bauchmuskeln Schlacken gebildet. Also trinke ich meinen Kaffee nun zuckerfrei und mit einem Schuss Sahne. Es hat etwa eine Woche gedauert, bis sich mein Geschmacksempfinden von »wäh« auf »mhmm« umgestellt hat. Ändern Sie also, was Ihnen (eigentlich) nicht guttut. Schritt für Schritt.

Bewusst essen

Beobachten Sie sich selbst. Essen Sie bewusst, oder essen Sie, weil Sie etwas essen müssen, schnell, schnell, unterwegs, mit dem Kopf schon im nächsten Meeting? Ich empfehle Ihnen, nehmen Sie sich stets bewusst Zeit für das Essen. Richten Sie die Speisen auf Ihrem Teller schön und farblich ansprechend an. Befinden sich ein Stück Fleisch, Kartoffeln und Salat auf dem Teller, passt noch etwas Rotes dazu, zum Beispiel Tomaten oder Paprika. Mit diesem Farbenmix sorgen Sie nicht nur für mehr Lust aufs Essen, sondern decken gleichzeitig Ihren Bedarf an vielen Vitaminen.

Kauen Sie jeden Bissen gründlich und mit Genuss. Versuchen Sie die verschiedenen Geschmäcker Ihres Essens und die diversen Gewürze wahrzunehmen. Legen Sie dazu Messer und Gabel immer wieder zur Seite, und machen Sie kleine Pausen. Achten Sie auch auf Ihre Haltung: den Rücken gestreckt halten, das Brustbein heben und den Blick auch mal im Raum schweifen lassen, anstatt ihn aufs Essen zu fixieren. Diese lockere aufrechte Haltung lässt Sie automatisch bewusster essen, ohne dass Sie sich verbissen auf das Essen konzentrieren.

Sorgen Sie dafür, dass Ihr Teller immer farbenfroh aussieht.

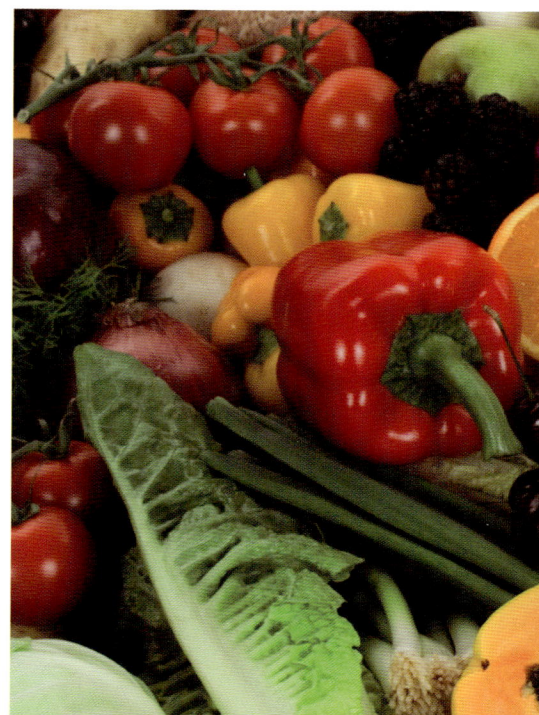

Essen Sie wenn möglich in Gesellschaft, und verbinden Sie die Nahrungsaufnahme mit einem positiven Erlebnis wie einem guten, unterhaltsamen oder lustigen Gespräch. Auch Essen soll Spaß machen.

Gut ist, was guttut

Hören Sie in sich hinein: Sind Sie satt, darf ruhig ein Rest auf dem Teller bleiben – auch wenn Mutti sich unglaublich viel Mühe gegeben hat. Und sollte der Kantinenchef mal danebenliegen: Was Ihnen nicht schmeckt, müssen Sie nicht essen. Wenn Sie schon wissen, dass die kulinarische Auswahl in der Kantine am nächsten Tag nicht so erfreulich ausfallen wird, sorgen Sie vor. Bereiten Sie sich eine kalte Mahlzeit zum Mitnehmen vor. Ich habe die Gewohnheit, Brotzeiten mitzunehmen, auch nach der Schulzeit beibehalten und fahre prima damit. Als ich mit Tanzprojekten auf Tour war, haben mich einige zwar zunächst komisch von der Seite angeschaut, dann hat es aber nicht lange gedauert, bis der Erste auch ein Stück Karotte und einen Bissen Dinkelvollkornbrot mit Käse haben wollte und letztlich alle ihre Nahrungsmittel selbst mit auf Tour nahmen. Auch heute noch packe ich Proviant ein, wenn ich auf Reisen bin, und auch beim Radeln oder Bergsteigen darf eine Brotzeit nicht fehlen. Sollten Sie am Vorabend oder am Vormittag keine Zeit für die Vorbereitung haben (ganz ehrlich, das geht doch ruck, zuck!), dann holen Sie sich später etwas aus dem Supermarkt. Käse und Brot vom Bäcker gibt es überall, und mittlerweile bieten viele Einkaufsstätten auch Salatbüfetts, Sushi to go oder aufgeschnittenes Obst an. In jedem Fall aber lassen Sie bitte Essen stehen, das Ihnen nicht zusagt.

Die richtige Wahl

Schauen Sie sich die Inhaltsstoffe eines jeden Produkts, das Sie im Supermarkt kaufen, genau an. Sind viele künstliche Zusatzstoffe, Konservierungs- und Säuerungsmittel oder Farbstoffe drin, lassen Sie es im Regal stehen. Diese unnatürlichen Zusätze kann der Körper nicht verwerten, weshalb er sie als Schlacken unter der Haut ablagert. Das ist mit ein Grund, warum Muskeln oft von einer unschönen schwammigen Schicht verdeckt werden! Obendrein übersäuert der Körper durch die Aufnahme von künstlichen Stoffen. Das wiederum begünstigt die Einlagerung von Wasser und bremst den Stoffwechsel. Sprich, Sie nehmen nicht ab, sondern sogar zu.

Die Menge machts

Grundsätzlich gilt: Alles, was zu viel ist, ist nicht gut.

Zu viele Kohlenhydrate (Stärke, Weißmehl, Haushaltszucker, Süßigkeiten, Kuchen, Kekse, Limonaden, zuckerhaltige alkoholische Getränke) werden in Fett umgewandelt und in Depots gespeichert.

Zu viel Eiweiß führt zu Schlackenbildung. Beim Eiweißstoffwechsel entsteht als Abfallprodukt Säure. Diese würde die Magenschleimhaut, Muskulatur und knöchernen Strukturen angreifen, deshalb gibt es im Körper eine Schutzfunktion: Die Säure wird ummantelt, also eingeschlackt, und abgelagert. Diese Schlacken sind nur schwer wieder aufzulösen. Ist zu viel Säure im Körper, kann das auch zu einer Übersäuerung führen und den Körper angreifen, was Hautausschläge, Müdigkeit oder sogar Schmerzen in den Gelenken hervorrufen kann.

Zu viel Wasser führt dazu, dass Mineralstoffe, Vitamine und Elektrolyte ausgeschwemmt werden. Natürlich habe ich auch das am eigenen Körper erfahren. Weil ich dachte, ich müsse so viel trinken wie möglich, habe ich an einem Tag sieben Liter Wasser zu mir genommen – Suppen, Salate, Gemüse und Obst nicht mitgerechnet. Ich fühlte mich schlapp und energielos, war blass und mein Körper fühlte sich schwammig an.

Zu viel Fett oder allgemein zu viel Essen führt zu überflüssigen Pfunden, die oft auch aus Frust oder Langeweile angelegt werden. Oder einfach, weil Sie gerne und viel essen. Achten Sie mal eine Zeit lang darauf, warum Sie eigentlich essen. Oft ist es gar nicht der Hunger, der uns zubeißen lässt, sondern Langeweile, Gewohnheit oder Geselligkeit. Wenn Sie mittags keinen Appetit haben, müssen Sie noch lange nicht essen, nur weil die Kollegen es tun oder weil Sie es sonst immer so machen. Ein Experiment an einer New Yorker Uni hat gezeigt: Menschen, die in einem fensterlosen Raum eine falsche Uhrzeit vorgegaukelt bekamen, aßen genauso viel wie sonst, obwohl es noch gar nicht Zeit zum Essen war. Gehen Sie stattdessen in der Mittagspause spazieren, und essen Sie dann, wenn Ihr Hunger kommt.

Möchten Sie Ihre Figur behalten, gilt als Grundregel: Input = Output. Das heißt, Sie sollten so viel essen, wie Sie auch verbrennen. Anstatt jedoch die Nahrungszufuhr herunterzusetzen, werden wir Ihren Kalorienumsatz steigern, denn Ihr Körper braucht Energie für mein Fitnessprogramm. Insbesondere das Cardiotraining bringt Ihren Stoffwechsel auf Hochtouren. Und wenn Ihre Maschine erst einmal läuft, verkraftet sie auch hin und wieder eine kleine Sünde, wohlgemerkt: eine kleine.

Achtung, Stolperstein!

Grundsätzlich sollten Sie von allen Nährstoffen in Maßen essen. Haben Sie dennoch einmal über die Stränge geschlagen oder einen sündigen Tag eingelegt, sollten Sie die zu viel verzehrten Leckereien loswerden, bevor sie als Fettpölsterchen auf Ihrer Hüfte landen. Gehen Sie sofort laufen, oder trainieren Sie am nächsten Tag umso intensiver. Sie werden sich danach auf jeden Fall besser fühlen. Solche sündigen Tage sollten aber die Ausnahme sein, wenn Sie die Figur, die Sie sich erarbeitet haben, behalten wollen.

Lust auf Süßes? – Naschen mit Verstand

Wenn die Lust auf Süßes Sie packt, überlegen Sie erst einmal, ob es nicht einfach Hunger ist, der sich da meldet. Fehlen dem Körper die Nährstoffe, verlangt er nach Energie – und zwar

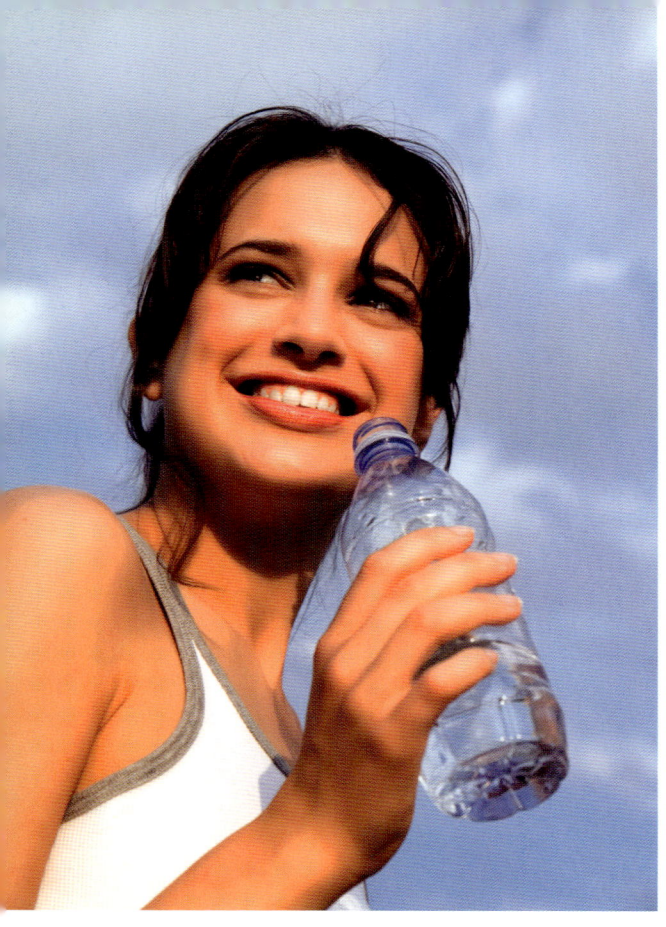

Trinken Sie ausreichend, vor allem Wasser.

Hilft alles nichts und Sie brauchen wirklich unbedingt etwas Süßes, achten Sie auch beim Naschen auf Qualität. Das heißt: die Inhaltsangabe lesen und Finger weg von gehärteten Fetten, E-Stoffen, Geschmacksverstärker, Farbstoffen und anderen künstlichen Zusätzen. Hier einige Beispiele für gesunde Naschereien: Fruchtjoghurt, Obst, Studentenfutter, Trockenobst, Quark mit Früchten ...

In Ausnahmefällen dürfen Sie zu Ihrer Lieblingssüßigkeit greifen. Genießen Sie es, und vergessen Sie Ihren Output nicht. Das heißt, nach dem Naschen, spätestens am nächsten Tag, wird wieder gesportelt.

sofort. Was sehr schnell ins Blut geht, ist Zucker, sodass Sie Lust auf Süßes bekommen.

Beobachten Sie einmal Ihr Essverhalten. Nehmen Sie wirklich genügend und regelmäßige Mahlzeiten ein? Der Blutzuckerspiegel sollte erst gar nicht so weit absinken, dass Sie das Bedürfnis nach einem Zuckerschub haben. Essen Sie also regelmäßig, und bei Hunger nehmen Sie eine richtige Mahlzeit zu sich.

Flüssig fit

Der Körper braucht mindestens zwei Liter Wasser am Tag, um wichtige Stoffwechselprozesse und alle Organe funktionsfähig zu halten. Gute Trinkgewohnheiten sorgen auch für ein besseres Hautbild, da die Haut von innen mit Feuchtigkeit versorgt wird.

Trinken Sie über den Tag verteilt mindestens zwei Liter Flüssigkeit, gerne auch mehr – vor allem, wenn Sie trainieren. Wer sein Sportpensum erhöht, braucht nämlich auch mehr Flüssigkeit, um das beim Schwitzen ausgeschiedene Wasser wieder zu ersetzen.

Von einem Wassermangel ist besonders das Gehirn betroffen. Sie haben sicher schon gemerkt, dass Sie sich bei Durst schlechter konzentrieren können. Wer nicht genug trinkt, riskiert aber auch Wassereinlagerungen, die entstehen, wenn dem Körper zu wenig Flüssigkeit zugeführt wird. Dieser bindet dann jeden Tropfen an sich und speichert ihn, damit er Flüssigkeit zur Verfügung hat, wenn er sie braucht.

Idealerweise trinken Sie schon vor dem Durstgefühl. Am besten eignen sich Wasser und ungesüßte Tees. In Maßen geeignet sind Fruchtsaftschorlen. Greifen Sie dabei zu einem 100-prozentigen Fruchtsaft, jedoch sollte die Schorle nur zu einem Drittel aus Saft bestehen, da auch im Saft Zucker in Form von Fruchtzucker enthalten ist und sich die Fruchtsäure außerdem ungünstig auf die Figur auswirken kann. Wie bereits beschrieben, wird die Säure in Schlacken umgewandelt und abgelagert, was den Stoffwechsel hemmt. Nektare sind viel zu hoch konzentriert, enthalten zusätzlich noch Unmengen von Haushaltszucker und werden – genau wie Limonade oder Energygetränke – künstlich hergestellt.

Wer abnehmen möchte, sollte ganz auf Süßgetränke verzichten. Übrigens ist auch die jeweilige Lightversion nicht besser. Die Süßstoffe suggerieren dem Körper, dass Zucker zugeführt wird, wodurch die Verdauungsprozesse in Gang gesetzt werden. Dies führt dazu, dass Sie zum einen Hunger bekommen können, zum anderen merkt sich der Körper, dass er zu viel Insulin für die Verarbeitung bereitgestellt hat, und wird dieses beim nächsten Mal reduzieren. Verzehren Sie also das nächste Mal richtige Kohlenhydrate, werden diese vielleicht nicht vollständig abgebaut und als Speicherfett eingelagert. Wie bei allem gilt auch hier: Die Menge machts. Seien Sie sich einfach über bestimmte Wirkungsweisenbewusst.

Mit Kaffee sollten Sie ebenfalls nicht übertreiben. Zwar bringt Sie das Koffein des Muntermachers in Schwung, doch bei vermehrtem Genuss übersäuert der Körper. Wenn Sie gern Kaffee trinken, dann genießen Sie diesen am besten als Espresso direkt vor dem Workout. Der kleine Schwarze bringt den Stoffwechsel auf Touren, was den Trainingseffekt erhöht.

Mit Alkohol sollten Sie sehr sparsam umgehen. Er hat viele Kalorien und verursacht Übergewicht. Außerdem führt übermäßiger Genuss dazu, dass die Gehirnzellen weniger arbeiten. Gegen ein gelegentliches Glas Rotwein ist allerdings nichts einzuwenden, denn Rotwein hat eine antioxidative Wirkung.

sind essenziell, das heißt, unser Körper kann sie nicht selbst herstellen und muss sie mit der Nahrung zu sich nehmen. Eine ausgewogene, abwechslungsreiche Ernährung, die alle Nährstoffe abdeckt, bildet die Grundlage für ein vitales, gesundes Leben.

Ein kurzer Überblick über die wichtigsten Nahrungsbestandteile soll Ihnen helfen, deren Wirkung besser zu verstehen und sich bewusst und gesund zu ernähren. Das wird man auch Ihrer Figur und Ihrer Ausstrahlung ansehen!

Nährstoff-Codes

Wie Sie sicherlich schon wissen, setzen sich unsere Lebensmittel aus zahlreichen unterschiedlichen Nährstoffen zusammen. Während Kohlenhydrate und Fette Energie liefern sowie zusammen mit Wasser und Eiweiß als Baustoffe gelten, haben Vitamine, Mineralstoffe und Ballaststoffe zwar keinen Nährwert, erfüllen aber andere wichtige Funktionen im Organismus. Viele dieser Nährstoffe

Kohlenhydrate: Energielieferanten

Aufstehen, Haare waschen, denken – der Körper braucht für jede Aktivität Energie. Vor allem aber für das Sportprogramm! Kohlenhydrate sind dabei ein verlässlicher Lieferant. Wie schnell die Energiegewinnung erfolgt, hängt von der Art der Kohlenhydrate ab: Einfach- und Doppelzucker wie Frucht-, Milch- und Haushaltszucker werden über den Darm sehr schnell ins Blut aufgenommen. Mehrfachzucker wie die Stärke, die in Kartoffeln oder Vollkornprodukten steckt, müssen dagegen erst in Glukose (Einfachzucker) aufgespalten werden, um in den Kreislauf zu gelangen. Es dauert also länger, bis sie zur Energiegewinnung genutzt werden können. Die Sättigung hält dafür auch länger an.

Achtung, Stolperstein!

Beachten Sie bitte, dass überschüssige Kohlenhydrate, vor allem in Form von Zucker und Stärke, vom Körper in Fett umgewandelt und abgespeichert werden. Deshalb sollten Sie Zucker und Stärke stark reduzieren und stattdessen Kohlenhydrate in komplexer Form in Maßen genießen. Wenn Sie regelmäßig Sport machen und Ihre Stoffwechselsysteme funktionieren, verbraucht der Körper auch viele Kohlenhydrate, und das ist unser Ziel.

Wenn jemand inaktiv ist, das heißt, den ganzen Tag sitzt und keinen Sport betreibt, ist es dagegen sinnvoll, am Abend, wenn sich der Körper in die totale Ruhephase begibt, die Kohlenhydrate wegzulassen.

Diesen Ratschlag können Sie auch umsetzen, wenn Sie einmal schnell abnehmen müssen, um sich beispielsweise auf eine Feierlichkeit oder ein Fotoshooting vorzubereiten.

Bevorzugen Sie also sogenannte langkettige, komplexe Kohlenhydrate, sodass der Körper länger etwas davon hat. Wertvolle Kohlenhydrate sind beispielsweise in Vollkornbrot, Reis, Kartoffeln und Vollkorngetreideflocken enthalten. Auch Nudeln aus Hartweizen können Sie ab und zu genießen, solange Sie diese nicht mit Sahnesoßen kombinieren.

Übrigens zählen auch Ballaststoffe zu den Kohlenhydraten. Diese bringen zwar keine Energie, denn sie werden größtenteils unverdaut wieder ausgeschieden, wirken sich jedoch positiv auf die Verdauung aus. Enthalten sind Ballaststoffe zum Beispiel in Salat, Gemüse und Vollkorngetreide.

Fett – Energiestoff und Bausubstanz

Die Energie aus Fetten steht nahezu unbegrenzt zu Verfügung. In Depots hat der Körper jede Menge Fett gespeichert, das er, wenn Energie gebraucht wird, freisetzen kann. Die Energiegewinnung aus Fetten erfolgt wesentlich langsamer als die aus Kohlenhydraten, doch Fett ist sehr energiereich. Ein Gramm Fett liefert

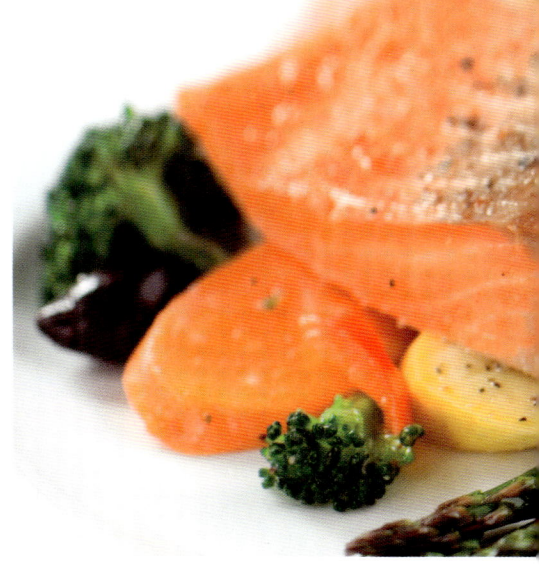

Seefisch enthält viel Eiweiß und sehr hochwertige Fette – hier können Sie zugreifen.

mehr als doppelt so viel Energie wie ein Gramm Kohlenhydrate oder Eiweiß. Eigentlich sind die Fettdepots also eine gute Sache. Doch wir leben nicht mehr in der Steinzeit… Aus einem Kilo Körperfett können 7000 Kalorien gewonnen werden – klasse, wenn es mit dem nächsten Mammut mal wieder länger dauert. Blöd, wenn das Angebot im Supermarkt immer größer wird.

In der heutigen Zeit sollten wir darauf achten, nicht zu viel Fett zu uns zu nehmen, und vor allem das richtige. Ganz ohne Fett geht es nämlich auch nicht, da der Körper Fett zum Aufbau und Schutz der Zellen benötigt und wichtige, sogenannte fettlösliche Vitamine (A, D, E, K) nur in Verbindung mit Fett aufnehmen kann. Bevorzugen Sie mehrfach ungesättigte Fettsäuren gegenüber den gesättigten, da diese den Cholesterinspiegel in Balance halten und als essenziell, also lebenswichtig, aber vom Körper nicht selbst herstellbar, gelten. Das bedeutet, dass Sie Ihren Salat mit kalt gepresstem Distel- oder Olivenöl anstatt mit Mayonnaise oder Fertigsoßen verfeinern sollten, zum Braten empfehle ich Rapsöl anstatt Bratfett. Zudem decken Sie Ihren Fettbedarf mit fettem Fisch, zum Beispiel Lachs. Auch manche pflanzlichen Lebensmittel wie etwa die Avocado liefern wertvolles Fett. Verzichten Sie auf gehärtete und künstlich hergestellte Fette sowie Transfette, die sich ungünstig auf Gesundheit und Figur auswirken. Auch von Streichwurst, Schmelzkäse und Wurst sollten Sie sich besser verabschieden. Butter hingegen ist ein natürliches Lebensmittel, das Sie dünn aufs Brot streichen und genießen können.

Eiweiß: Schönmacher

Unsere Muskeln und Organe, aber auch die Haut, Haare und Nägel setzen sich aus Eiweiß, auch Proteine genannt, zusammen. Insgesamt besteht unser ganzer Körper zu rund 20 Prozent aus Eiweiß. Zudem läuft unser

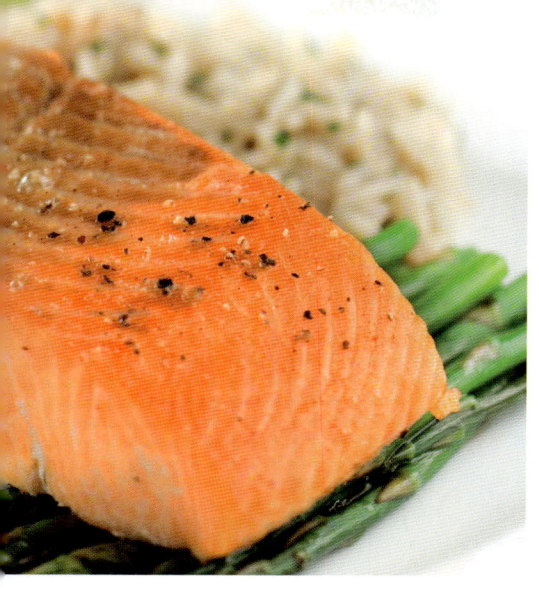

men werden müssen. Gute Quellen sind zum Beispiel Hülsenfrüchte wie Erbsen, Linsen und Bohnen. Auch Fisch, fettarmes Fleisch, Quark und Käse sind empfehlenswert.

Bei der Verstoffwechselung von tierischem Eiweiß, vor allem von Fleisch, ganz besonders von Pökelfleisch, entsteht harnsäurebildendes Purin, welches zu einer Übersäuerung beiträgt. Sorgen Sie also für einen guten Mix an pflanzlichen und tierischen Eiweißen.

Immunsystem nur mit Proteinen richtig rund, ebenso die Hormonbildung und der Transport von Sauerstoff und Fetten. Wer sich eiweißreich ernährt, beschleunigt außerdem seinen Stoffwechsel. Diesen Effekt können Sie am besten direkt nach dem Training ausnutzen: Wenn Sie nach Ihrem Workout eiweißreiche Lebensmittel – wie Eier, Quark, Fisch oder fettarmes Fleisch – essen, wird das Eiweiß direkt in die Zelle transportiert und beeinflusst so die Zellaktivität positiv.

Generell sollten Sie auf eine abwechslungsreiche Eiweißzufuhr achten, um Ihren Bedarf an allen 20 Aminosäuren (den kleinsten Bausteinen, aus denen sich Eiweiße zusammensetzen) zu decken – vor allem aber an jenen acht, die nicht selbstständig vom Körper hergestellt werden können und mit der Nahrung aufgenom-

Vitamine: Gesundheitspolizei

Ohne Vitamine kommt der Körper nicht lange über die Runden, denn die sogenannte Gesundheitspolizei sorgt dafür, dass Blut und Zellen gesund bleiben. Bei den 13 verschiedenen Arten wird zwischen fett- und wasserlöslichen Vitaminen unterschieden. Sprich, einige Vitamine wie auch das Vitamin A (das unter anderem wichtig für das Blut, die Augen und das Immunsystem ist) können nur zusammen mit Fett vom Körper aufgenommen werden. Daher sollten Sie beispielsweise den Vitamin-A-reichen Karottensalat immer mit etwas Öl anrichten.

Vitamine sind sehr licht-, kälte- und wärmeempfindlich. Bereiten Sie Obst und Gemüse daher möglichst frisch zu und verzehren Sie es bald. Wählen Sie schonende Garmethoden wie Dämpfen, Dünsten, Garen im Bratschlauch oder in Alufolie. Geben Sie das vitaminreiche Olivenöl erst am Schluss zum Gemüse, nachdem sie dieses zum Beispiel im eigenen Saft und etwas Brühe gedünstet haben. Verspeisen Sie Gemüse auch ab und zu roh. Bunte Salate zum Beispiel lassen sich immer wieder neu zusammenstellen und ergeben mit ein paar Nüssen, Fleischstreifen oder Käsewürfeln eine gesunde, leckere Mahlzeit.

Mineralstoffe: die Unzerstörbaren

Spröde Fingernägel, blasses Gesicht, Abgeschlagenheit – jedes dieser Anzeichen kann auf einen Mineralstoffmangel zurückzuführen sein. Insgesamt gibt es 23 dieser lebensnotwendigen Nährstoffe. Zum Beispiel brauchen Sportler und Menschen mit viel Stress mehr Magnesium, um Muskelkrämpfen beziehungsweise einer erhöhten Reizbarkeit entgegenzuwirken. Magnesium sollte allerdings immer in Verbindung mit Kalzium aufgenommen werden, da es das Kalzium, das es zur Verarbeitung braucht, ansonsten aus den Knochen zieht. Gute Lieferanten sind Bananen, Vollkornprodukte, Obst und Gemüse. Im Gegensatz zu den Vitaminen können Mineralstoffe bei der Zubereitung nicht zerstört werden.

Gesunde Vorräte

In Step 2 haben wir Ihren Kühlschrank und Ihre Vorratsschränke bereits von den größten Figurkillern befreit. Jetzt gehen wir einen Schritt weiter. Alle verarbeiteten Lebensmittel, die künstliche Zusatzstoffe enthalten, kommen weg. Stehen auf der Zutatenliste Zucker oder ungesunde Fette an erster bis dritter Stelle – auf Wiedersehen, oder besser: auf Nimmerwiedersehen! Wenn Sie all die großen und kleinen Verführer, die Ihrem »Projekt Traumfigur« schaden könnten, aus Ihrer Reichweite entfernen und auch nicht mehr einkaufen, kommen Sie gar nicht erst in Versuchung.

Diese Übersicht zeigt, welche Lebensmittel Sie weiterhin begleiten
dürfen und von welchen Sie sich besser trennen sollten:

Behalten	Erklärung	Entfernen	Erklärung
Frisches Obst	Voller Vitamine und Ballaststoffe, verhältnismäßig wenig Kalorien	Obstkonserven	Enthalten zusätzlichen Zucker, aber kaum Vitamine
Frisches oder Tiefkühl-Gemüse	Voller Vitamine und Ballaststoffe, kaum Kalorien und Kohlenhydrate	Fertige Gemüsegerichte mit Sahnesoßen	Enthalten ungesunde Fette und unnötige Kalorien
Frischmilch und Milchprodukte	Wichtige Nährstoffe wie Mineralien, Vitamine und Eiweiß	H-Milch	Gesunde Inhaltsstoffe kaum noch vorhanden
Honig	In Maßen eine gesunde und natürliche Art zu süßen	Süßstoff	Steigert den Appetit, stört den Kohlenhydratstoffwechsel
Reis	Entwässernde Wirkung, leicht verdaulich	Fertiggerichte	Industrieprodukte, künstliche Zusatzstoffe lagern sich in den Körper ein
Selbst gemachte Suppen	Sahne einfach weglassen, mageres Fleisch benutzen. Tipp: vorkochen und einfrieren	Tütensuppen	Zu viele künstliche Zusatzstoffe
Selbst gemachte Brühe	Sellerie, Lauch, Petersilie, Karotten mit 1 l Wasser kochen, mit Salz und Pfeffer würzen	Brühwürfel	Höchste Dichte an künstlichen Zusatzstoffen
Für die kalte Küche: kalt gepresste Öle	Hoher Gehalt an Vitaminen, enthalten essenzielle Fettsäuren	Für die kalte Küche: raffinierte Öle	Bei der Herstellung gehen wichtige Vitamine verloren.
Für die warme Küche: natives Olivenöl oder Rapsöl	Guter Geschmack und wertvolle Inhaltsstoffe	Für die warme Küche: Schmalz, gehärtete Fette	Können schlecht verarbeitet werden und lagern sich direkt im Körper ab

PROJEKT TRAUMFIGUR

Behalten	Erklärung	Entfernen	Erklärung
Chili, frischer Meerrettich, schwarzer Pfeffer, Gewürze und frische Kräuter, Salz in Maßen	Gewürze machen Gerichte schmackhaft und haben eine belebende, teils stoffwechselunterstützende Wirkung. Salz enthält wichtige Mineralien, die durch Schwitzen verbraucht werden. Salz sollten Sie aber in Maßen genießen, da es Wasser bindet	Geschmacksverstärker	Begünstigt Wassereinlagerungen
Parmesan, Gouda, Edamer, Bergkäse	Enthält Eiweiß und Kalzium und wird aus natürlichen Zutaten gewonnen	Schmelzkäse	Ist künstlich, außerdem werden darin minderwertige Käsereste verarbeitet.
Rindfleisch	Weniger Fett und mehr Eiweiß als Schweinefleisch	Schweinefleisch	Oft sehr fettig, begünstigt zudem Gicht
Putenbrust, Hähnchenbrust	Sehr mager und eiweißreich	Ente	Gerade mit der Haut sehr fettig
Frischer oder tiefgefrorener Fisch	Reich an Eiweiß und gesunden Fetten	Backfisch	Kaum Nährstoffe, da aus Resten hergestellt, und viel Fett, da frittiert
Saft	Voller Vitamine. Sorten ohne Zuckerzusatz wählen und mit der doppelten Menge an Mineralwasser verdünnen	Nektar	Besteht zu 50 Prozent aus Zuckerwasser (ist daher auch günstiger)
Haferflocken	Reich an Ballaststoffen und Mineralien	Cornflakes	Kaum Ballaststoffe und viel Zucker, verarbeitetes Lebensmittel
Vollkornbrot	Reich an Ballaststoffen und Mineralstoffen, sättigt lange. Am besten beim Bäcker kaufen und vorzugsweise Dinkel- oder Roggenkorn wählen statt Weizen. Das ist besser verwertbar.	Weißbrot	Geringe Sättigung, leere Kohlenhydrate ohne Mineralien, enthält nur den Mehlkörper des Korns, was wie Papier wirkt. Stärke aus Weißmehl wird besonders leicht in Speicherfett umgewandelt.

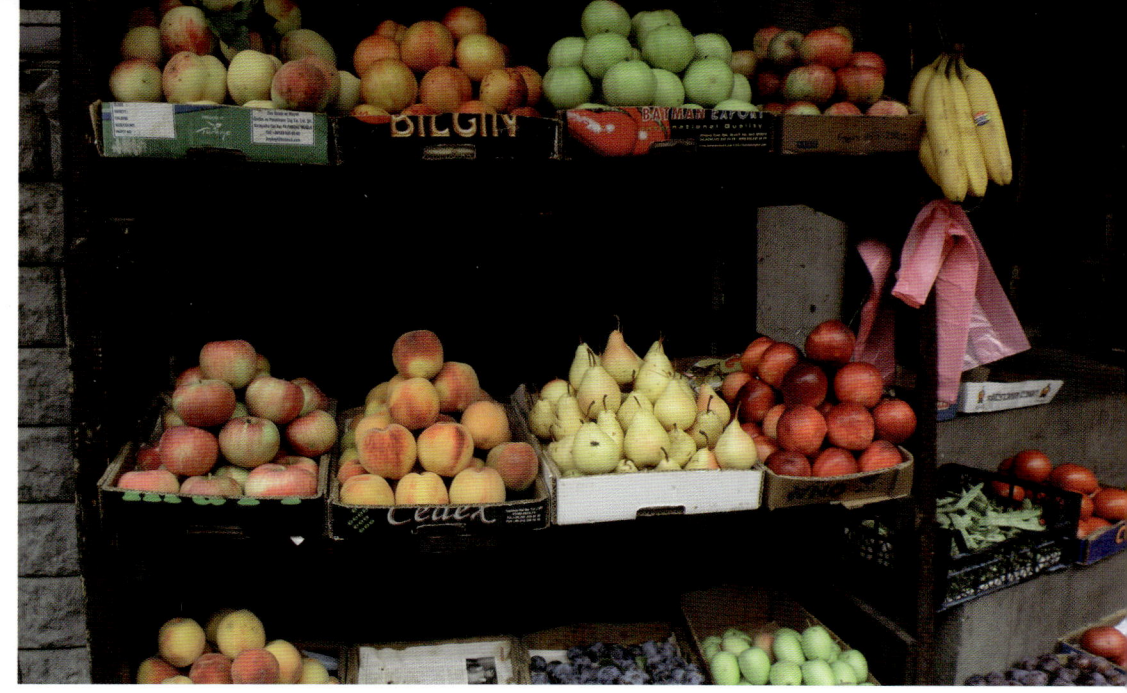

Kaufen Sie Obst und Gemüse möglichst saisongerecht von Bauern aus der Region.

Einkaufsliste

n diesem Abschnitt mache ich Ihnen konkrete Vorschläge für Ihren Einkauf. Lebensmittel, die Sie nicht mögen oder nicht gut vertragen, lassen Sie selbstverständlich weg beziehungsweise ersetzen diese durch adäquate Produkte: Achten Sie bei abgepackten Produkten stets auf das Etikett. In Deutschland ist die Kennzeichnung der Lebensmittel und Ihrer Zusammensetzung Pflicht. Dabei ist der mengenmäßig größte Bestandteil immer als Erstes genannt, der verhältnismäßig geringste Bestandteil ist am Schluss aufgeführt.

Ein Beispiel:

Bio-Fruchtjoghurt mit 3,5 % Fett im Milchanteil
Zutaten: Joghurt, 18 % Kirschzubereitung (Zucker, 35 % Kirschen, Wasser, Aroma natürlich, Rote-Bete-Saft-Konzentrat)
Biosiegel nach EU-Verordnung

»Bio« ist kein geschützter Begriff. Es gibt allerdings Bio-Siegel, die eine bestimmte Qualität gewährleisten und an Auflagen gebunden sind. Zum Beispiel Naturland oder Demeter sind sehr streng überwachte, verlässliche Gütesiegel. Das EU-Siegel bestätigt die Kontrolle nach EU-Recht.

Ihre Einkaufsliste

Gemüse und Obst (frisch und saisonal)
- Brokkoli, Lauch, Tomaten, Karotten, Zucchini, Paprika, Tomaten, Blattsalat, Gurke, Avocado, Zwiebeln
- Kartoffeln
- frische Kräuter (Basilikum, Schnittlauch, Dill … – auch tiefgefroren erhältlich)
- pürierte Tomaten (Dosen oder Tetrapack)
- Mais, Erbsen, Bohnen (Dose oder tiefgefroren)
- Zitronen
- Äpfel
- je nach Saison: Beeren, Orangen, Nektarinen

Getreideprodukte
- Reis (Basmati, Parboiled und, wer mag, Vollkornreis)
- Nudeln (Hartweizen ohne Ei, Dinkel …)
- Alternativen zum Ausprobieren: Hirse, Couscous, Grieß, Buchweizen, Grünkern …
- Haferflocken, Dinkelflocken, Gersten-Roggenflocken, Amaranth (ohne Zucker, wenig verarbeitet, ohne Zusätze)
- Reiswaffeln

Hülsenfrüchte
- Linsen, Kichererbsen, Kidneybohnen

Nüsse
- Walnüsse, Paranüsse, Mandeln und ungesalzene Kerne

Essig, Öl, Gewürze
- Balsamicoessig
- Olivenöl, Distelöl (in lichtundurchlässigen Behältern verpackt, kalt gepresst), Rapsöl
- Cayennepfeffer, schwarzer Pfeffer, Curry, Kräuter der Provence, Chili …
- Meersalz oder Jodsalz
- Gemüsebrühe ohne Zusatzstoffe
- Senf
- Kapern

Fleisch, Fisch, Eier
- Hähnchenbrustfilet (alternativ auch mal einen ganzen Gockel – vielleicht sogar vom Bauern), Putenbrust
- Rinder- oder Kalbssteak, Rouladen, Gulasch, Rinderbraten, Tafelspitz, mageres Rinderhack
- Putenschinken, Lachsschinken, roher Schinken
- Seefisch natur: Lachs, Seelachs, Kabeljau, Loup de Mer etc. (Fisch kann wunderbar tiefgefroren gekauft werden. Fisch wird fangfrisch noch auf dem Schiff verarbeitet.

Bitte keine panierten, gefüllten, belegten oder mit Saucen zubereiteten Fertigfische kaufen!)
- Thunfisch im eigenen Saft (Dose)
- frische Bio-Eier

Milchprodukte/ Kühltheke
- fettarmer Schnittkäse: Edamer, Gouda, Leerdamer
- Ziegen- oder Schafskäse, Hüttenkäse
- Butter
- fettarme Milch, Kaffeesahne
- Quark, Naturjoghurt, Fruchtjoghurt (Fruchtverarbeitung mit Zucker, aber ohne Stärke, Gelatine, E-Stoffe)
- Tofu

vom Bäcker
- Vollkornbrot (am besten Dinkel, Roggen, wenig Weizen)

Getränke
- Mineralwasser, Apfelsaft (Natursaft, ungezuckert – kein Konzentrat)
- Kräutertee

Geschafft!

20 Kilo weniger!

Julia Podlich, 22, ist ein ganz neuer Mensch.

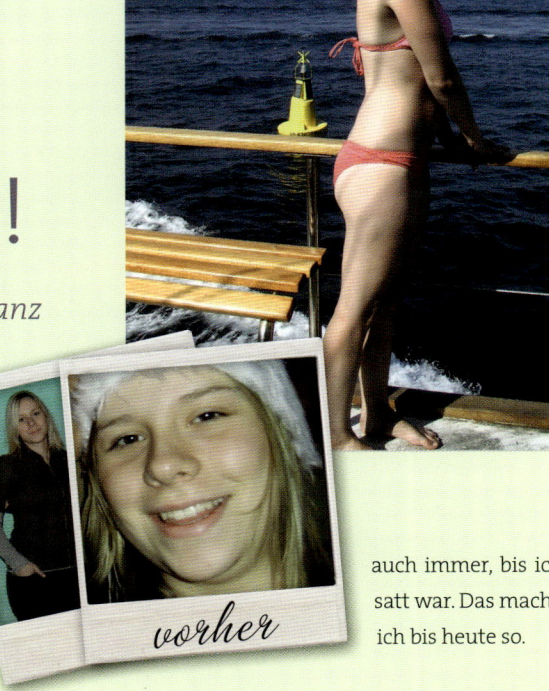

vorher

»Als Teenager war es mir einfach egal, wie viel und was ich esse. Ich aß zweimal am Tag warm und üppig, das war im Nachhinein gesehen mein größtes Problem. Hinzu kam, dass ich überhaupt kein Körperbewusstsein hatte. Bewegung gehörte nicht zu meinem Tagesablauf – warum sollte ich schwitzen, wenn ich doch genauso gut gemütlich vor dem Fernseher sitzen konnte? Über mein damaliges Gewicht von 75 Kilo bei einer Größe von 1,70 Meter machte ich mir keine Gedanken. Das änderte sich schlagartig, als ich plötzlich nicht mehr in meine Hosen passte. Ich hätte Jeans in Größe 42 kaufen müssen – da läuteten bei mir die Alarmglocken. Ich musste abnehmen, und zwar sofort!

Zuerst ließ ich das Abendessen weg, denn wenn ich ehrlich zu mir selbst war, aß ich nicht aus Hunger, sondern aus Langeweile. Darum gab es nun nur noch Obst. Außerdem begann ich, mit frischen Zutaten und wenig Fett zu kochen. Kalorien zählte ich nicht, und ich aß auch immer, bis ich satt war. Das mache ich bis heute so.

Zudem ging ich in ein Fitnessstudio. Aber ganz ehrlich: Das ist nichts für mich. Ich trainiere lieber, wenn mich niemand beobachtet. Außerdem mag ich es nicht, an feste Zeiten gebunden zu sein. Daher besorgte ich mir die DVDs von Johanna. Am Anfang musste ich schon ein paar Mal den inneren Schweinehund überwinden, um loszulegen, aber das Gefühl danach war jedes Mal so gut, dass ich dabeiblieb. Heute, 20 Kilo leichter, trainiere ich dreimal die Woche, möglichst 45 Minuten lang. Um mich nicht zu langweilen, variiere ich die Übungen und Programme ständig. Bei so viel Sport kann ich mir locker auch mal eine Sünde gönnen und trotzdem Hosen in Größe 36 tragen. Am liebsten trage ich allerdings Kleider – das wäre vor einigen Jahren undenkbar gewesen!«

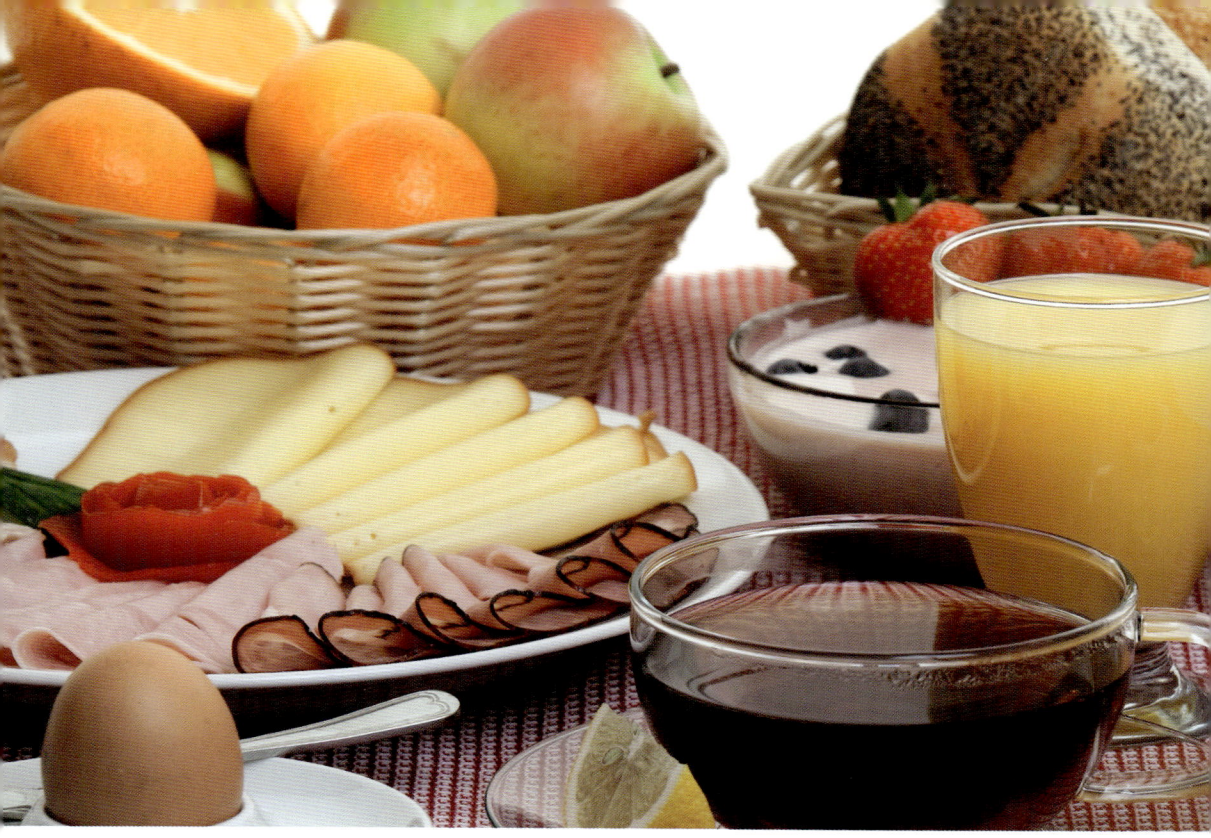

Ein frisches, vitaminreiches Frühstück ist der beste Start in den Tag.

Gesunde Gerichte

Auf den nächsten Seiten möchte ich Ihnen zeigen, wie für mich – und auch bald für Sie – eine gesunde Ernährung aussieht. Sie dürfen auf keinen Fall hungern, damit der Stoffwechsel nie auf Sparflamme fahren muss. Sonst wird er, sobald Sie wieder normal essen, Vorräte an Bauch und Hüften anlegen. Mein Rat an Sie: Essen Sie fünfmal am Tag, und greifen Sie zu – aber richtig!

Fit in den Tag: das Frühstück

Wenn ich mein Frühstück in guter Gesellschaft genieße, dann dürfen auf dem Tisch auf keinen Fall frisches Ökovollkornbrot, Käse, Eier vom Hof meiner Eltern und Früchte fehlen. Die Früchte suche ich je nach Saison aus. Neben einem Kaffee gibt's ein Glas Wasser, und falls mich der Süßhunger überkommt, esse ich zum Schluss, bevor ich fast satt bin, ein kleines Honig- oder Marmeladenbrot.

Ob man nach dem Aufstehen sofort etwas essen mag, hängt nicht nur vom Tag und der zur Verfügung stehenden Zeit ab, sondern ist auch eine Typfrage. Wer morgens noch nichts hinunterbringt, trinkt wenigstens eine Tasse Tee und nimmt sich dann etwas mit, um später zu essen. Im Folgenden gebe ich Ihnen einige Rezeptideen für ein leckeres und gesundes Frühstück. Wichtig ist, dass Sie nicht bis Mittag mit leerem Magen durchhängen – der Stoffwechsel kommt sonst nicht richtig auf Touren. Obendrein essen Sie beim Mittagessen mehr, wenn das Ihre erste Mahlzeit ist, und das kann dann unter Umständen zu viel sein.

Je nachdem, was für ein Typ Sie sind, haben Sie morgens Lust auf gar nichts oder auf ganz viel – das ist völlig in Ordnung. Hier also einige sinnvolle Frühstücksvariationen zur Auswahl:

- Getreideflocken mit Naturjoghurt, Buttermilch oder Milch
- Über Nacht eingeweichte frische Körner mit geriebenem Apfel
- Quark mit Früchten und Nüssen
- Quark oder Joghurt mit Honig und Nüssen
- Birchermüsli
- Obstsalat
- wenigstens ein Stück Obst
- Rührei mit Tomaten, Zwiebeln, Kräutern oder Spiegelei, dazu ein Stück Vollkornbrot
- Vollkornbrot mit wenig Butter und Käse oder Schinken, dazu ein Frühstücksei
- Ab und zu können Sie sich auch ein Marmeladen- oder Honigbrot gönnen
- Ab und zu eine Butterbreze

Kombinieren Sie also zum Frühstück Kohlenhydrate (Brot, Getreideflocken, Getreidekörner) mit Eiweiß (Ei, Omelett, Joghurt, Quark, Milch, Käse), wenig gesunden Fetten (Nüsse, Butter, Eier) und vielen Vitaminen und Mineralstoffen (Obst, Gemüse,

Frühstücksideen

Quark mit Früchten und Nüssen

zum Beispiel Paprika, Karotten, Gurke, Tomate). Die Mischung dürfen Sie selbst gestalten.

Nehmen Sie wenig Butter und wenig Marmelade oder Honig, wenn Sie etwas Süßes brauchen. Essen Sie nicht alles auf einmal.

Obst und Quark oder Joghurt lassen sich immer neu kombinieren.

Zutaten (1 Person):

- 250 g Magerquark
- ½ Apfel
- frisches Obst nach Saison (z. B. eine Orange oder Nektarine bzw. drei Pflaumen oder Erdbeeren)
- 5 Walnusshälften, klein gehackt
- ½ Zitrone
- 1 TL Honig
- 1 EL Milch
- 1 EL Wasser

Zubereitung:

- Quark mit Wasser und Milch glatt rühren, Honig dazugeben, die Walnüsse unterrühren.
- Saft der ½ Zitrone dazugeben.
- Obst waschen, gegebenenfalls entkernen und in Würfel schneiden, mit dem Quark vermengen – fertig.

Tipp

Im Kühlschrank aufbewahrt, schmeckt der Quark auch als Nachspeise oder als gesunde Nascherei am Mittag oder abends.

Gemüseomelett

Zutaten (1 Person):
• 2 Eier
• 1 EL Milch
• $\frac{1}{2}$ TL Butter
• 1 Handvoll Gemüse (Tomate, Paprika,
  Zwiebel oder 50 Gramm Champignons)
• etwas Salz und Pfeffer

Zubereitung:
• Die Eier aufschlagen und mit der
  Milch leicht verquirlen.
• Die Butter in einer beschichteten
  Pfanne erhitzen.
• Das Gemüse mit etwas Wasser in
  der Butter andünsten.
• Das Gemüse in der Pfanne etwas
  beiseiteschieben und die Eimi-
  schung hineingeben. Die Pfanne
  leicht schwenken, so dass das Ei
  eine ovale, pfannenkuchenähnli-
  che Form bekommt. Wenn das Ei
  anfängt zu gerinnen, das Gemüse
  draufgeben und mit einbacken
  lassen. Die Pfanne leicht bewegen,
  sodass das Ei nicht festklebt.
• Die Unterseite sollte goldgelb an-
  gebraten sein, die Oberfläche leicht
  glänzend.
• Mit Salz und Pfeffer würzen.

Falls Sie das Gefühl haben, vom
Omelett allein nicht satt zu werden,
essen Sie eine Scheibe Vollkornbrot

dazu. Am besten streuen Sie zum
Schluss frische Kräuter auf das Omelett. Diese liefern zusätzliche Vitamine und machen das Gericht schön
würzig, sodass Sie auf weiteres Salz
verzichten können.

Frischkornmüsli

Zutaten (1 Person):
• eine Handvoll Dinkelkörner
• 1 Apfel
• 1 Karotte
• 1 TL Honig

Zubereitung:
• Dinkelkörner schroten und über
  Nacht einweichen.
• Apfel und Karotte waschen, schälen und reiben. Mit dem Honig zu
  den Körnern geben und vermischen.

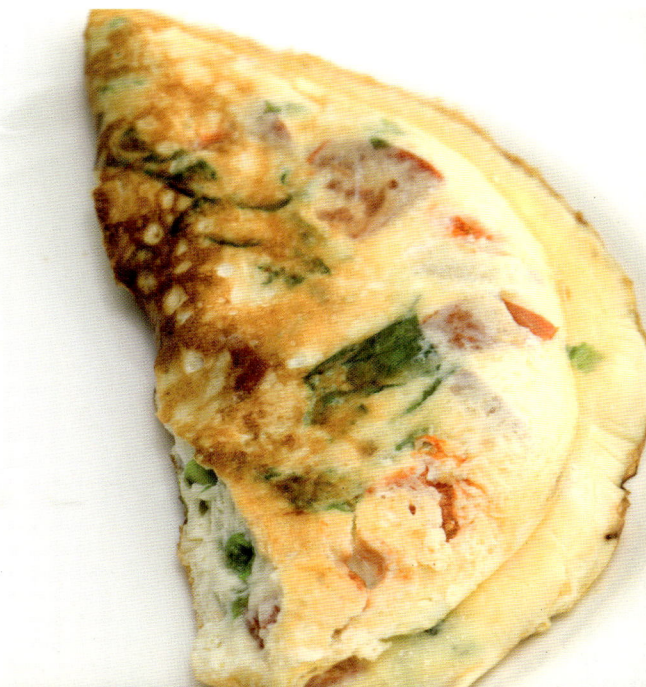

*Wer's lieber herzhaft mag, gönnt sich
ein Omelett zum Frühstück.*

Für den kleinen Hunger zwischendurch: Snacks

Knurrt morgens um halb zehn der Magen oder kommt der kleine Hunger am Nachmittag, hilft eine Banane, ein Apfel oder ein Joghurt, die Zeit bis zur nächsten richtigen Mahlzeit zu überbrücken. So halten Sie Ihren Stoffwechsel in Gang und vermeiden Heißhungerattacken sowie übermäßigen Appetit bei den Hauptmahlzeiten. Halten Sie die Zwischenmahlzeiten allerdings klein.

Ausnahme: Wenn Sie nur wenig gefrühstückt haben, zum Beispiel nur ein Stück Obst, oder abends wenig essen, können Sie Ihre Zwischenmahlzeiten reichhaltiger gestalten und beispielsweise Eier oder ein Käsebrot essen. Es hängt ganz von Ihnen ab, womit Sie sich am wohlsten fühlen. Achten Sie aber auf einen guten Ausgleich. Sollten Sie zu hungrig sein oder Lust auf Süßes haben, essen Sie lieber ein bisschen mehr von der Zwischenmahlzeit, bevor Sie zu süßen Teilchen greifen. Denn mit sinnvollen Zwischenmahlzeiten bleiben Sie dem Konzept treu und nehmen wenigstens gute, verwertbare Kalorien auf.

Ideen für kleine Zwischenmahlzeiten

- eine Handvoll Studentenfutter oder Nüsse (Tipp: Kaufen Sie Nüsse und Trockenfrüchte separat, so haben Sie mehr davon und können nach Belieben Ihren eigenen Mix erstellen, zum Beispiel wie ich anstatt Rosinen Cranberrys verwenden)
- ein kleiner Joghurt (ruhig einen Fruchtjoghurt mit normalem Fettgehalt von 3,5 Prozent wählen. Das sättigt besser. Außerdem sind die Lightvarianten oft mit Gelatine gestreckt und mit Zusatzstoffen versehen)
- zwei Reiswaffeln
- ein Knäckebrot
- ein Stück Obst
- Quark mit Früchten (eventuell mit Nüssen)
- ein paar Löffel Reissalat
- Gemüsestreifen mit Quarkdip
- Quark mit Reis (ohne Salz gekocht) und etwas Obst

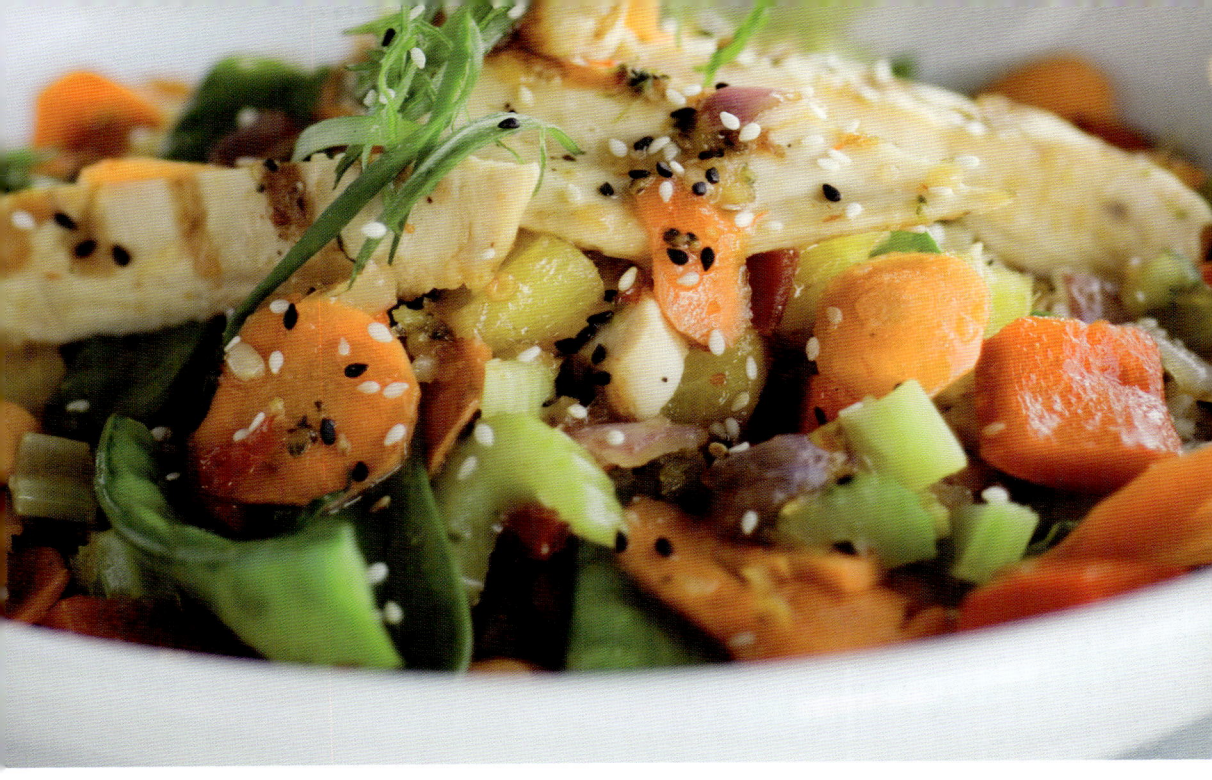

Kombinieren Sie bei Ihrer Hauptmahlzeit Eiweiß und eine kleine Portion Kohlenhydrate mit reichlich Gemüse.

Satt werden und genießen: Mittag- und Abendessen

Je nachdem, wie es besser in Ihren Tag passt, können Sie mittags oder abends Ihre Hauptmahlzeit zu sich nehmen. Die andere Mahlzeit sollte dann aus einem kleineren, leichteren Gericht bestehen. Wenn Sie zum Beispiel zum Mittagessen Nudeln mit Gambas genießen, sollte abends ein leichtes Gericht wie Tomaten mit Mozzarella auf Ihrem Teller liegen – und umgekehrt.

Achten Sie auf eine gesunde, ausgewogene Mischung von Kohlenhydraten, Eiweißen, Fetten, Vitaminen und Wasser. Greifen Sie bei Ihrer Hauptmahlzeit zu einer Hand voll Kohlenhydraten, zwei Händen voll Eiweiß, wenig Fett und reichlich Vitaminen. Dazu gibt es ein Glas Wasser. Ein ideales Gericht ist zum Beispiel eine Ofenkartoffel (Kohlenhydrate) mit Kräuterquark (Eiweiß) und Pute (Eiweiß und gesunde Fette) plus Salatbeilage (Vitamine). Dazu ein Glas stilles Wasser mit einem Spritzer Zitrone.

An Tagen, an denen Sie Sport treiben, sind Kohlenhydrate (wie Brot,

Reis, Kartoffeln oder Nudeln) zum Abendessen vollkommen in Ordnung und sogar notwendig, um die Kohlenhydratspeicher wieder aufzufüllen. Die Verdauung läuft sowieso weiter, auch nachts.

Achtung, Stolperstein!

Sie wollen keine angefangenen Packungen herumstehen haben? Kochen Sie ruhig zwei oder mehr Portionen einer Hauptmahlzeit. So können Sie das Gericht an einem anderen Tag noch einmal essen. Am besten frieren Sie das Essen nach dem Erkalten portionsweise ein. Ich koche zum Beispiel auch immer etwas mehr Beilagen als benötigt und bereite aus dem Rest einen Snack oder eine Kleinigkeit zu. Wer viel unterwegs ist, nimmt sich am besten etwas von zu Hause mit. Ideal zum Mitnehmen sind ein Käse- oder Schinkenbrot, Gemüsestifte, Obst oder Reissalat. Eine Flasche Wasser haben Sie sowieso immer dabei, richtig? Haben Sie Ihr Essen to go vergessen, bieten die Frischetheken vieler Supermärkte gesunden Ersatz: Salat, Obst, Sushi – hier können Sie unbesorgt zugreifen.

Liegt jedoch ein Tag mit hauptsächlich sitzender Tätigkeit hinter Ihnen, sollten eine Extraportion Gemüse und etwas mehr Fisch oder mageres Fleisch den Kohlenhydratanteil reduzieren oder sogar ersetzen. Im Grunde müssen Sie einfach darauf achten, dass Ihre Energiebilanz stimmt. Haben Sie den ganzen Tag über eher sparsam, das heißt wenig gegessen, dann genießen Sie abends eine gute, warme Mahlzeit. Haben Sie den ganzen Tag über viel und reichhaltig gegessen, sollte das Abendessen schmaler ausfallen.

Kochen Sie selbst, statt ein Fertiggericht aufzutauen, und genießen Sie die Mahlzeit bewusst. Der Fernseher bleibt ausgeschaltet, sonst merken Sie vor lauter Ablenkung gar nicht, dass Sie eigentlich schon satt sind, und essen mehr, als Sie wollten. Wenn Sie häufig auswärts essen, können Sie auch bei diesen Gelegenheiten gesunde sowie fettarme Gerichte wählen. Bitten Sie den Kellner oder Gastgeber, die Soße wegzulassen sowie die Pommes durch eine Ofenkartoffel zu ersetzen, und ordern Sie Essig und Öl anstelle des fertigen Dressings.

Auf den folgenden Seiten schlage ich Ihnen einige gesunde Hauptgerichte vor.

Hauptgerichte

Mein Lieblingsgericht: Fisch mit Gemüse, Fetakäse und Reis

Zutaten (1 Person):
- 1 Stück tiefgefrorenes Fischfilet (Lachs oder Seelachs)
- $\frac{1}{2}$ Zitrone
- 2 EL Olivenöl
- Gemüse nach Saison und Belieben, z.B. $\frac{1}{2}$ rote Paprika, 1 Karotte, $\frac{1}{4}$ Stange Lauch oder 1 Zucchini
- 50 g Fetakäse (aus Kuh- oder Schafmilch), in Würfel geschnitten
- ca. $\frac{1}{4}$ l Wasser
- Salz
- Pfeffer
- Cayennepfeffer
- $\frac{1}{2}$ Tasse Reis
- 1 Tasse Wasser

Zubereitung:
- Reis und Wasser in einen Topf geben, erhitzen und ohne Zugabe von Salz bei mittlerer Hitze quellen lassen. (Ich bereite am Abend immer etwas mehr zu, damit ich den restlichen Reis am nächsten Tag als Reissalat verarbeiten oder in meinen Quark geben kann.)
- Fisch mit dem Saft der Zitrone beträufeln, salzen und mit einem Löffel Olivenöl anbraten. Etwas Wasser aufgießen und weitergaren lassen, bis der Fisch gar ist, dann zugedeckt zur Seite legen.
- In der Pfanne nochmals etwas Wasser aufgießen und das Gemüse in der Flüssigkeit dünsten. Mit Salz, Pfeffer und Cayennepfeffer würzen. Dann den zweiten Löffel Öl hinzugeben. Wenn das Gemüse bissfest ist, mit dem Käse die restliche Flüssigkeit binden.
- Das Gemüse etwas zur Seite schieben und den Fisch erneut kurz in die heiße Pfanne legen. Den Reis dazu servieren. Fertig!

Indisches Curry

Zutaten (1 Person):
- 150 g Hühnchen- oder Putenbrustfilet
- $\frac{1}{2}$ EL Rapsöl
- $\frac{1}{2}$ Stange Lauch
- $\frac{1}{4}$ l Gemüsebrühe (ohne Geschmacksverstärker)
- 1 Zwiebel
- 2 TL Currypulver
- Salz
- Pfeffer
- Chili, Cayennepfeffer
- $\frac{1}{2}$ Becher saure Sahne
- $\frac{1}{2}$ Tasse Reis
- 1 Tasse Wasser

Zubereitung:
- Reis und Wasser in einen Topf geben, erhitzen und bei mittlerer Hitze ohne Zugabe von Salz quellen lassen.

- Das Fleisch in mundgerechte Stücke schneiden.
- Den Lauch waschen und in Ringe schneiden.
- Die Zwiebel häuten und vierteln.
- Das Fleisch in Öl anbraten, dann mit Curry, Salz und Pfeffer würzen.
- Die Zwiebel dazugeben und mitbraten. Dann etwas Brühe hinzufügen, abdecken und garen lassen.
- Ist die Brühe verkocht, Lauch hinzugeben und anbraten. Das Ganze noch mal – ganz nach Geschmack mehr oder weniger intensiv – mit Curry, Salz, Pfeffer, Cayennepfeffer und Chili würzen.
- Mit der restlichen Brühe aufgießen und ca. 10 Minuten garen lassen.
- Dann die Pfanne von der Platte nehmen und die saure Sahne dazugeben. Nochmals aufkochen lassen, fertig!

- in etwas Olivenöl angebratene Pellkartoffeln mit Salat
- mit Fetakäse überbackenes Gemüse
- mit Reis gefüllte Zucchini oder Aubergine
- in Gemüsebrühe gekochtes Risotto
- Linseneintopf mit Lauch und Karotten
- grüne Bohnen mit einem mageren Steak und Salzkartoffeln
- Putensteak mit Erbsen und Möhren sowie selbst gemachter Kartoffelbrei
- Hähnchen (im Ofen gegrillt) mit Blattsalat und einem Stück Schwarzbrot
- Nudeln mit Tomatensoße, Gemüse oder Gambas
- Magerer Rindsbraten mit Erbsen und Kartoffeln
- Tafelspitz mit Meerrettich, Suppengemüse und Kartoffeln oder Brot

Weitere unkomplizierte Ideen für leckere Hauptgerichte

- Pellkartoffeln mit Quark (Tipp: Schneiden Sie eine halbe Salatgurke oder einige Essiggurken in kleine Würfel – nach Belieben auch eine halbe Zwiebel klein hacken –, und vermischen Sie diese zusammen mit Salz und Pfeffer in dem Quark)

Kleine, leichte Gerichte

Reissalat

Zutaten (1 Person):
- ½ Tasse Reis
- ¼ Blattsalat
- 1 Karotte
- ½ rote Paprika
- 1 Stück Gurke
- 100 g Schafskäse
- 1 EL Cranberrys
- 4 Walnusshälften
- grüner Salat
- Balsamicoessig
- Olivenöl
- Salz, Pfeffer

Zubereitung:
- Reis und Wasser in einen Topf geben, erhitzen und ohne Zugabe von Salz bei mittlerer Hitze quellen lassen.
- Den Salat zerteilen und waschen. Die Karotte, Paprika und Gurke waschen, schälen und klein schneiden.
- Den Schafskäse würfeln, die Cranberrys und Walnüsse dazugeben.
- Mit Olivenöl, Essig, Salz und Pfeffer abschmecken.
- Alle Zutaten mit dem bereits abgekühlten Reis vermengen, fertig!

Salat mit Putenbrust

Zutaten (1 Person):
- Eisbergsalat oder grüner Salat
- 150 g Putenbrust
- 3 Austernpilze
- Olivenöl zum Anbraten
- 1 EL Balsamicoessig
- 1 EL Olivenöl
- ½ TL Senf
- Salz

Zubereitung:
- Den Salat waschen, zerkleinern und in eine Schüssel geben.
- Die Putenbrust in Streifen schneiden und in Olivenöl anbraten, die Austernpilze dazugeben, mitbraten, beides mit Salz und Pfeffer würzen.
- In einem Glas Essig, Öl, Senf und Salz zu einem Dressing verrühren.
- Das Fleisch mit den Pilzen auf den Salat geben, und das Ganze mit dem Dressing vermengen, fertig!

Kürbissuppe

Zutaten (1 Person):
- 1 Hokkaido-Kürbis (je nach Jahreszeit auch Karotten oder Zucchini)
- 2 Karotten
- 1 Kartoffel
- ½ l Gemüsebrühe (ohne Geschmacksverstärker)
- 2 EL Balsamicoessig
- Salz
- Pfeffer

Zubereitung:

- Den Kürbis entkernen und schälen. Kartoffel und Karotten waschen und schälen. Alles in kleine Stücke schneiden und in der Brühe kochen.
- Anschließen mit einem Pürierstab zerkleinern. Mit Salz, Pfeffer und Essig abschmecken, fertig!

Nudelsalat

Zutaten (1 Person):
- 100 g Hartweizen-Rigatoni
- 1 l Wasser
- 3 EL Salz
- 1 Tomate
- 1 Stück Salatgurke
- einige Blätter Eisbergsalat
- ½ Mozzarella
- ½ Dose Mais
- 1 EL Öl
- 1 EL Balsamicoessig
- 1 TL Salz
- ½ TL Pfeffer

Zubereitung:
- Die Nudeln in kochendem Salzwasser (Wasser kochen, dann Salz zugeben) ca. 8 Minuten bissfest kochen, anschließend abseihen und abkühlen lassen.
- Salat, Tomate und Gurke waschen.
- Den Salat in kleinere Stücke zerpflücken und in eine Schüssel geben.
- Die Gurke schälen. Gurke und Tomate schneiden und zum Salat geben.
- Den Mozzarella würfeln und in die Schüssel geben. Nun die erkalteten Nudeln zugeben und alles vermengen.
- Alles mit Öl, Essig, Salz und Pfeffer abschmecken und am Schluss den Mais unterrühren.

Weitere gesunde Ideen für köstliche kleine Gerichte

- einige Tomaten und eine Kugel Mozzarella mit frischem Basilikum belegen, darüber einen Mix aus Balsamicoessig, Öl und etwas Salz verteilen
- Salat mit gebratenem Ziegenkäse und Walnüssen (alternativ Rinderfiletstreifen oder Feta statt Ziegenkäse)
- Salat (Dressing siehe »Salat mit Putenbrust«, Sie können dieses anstatt mit Senf auch mit Zitrone oder frischen Kräutern anrichten)
- Couscoussalat mit Gemüse
- Reissalat (erkalteter Reis mit Gemüse, Gemüsebrühe oder Essig- Öl-Dressing zugeben)
- Ein Vollkornbrot mit Käse, dazu Karotten oder Tomaten

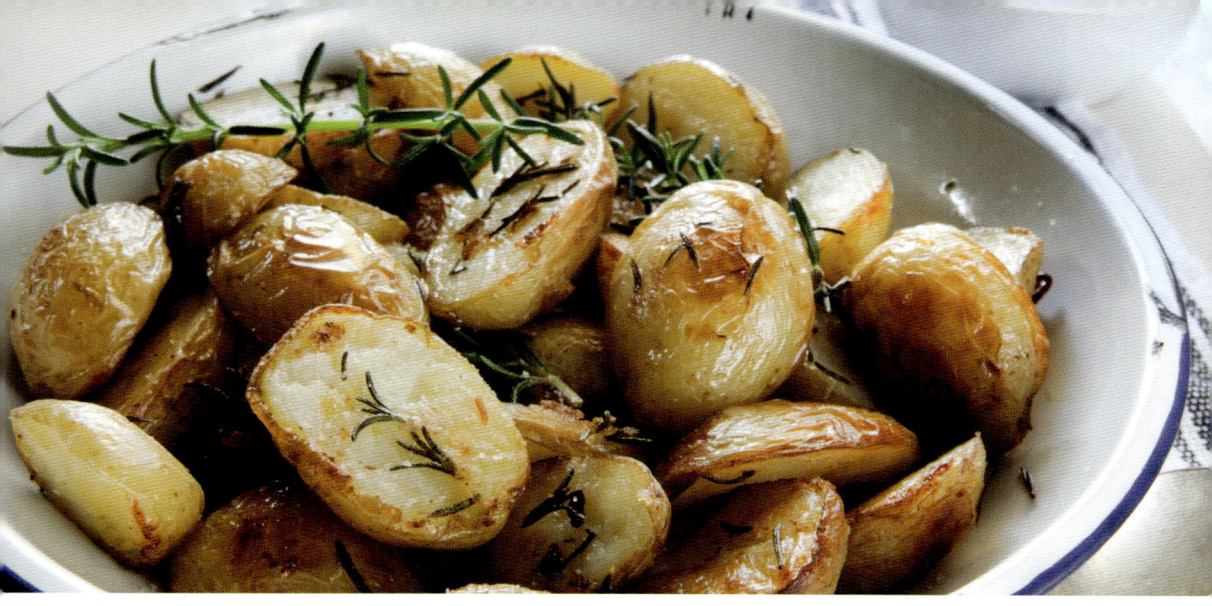

Selbst gemachte Country Potatoes schmecken auch mit wenig Fett wunderbar.

Mini-Veränderungen mit Maxi-Wirkung

Auch kleine Dinge können sich positiv auf Ihre Wunschfigur auswirken. Anbei meine besten Mini-Tipps zur Verbesserung Ihrer Ess- und Trinkgewohnheiten:

1 Ersetzen Sie Milchkaffee durch schwarzen Kaffee mit einem Schluck Kaffeesahne. Die Sahne ist leichter verdaulich. Dieser Tipp gilt vor allem, wenn Sie Ihren Kaffee vor dem Training genießen. Ansonsten probieren Sie aus, wie Sie Milch vertragen. Milch besteht aus sehr großen Molekülen und kann deshalb und aufgrund des Milchzuckers (Lak-

tose) von vielen Menschen schlecht verdaut werden. Grundsätzlich enthält Frischmilch aber wertvolle Mineralien und Eiweiße.

2 Kartoffelecken oder auch Country Potatoes werden oft sehr fettig zubereitet. Es geht aber auch anders: Schneiden Sie rohe Kartoffeln mit der Schale in Spalten. Geben Sie dann einen Esslöffel Pesto und einen Esslöffel Öl in einen Gefrierbeutel. Fügen Sie die Kartoffeln hinzu und wirbeln Sie die Tüte so lange umher, bis alle Kartoffeln gleichmäßig mit dem Ölgemisch bedeckt sind. Dann auf einem Backblech in

der Mitte des Backofens durchgaren – ein leckere und gesunde Alternative zu Pommes frites!

3 Ihnen bleibt keine andere Möglichkeit, als in einem Fast-Food-Restaurant zu essen? Na gut, aber dann wählen Sie zumindest das Richtige. Ein Grilled Chicken Wrap ist besser als ein Crispy Chicken Burger. Essen Sie von einem Burger nur Fleisch, Salat, Tomate und eine Brothälfte.

4 Legen Sie einen Joghurt ins Gefrierfach. So entsteht ein leckereres und leichtes Eis, das Sie ohne schlechtes Gewissen vernaschen dürfen.

5 Das Fetten von Auflauf- oder Backformen ist eine vollkommen unnötige Kalorienquelle. Legen Sie die Formen stattdessen einfach mit Backpapier aus.

6 Pinienkerne lassen sich fettfrei im Backofen rösten. Einfach auf einem Backpapier ausbreiten und bei Oberhitze und höchstens 160 Grad kurz erhitzen. Achtung: Sind die Kerne der hohen Temperatur zu lange ausgesetzt, können Schad- und Bitterstoffe entstehen – also rechtzeitig herausnehmen.

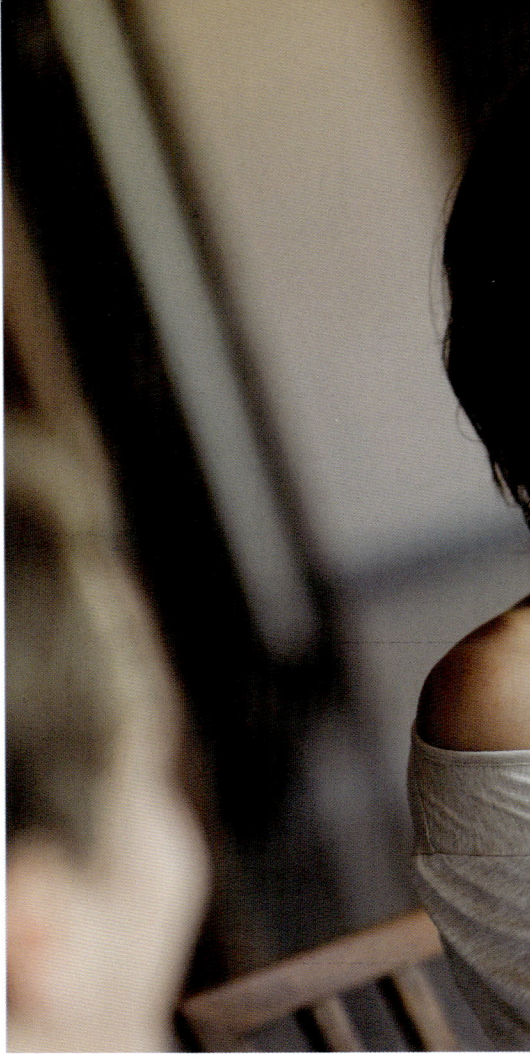

Auch wenn Sie oft im Restaurant essen, können Sie sich gesund ernähren – bestellen Sie einfach das Richtige.

7 Zum Grillen von Pute oder Hähnchen gehört eine gute, gesunde Marinade. Diese lässt sich aus Olivenöl und frischen Kräutern oder Cayennepfeffer herstellen – so wird die Keule schön knusprig!

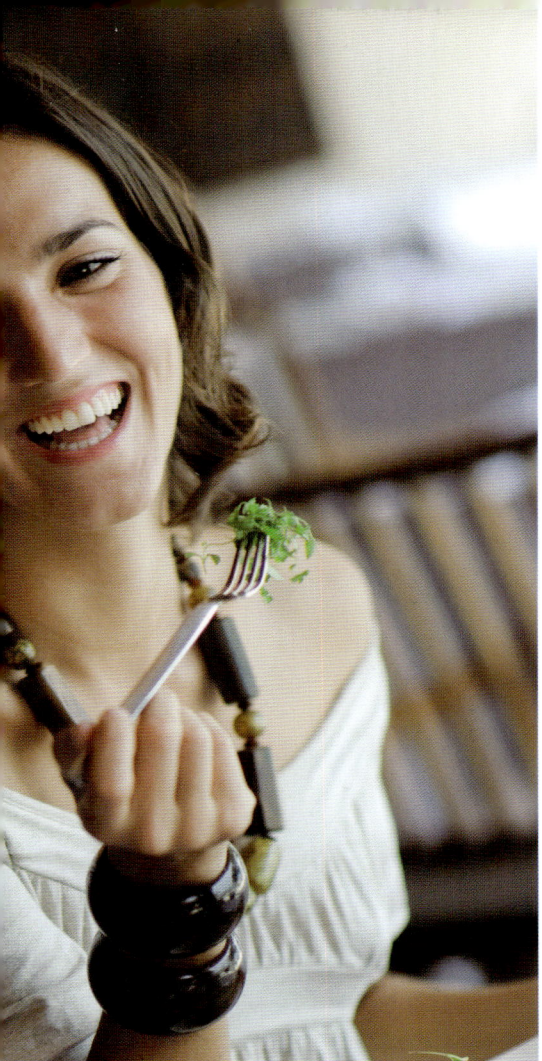

Die ideale Wahl bei der ...

... Vorspeise ist eine leichte Suppe (Karotten-, Brokkoli-, Tomatensuppe, Gemüse- oder Kraftbrühe) oder ein kleiner Salat mit Balsamicodressing. Verzichten Sie auf das vorab gereichte Weißbrot. Das Weißmehl wird gerne in Speicherfett umgewandelt, außerdem sammeln Sie überflüssige Kalorien – umso mehr, wenn Sie Ihr Brot mit Butter oder gereichten Aufstrichen essen.

... Hauptspeise ist Fisch oder mageres Fleisch wie Steak oder Hähnchen mit Gemüse und wenig Beilagen wie Kartoffeln, Reis oder Nudeln. Am besten verzichten Sie auf die Kohlenhydrate. Fragen Sie den Kellner, ob Sie stattdessen etwas mehr von dem Gemüse bekommen können.

... Nachspeise sind Sorbet oder frische Früchte oder einfach ein leckerer Tee.

Es gibt Buffet? Wunderbar, dann können Sie sich noch einfacher die Sachen aussuchen, die in Ihren Speiseplan passen, Ihnen schmecken und guttun. Verschaffen Sie sich zunächst einmal einen Überblick über das Gesamtangebot. Dann greifen Sie nach dem Teller und gestalten diesen farblich ansprechend

Das Problem der Geschäftsessen

Viele meiner Kundinnen beklagen sich darüber, dass sie oft zu Geschäftsessen eingeladen werden. Das heißt aber noch lange nicht, dass sie sich deswegen nicht gesund ernähren können. Man muss nur das Richtige aussuchen!

und den Ernährungsempfehlungen des »Projekts Traumfigur« entsprechend vielseitig und gesund.

Wenn vorab für Sie bestellt wurde, ohne dass Sie darauf Einfluss nehmen konnten, essen Sie zuerst die gesunden Sachen, den Rest lassen Sie liegen. So schneide ich die Panade einfach ab, wenn ein Ziegenkäse oder ein Schnitzel darin verpackt sind. Auch kleine Notlügen sind erlaubt. Ich bin schon mal zur Vegetarierin mutiert, als mir in China eine undefinierbare Menge aus Sehnen, Haut und Knochen vorgesetzt wurde. In dieser Situation rief ich einfach den Kellner und entschuldigte mich, dass ich leider Vegetarierin sei...woraufhin er sich noch hundertmal mehr entschuldigte und mir Reis mit Gemüse brachte.

Bei den Getränken bleiben Sie am besten bei Wasser. Alkohol hat unzählige Kalorien, hemmt zudem die Fettverbrennung um fast 40 Prozent und stimuliert die Zellen, mehr von dem Fett aufzunehmen, das Sie gerade verzehren. Das Gefühl am nächsten Tag kennen Sie ja. Verzichten Sie darauf. Wenn es Ihnen unangenehm ist, nicht mitzutrinken, üben Sie sich darin, es für sich zu entscheiden, was Ihnen guttut, und dazu zu stehen. Wir sind doch schließlich erwachsen.

Achtung, Stolperstein!

Jedes Verbot erhöht den Reiz, genau das Verbotene zu tun. Darum verbiete ich Ihnen nichts. Auch eine Kirschtasche ist erlaubt, solange Sie nicht jeden Tag eine verzehren. Genießen Sie sie bewusst und ohne schlechtes Gewissen!

Mein Vorschlag: Gönnen Sie sich an einem Tag der Woche einen Sündentag. Wie der aussieht, bleibt Ihnen überlassen. Natürlich rate ich dazu, nicht bei jeder Mahlzeit zu übertreiben, aber ein Stück Kuchen oder einmal in der Woche etwas Deftiges – je nachdem, wonach Ihnen ist – ist locker drin. Wenn Ihnen der eine Tag pro Woche anfangs nicht reicht, um Ihre Gelüste in den Griff zu bekommen, beginnen Sie langsamer. Hängen Sie nach drei Tagen einen Sündentag an, und vergrößern Sie die Abstände nach und nach – bis Sie ihn vielleicht nur noch zu besonderen Gelegenheiten brauchen.

Geschafft!
Adieu, Problemzone!

Fabienne Bücher, 20, fand mit Johannas Hilfe das Rezept gegen Reiterhosen.

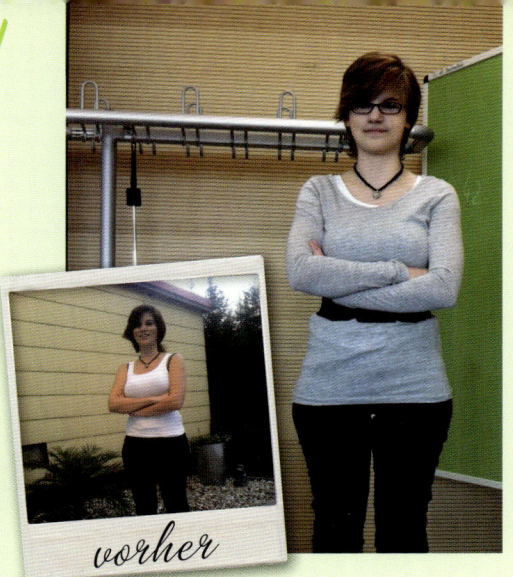

vorher

»Als Schülerin und auch am Anfang meiner Ausbildung hatte ich genug Zeit und Energie, um regelmäßig schwimmen zu gehen. Um meine Figur musste ich mir daher keine Sorgen machen. Doch dann wurden die Tage immer stressiger, und ich war abends einfach zu kaputt, um mich noch zum Sport aufzuraffen. Also ließ ich den vollkommen schleifen, was sich deutlich bemerkbar machte: Meine ›Schwachstelle‹, nämlich die Oberschenkel, verwandelte sich in eine echte Problemzone. Je länger ich mich nicht mehr bewegt hatte, desto stärker zeichneten sich die Reiterhosen ab. Und das nervte! Schließlich war ich ja eigentlich schlank.

Durch Zufall entdeckte ich eine Trainings-DVD von Johanna Fellner auf einer Frauenzeitschrift. Die musste ich sofort kaufen! Und nachdem ich sie einmal ausprobiert hatte, besorgte ich mir gleich drei komplette Programme. Die wechselte ich immer ab, sodass ich jeden Tag – außer am Wochenende – bis zu einer Stunde trainierte, und zwar nach der

Arbeit vor dem Fernseher. Mein Freund lachte mich zwar manchmal aus, ließ mich aber machen und fand es auch gut, dass ich etwas für mich tat. Er trainiert lieber im Fitnessstudio, aber dort fühle ich mich einfach nicht wohl. Außerdem kann ich mich abends nicht mehr dazu motivieren, noch irgendwo hinzugehen. Da lege ich lieber eine DVD ein und mache mindestens 15 Minuten lang mit, damit ich wenigstens etwas getan habe. Schließlich habe ich den Erfolg stets vor Augen.

Einmal habe ich einen ganzen Urlaub lang richtig intensiv trainiert, und nach drei Wochen sahen meine Oberschenkel so viel besser aus, unglaublich! Und das, obwohl alle sagen, dass man gegen Reiterhosen nichts machen kann. Ich weiß jetzt, dass das nicht stimmt, man muss nur konsequent dranbleiben. Seitdem ich regelmäßig trainiere, fühle ich mich viel energiegeladener und gehe deutlich motivierter ins Büro. Natürlich achte ich auch ein wenig auf meine Ernährung. Bei einer Größe von 1,58 Meter wiege ich jetzt 50 Kilo – perfekt! Daher kann ich es mir erlauben, figurbetonte Kleidung zu tragen, und das genieße ich sehr.«

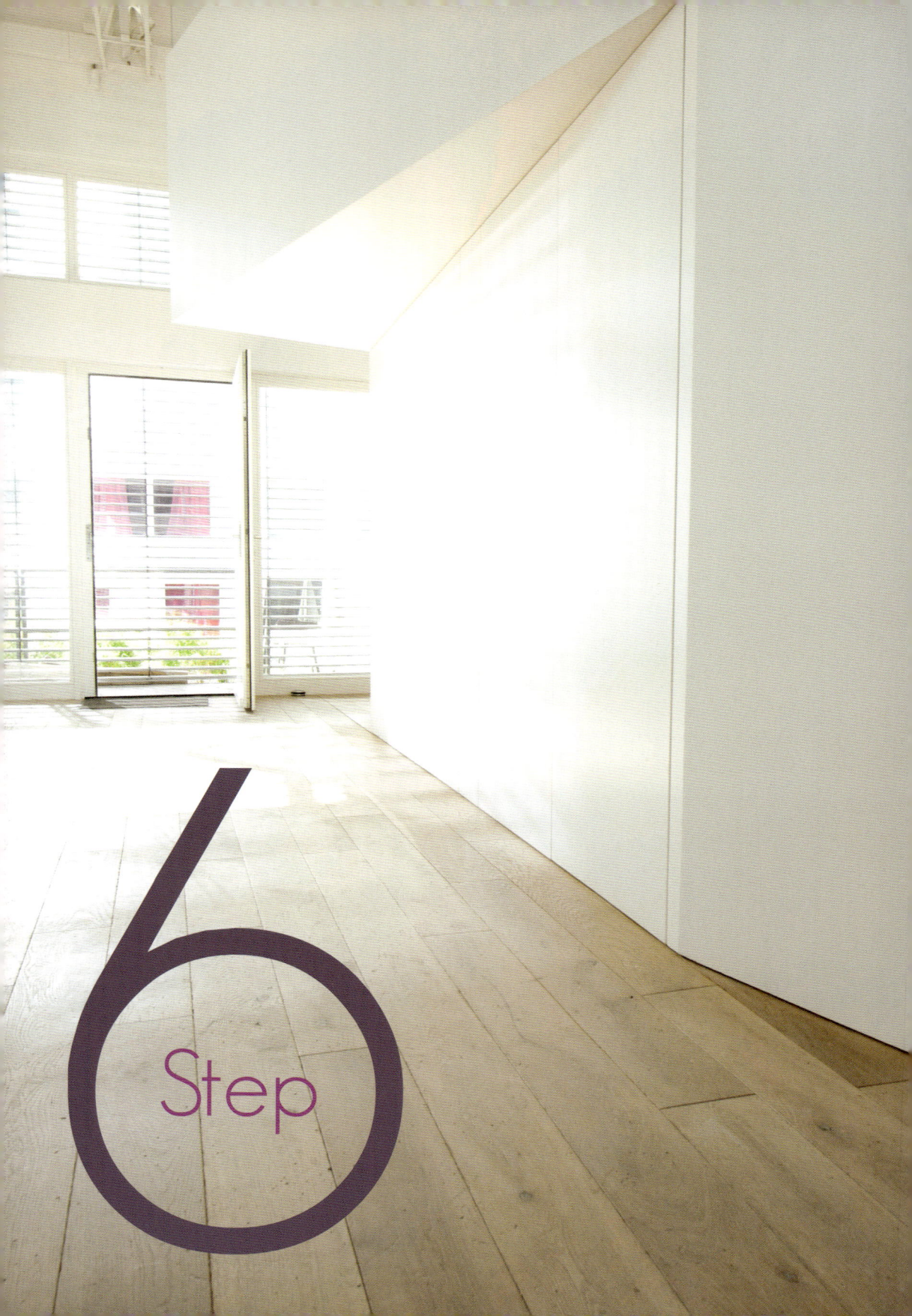

Step 6

Step 6
Durchhalten

Sie sind ein ganzes Stück weitergekommen, haben in den letzten Wochen regelmäßig trainiert und sind auf einem guten Weg. Das ist toll – großes Lob! Doch plötzlich ist er wieder da, der kleine innere Schweinehund, der Sie von Ihrem Ziel abbringen will. In diesem Kapitel gebe ich Ihnen zehn Tipps, die helfen, auch in einem Formtief am Ball zu bleiben.

1. Einfach machen!

Wenn Sie sich einmal nicht zum Workout aufraffen können, tun Sie es trotzdem! Fangen Sie einfach mal an, denn oft kommt die Lust mit dem Tun. Ist der Kreislauf erst mal in Schwung gebracht, macht die Bewegung plötzlich Spaß. Sie spüren doch, wie gut es sich anfühlt, die Muskeln arbeiten zu lassen. Und das ist der wichtigste Aspekt, der zum Durchhalten animiert: das Gefühl, dass es Ihnen guttut, körperlich aktiv zu sein.

So mache ich es übrigens auch, wenn mir das Training mal schwerfällt. Ich beginne mit ein paar Übungen, die sich gerade gut anfühlen – meistens mit etwas Mobilisation, ein paar Sit-ups, einem »Abwärts schauenden Hund« (siehe Seite 209). Langsam werden die Übungen dann intensiver, und ich bekomme plötzlich neue Ideen und trainiere dann sogar oft länger als geplant.

Setzen Sie sich nicht unter Druck, und schieben Sie den Gedanken »Ich muss jetzt trainieren« einfach beiseite. Niemand mag Dinge, die er unbedingt machen muss. Also denken Sie nicht lange, sondern tun Sie einfach! Wenn Sie allerdings nach zehn Minuten merken, dass Sie so gar nicht bei der Sache sind und die Bewegungen nur halbherzig ausführen, dann lassen Sie es lieber gut sein, machen an diesem Tag nur das Warm-up und Stretching oder entspannen sich – aber richtig – und trainieren dafür am nächsten Tag umso intensiver.

2. Musik motiviert

Legen Sie zum Trainieren gute Musik auf, und lassen Sie sich davon mitreißen. Passende Songs finden

Sie zum Beispiel im iTunesStore, bei www.amazon.de oder www.music-store.de, wenn Sie im Suchfeld das Stichwort »Fitness« eingeben. Ich selbst höre zum Workout gern House, beim Stretching schalte ich dann auf Chill-out-Musik um. Zum Joggen hingegen höre ich gerne Worldbeat. Ich wechsle meine Playlist häufig, so bleibe ich motiviert. Verwenden auch Sie Musik, die Sie persönlich motiviert. Tipp: Lässt die Kraft nach, drehen Sie die Lautstärke etwas auf. So halten Sie noch einen Moment länger durch.

3. Abwechslung

Nichts ist schlimmer, als wenn Routine einkehrt und Sie sich zu langweilen beginnen. Variieren Sie daher Ihr Bewegungsprogramm. Zwar gebe ich Ihnen vollständige Workouts vor, diese bieten aber viel Spielraum für Abwechslung. Eine Anleitung zur Gestaltung eigener Workouts finden Sie auf Seite 191–197. Sollten Sie sich einmal gar nicht zu Ihrem Workout aufraffen können, suchen Sie sich eine andere Möglichkeit, sich zu bewegen. Eine Runde Laufen, Radfahren oder Tanzen hält Sie in Bewegung und bringt Abwechslung!

Fetzige Musik zum Sport motiviert und verhindert, dass Langeweile aufkommt. Stellen Sie sich eine passende Playlist zusammen.

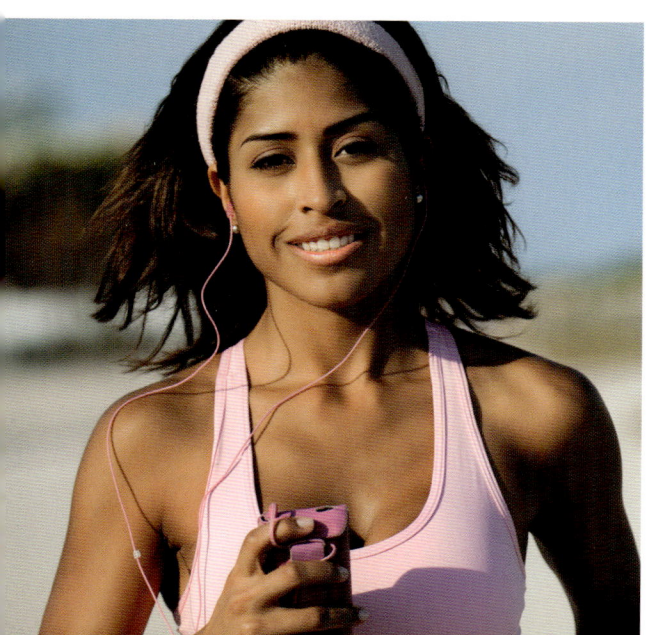

4. Neues ausprobieren

Wagen Sie sich ruhig einmal in ungewohntes Terrain. Probieren Sie neue Sportarten aus, die Sie noch nie gemacht haben. Ungewohnte Bewegungen und Situationen schaffen neue Herausforderungen und halten so nicht nur den Körper, sondern auch den Geist fit. Wie wäre es beispielsweise mit Klettern, Slackline, Capoeira oder Biathlon? Schauen Sie sich doch einmal um, was es in Ihrer Nähe alles an Sportmöglichkeiten gibt. Bestimmt werden Sie fündig.

5. Belohnungen

Lob und Anerkennung tun jedem Menschen gut und spornen zur Wiederholungstat an. Bevor Sie auf Anerkennung von außen warten, zeigen Sie sich selbst einen erhobenen Daumen, und sagen Sie sich einfach mal »gut gemacht.« Gut gemacht, dass Sie dieses Buch in den Händen halten oder die Inhalte vielleicht schon toll umgesetzt haben.

Wollen Sie mehr? Werfen Sie nach jeder Trainingseinheit einen Euro in ein Sparschwein. Am Ende des Monats dürfen Sie sich davon etwas leisten, wofür Sie sonst nie Geld ausgegeben hätten, zum Beispiel einen teuren Nagellack oder einen Friseurtermin für eine besondere Abendfrisur.

Neue Outfits wirken belebend. In zur Figur passenden Klamotten in der neuen Lieblingsfarbe oder einfach nur mit einem zum Outfit passenden Haarband zu trainieren macht einfach viel mehr Spaß. Also, gerne shoppen gehen.

6. Alle Wege führen zum Sport

Verstauen Sie Ihre Trainingskleidung nicht in der hintersten Ecke des Schranks, sondern legen Sie Ihr Outfit in Griffnähe bereit. Wer gern morgens trainiert, kann sich Hose und Shirt sowie Trainingsunterlage oder Matte gleich neben das Bett legen. Ohne zu überlegen, werden Sie dann in Ihre Trainingsklamotten schlüpfen, und los geht's.

Gestalten Sie Ihren Trainingsbereich auch einmal um. Veränderungen in der Umgebung können neue

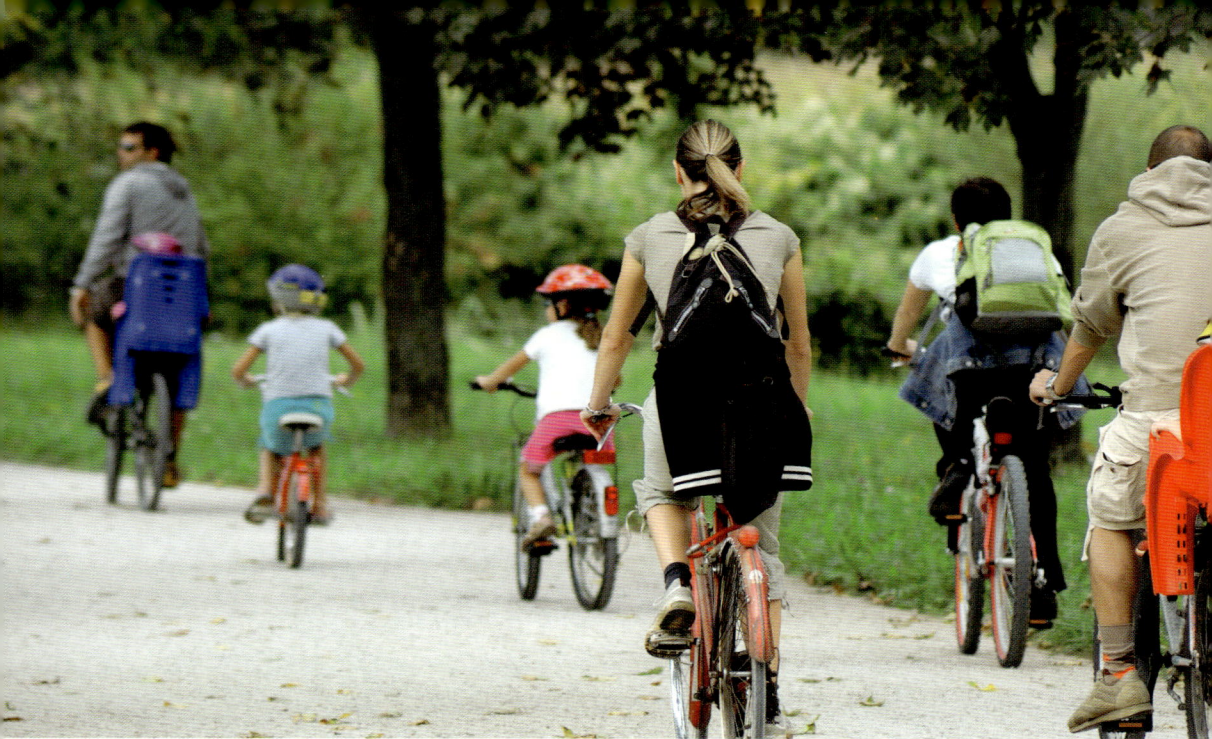

Eine Radtour macht der ganzen Familie Spaß – und Sie können dabei zusätzlich ein paar Kalorien verbrennen. Denken Sie an ein gesundes Picknick!

Impulse setzen. Verlegen Sie Ihr Trainingsprogramm beispielsweise nach draußen, oder trainieren Sie anstatt im Keller im Wohnzimmer.

7. Kleine Schritte

Seien Sie mit kleinen Schritten zufrieden. Wer zu viel auf einmal will, gibt irgendwann ganz auf. Gehen Sie daher lieber in kleinen Schritten voran, die sich dafür richtig einprägen. Wenn Sie sich jeden Tag um 1 Prozent verbessern, sind das in 30 Tagen schon 30 Prozent und in einem Jahr 365 Prozent!

8. Gutes Gefühl

Stellen Sie sich vor, wie Sie sich nach der Sporteinheit fühlen werden: angenehm müde, gleich viel fitter und straffer und vor allem – stolz! Spätestens wenn Sie unter der Dusche stehen, hat sich Ihr Körpergefühl enorm verbessert, genießen Sie es!

9. Gruppenzwang

Wenn es Ihnen schwerfällt, sich alleine zum Trainieren zu motivieren, verabreden Sie sich mit einer Freundin zur regelmäßigen Sporteinheit, oder machen Sie mein Programm zum Partner- oder Familienprojekt. Gemeinsam macht das Training gleich noch mehr Spaß. Vor allem aber können Sie sich gegenseitig anspornen und motivieren.

Die Trainingseinheiten werden wie ein regelmäßiges Kaffeetrinken zu festen Terminen. Treffen Sie sich im Wechsel mal bei der einen, mal bei der anderen oder an einem anderen Ort. Wenn jemand nicht kann, muss er mit einem hoffentlich triftigen Grund absagen, oder die Einheit wird auf den Tag davor oder danach verschoben.

Ich habe schon Nachrichten von Kundinnen bekommen, die mit meinen Fitness-DVDs ihr ganzes Büro zum Trainieren gebracht oder die eine Leinwand im Park aufgebaut haben. Lassen Sie es mich wissen, wenn auch Sie sich und andere in Bewegung versetzen konnten.

Der gegenseitige Austausch tut Ihnen bestimmt gut. So müssen Sie nicht alleine »leiden«, sondern können sich mit jemandem austauschen, wenn Sie Muskelkater haben. Einige meiner Kursteilnehmerinnen im Fitnessstudio machen aus diesen Kursstunden einen ganzen Mädelsabend

und gehen nach dem Training schön essen oder quatschen einfach noch ein bisschen in der Sauna. Solche Rituale machen die Sporteinheit zum Erlebnis.

10. Sündiger Tag

Wer regelmäßig trainiert und so einen hohen Stoffwechsel aufrechterhält, darf sich auch ab und an eine »sündige Mahlzeit« gönnen. Wenn Sie die Torte genießen oder sich Pommes mit Schnitzel schmecken lassen, sollten Sie danach wieder aktiv werden, um den großen Kalorieninput wieder auszugleichen. Am besten trainieren Sie noch am selben Tag, ansonsten so früh als möglich. So tun Sie nicht nur etwas fürs Gewissen, sondern halten auch Ihre Figur in Form.

Wenn ich bei meiner Familie zu Gast bin, wo es in der Regel reichlich und lecker zu essen gibt, lege ich spätestens zwischen dem Besuch meiner Eltern und dem Besuch meiner Großeltern eine Joggingrunde ein. In Verbindung mit etwas Sport bleibt mir dieser kulinarische Hochgenuss auch langfristig in guter Erinnerung.

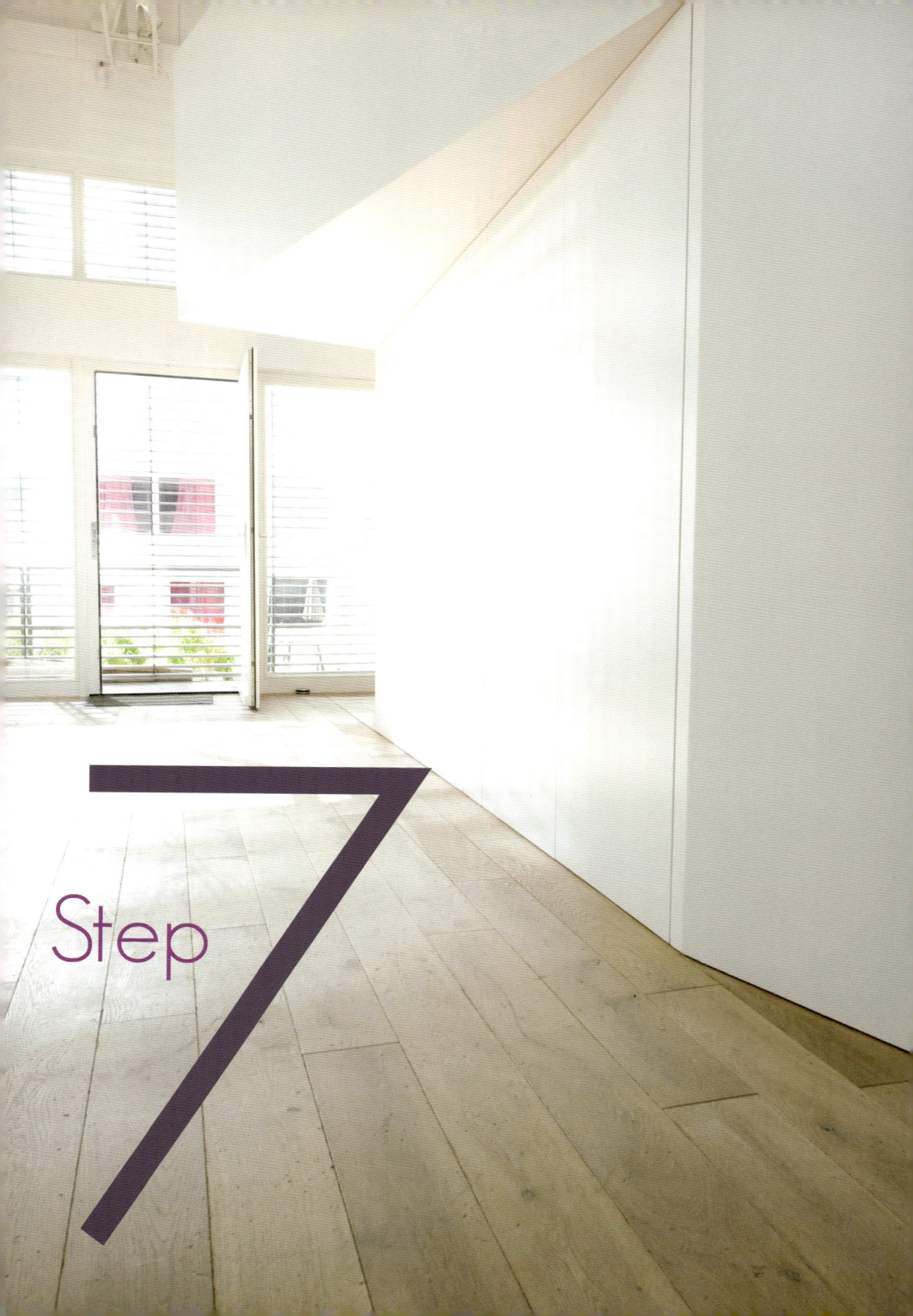

Step 7

Step 7
Figurziel erreicht

Und plötzlich ist er da, der Tag, auf den Sie gewartet haben. Der Tag, an dem sich der oberste Knopf Ihrer alten Lieblingshose ganz leicht schließen lässt. Der Tag, an dem Sie in den Spiegel schauen, sich von oben bis unten betrachten und zufrieden lächeln. Der Tag, an dem Sie sich gut und vital fühlen in Ihrer Haut. Kurz: Sie haben es geschafft, Ihr persönliches Ziel ist erreicht!

Wenn Sie an Ihrem anfangs definierten Ziel angekommen sind, können Sie wirklich stolz auf sich sein! Sie dürfen sich jetzt etwas gönnen, wovon Ihre frühere Figur Sie stets abgehalten hatte: ins Freibad oder in die Sauna gehen, weil Sie sich dort vorher unwohl fühlten. Im hippen Klamottenladen alles anprobieren, was Ihnen einst wegen der kleinen Größen nicht passte. Im Rock ins Büro gehen, mit der zuvor so viel schlankeren Freundin Shirts tauschen oder gleich einen Strandurlaub buchen – Ihnen schwebt sicher schon länger vor, was Sie jetzt mit Ihrer Energie und Leichtigkeit anfangen wollen.

Damit Ihnen Ihr neues körperliches und damit auch emotionales Wohlbefinden weiterhin erhalten bleibt, möchte ich Ihnen ein paar Tipps mit auf den Weg geben. Keine Sorge, es erwarten Sie keine riesigen neuen Herausforderungen. Da mein Step-by-Step-Konzept ganz auf Ihren Alltag ausgerichtet ist, lässt es sich auch leicht umsetzen, wenn es »nur« darum geht, das Erreichte zu bewahren.

Zuallererst sollten Sie sich die Zeit nehmen, den Selbstcheck vom Anfang des Buches noch einmal durchzuführen. Anschließend können Sie die Ergebnisse beider Selbstchecks vergleichen und werden dabei auf einen Blick die Hürden erkennen, die den Weg zu Ihrem Ziel blockiert haben. Zu wenig Zeit für sich selbst, unreflektiertes Essen, kaum Bewegung – all das wird Ihnen nicht noch einmal passieren, wenn Sie sich in regelmäßigen Abständen bewusst machen, wie sehr sich Ihre Lebensqualität durch die Bewegung und gesündere Ernährung verbessert hat.

Selbstcheck

Die folgende Standort-bestimmung ist als Nach-her-Test zum Abschluss des »Projekts Traumfigur« gedacht.
Haben Sie sich verbessert?

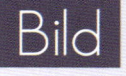 Kleben Sie hier ein aktuelles Bild von sich ein, auf dem Ihre Figur gut erkennbar ist.

Figur

Körperteile, die Sie an sich mögen:

_____

Körperregionen, die Sie gerne ändern möchten:

_____

Beschreiben Sie Ihre Figur in knappen Worten

_____

Sind Sie derzeit in guter Form – wenn nein, warum nicht?

_____

Vermessung

Nehmen Sie ein Maßband, und messen Sie den Umfang folgender Körperpartien (nicht abdrücken!)

Brust (Brustumfang unterhalb der Brust): _____

Taille (engste Stelle am Bauch, etwa auf Bauchnabelhöhe): _____

Bauch (breiteste Stelle): _____ Hüfte/Gesäß (breiteste Stelle): _____

Oberschenkel (breiteste Stelle): _____

Waden (Mitte): _____ Oberarme (Mitte): _____

Wohlbefinden

Beschreiben Sie Ihren aktuellen Gemütszustand in knappen Worten:

_____

Fühlen Sie sich wohl in Ihrem Körper – wenn nein, warum nicht?

_____

In welchen Situationen fühlen Sie sich richtig gut?

_____

Wie oft lachen Sie?

_____

Sind Sie traurig oder deprimiert? Wie gehen Sie damit um?

_____

Schreiben Sie auf, wie Sie sich fühlen möchten.

_____

Gesundheit

Wie oft sind Sie krank? _____

Haben Sie gesundheitliche Probleme?

_____

Ist Ihre sportliche Leistungsfähigkeit durch Schwangerschaft, Verletzungen, Übergewicht, Bluthochdruck o. Ä. eingeschränkt?

_____

_____

Rauchen Sie? _____

Wie viel Alkohol trinken Sie pro Woche? _____

Alltag und Freizeit

Wie viele Stunden arbeiten Sie an einem typischen Werktag? _____

Macht Ihnen Ihr Beruf Spaß? _____

Was sind Ihre größten »Energiefresser«? _____

Leiden Sie unter Stress? _____

Sind Sie oft müde – wenn ja, wann? _____

Zu welcher Tageszeit fühlen Sie sich am fittesten? _____

Wie viel Zeit für sich selbst bleibt Ihnen an einem typischen Werktag, und was unternehmen Sie in dieser Zeit?

_____

Was sind Ihre Hobbys? _____

PROJEKT TRAUMFIGUR

So sieht ein typischer Tag aus:
(Beispiel:)

Uhrzeit	Tätigkeit	Mahlzeit/Snack	Gemütszustand
7.30	aufstehen		müde
8.00		1 Kaffee mit Milch und Zucker	entspannt
		2 Brötchen mit Nutella oder	
		Müsli mit Milch und frischen Früchten	wach
8.30	Büro		motiviert
10.00		Brötchen mit Pute und Mayonnaise	gestresst
...	...	...	...

Ihr typischer Tag:

Uhrzeit	Tätigkeit	Mahlzeit/Snack	Gemütszustand

Ernährung

Die fünf Lebensmittel, die Sie am häufigsten essen:

_____

Bei diesen fünf »Ernährungssünden« werden Sie häufig schwach:

_____

Was und wie viel trinken Sie täglich (in Litern): _____

Essen Sie bewusst, in Gesellschaft, in Ruhe oder einfach nebenher, weil Sie eigentlich schon wieder auf dem Weg zum nächsten Termin sind?

_____

Bewegung

Machen Sie Sport? _____

Wenn ja, wie oft, wie lange und wie regelmäßig machen Sie Sport?

_____

Wie fühlen Sie sich jeweils nach dem Sport?

_____

Falls Sie nicht trainieren, warum nicht?

_____

Wie viel bewegen Sie sich in Ihrem normalen Alltag – gehen Sie einer vorwiegend sitzenden Tätigkeit nach, oder sind Sie ständig auf den Beinen?

Erholung

Wo und wie können Sie Kraft tanken?

Wie entspannen Sie sich?

Im Schnitt haben Sie letzte Woche pro Nacht so viele Stunden geschlafen:

Leiden Sie an Schlafstörungen?

Erholen Sie sich hin und wieder aktiv – wenn ja, wann und wie?

Abschlussfrage

Haben Sie die Beantwortung dieser Fragen schon einige Male unterbrochen, weil etwas dazwischenkam oder Sie die Geduld verloren haben?

Schlusswort

Versuchen Sie auch nach dem Erreichen Ihres Figurziels so viel Bewegung wie möglich in Ihren Alltag zu integrieren. Eine Studie zeigte: Handy und Fernbedienung nehmen uns täglich 400 Meter Weg ab. Auf das ganze Jahr und in Energie umgerechnet, ist das ein halbes Kilo Gewicht, das man nicht ansetzt, wenn man aufsteht, um den Fernseher um- beziehungsweise auszuschalten, und die Kollegen oder Freunde direkt zum Gespräch trifft.

Bauen Sie weiterhin mindestens drei Sporteinheiten in Ihre Woche ein. Das können natürlich meine Programme sein – wechseln Sie dabei regelmäßig zwischen »Be Strong«, »Cardio Feeling« und »Go for it« ab. Oder stellen Sie sich aus den einzelnen Übungen ein eigenes Workout zusammen. Die Möglichkeiten sind fast grenzenlos. Ideale Ergänzungen zu den Programmen sind Lauf-, Bike- oder Schwimmeinheiten. Vielleicht gehen Sie auch einfach mal wieder mit Ihren Freundinnen tanzen. Es wäre doch schade, die neue Figur nicht in der Öffentlichkeit zu zeigen ...

Da die von mir empfohlene Ernährung keine Diät ist, können Sie sie einfach so weiterführen, wie Sie das bislang auch getan haben. Ich ernähre mich genauso. Vor »schweren« Tagen wie Weihnachten oder einer Hochzeitsfeier, denken Sie einfach daran: Input = Output. Alles, was Sie übermäßig an Kalorien zu sich nehmen, müssen Sie sich wieder abtrainieren. Überlegen Sie sich am besten schon vorher, wann und wie Sie das machen, und packen Sie gegebenenfalls gleich das Buch und Ihre Trainingsklamotten ein, wenn Sie für den Event verreisen sollten. Ansonsten tragen Sie gleich einen Trainingstermin für den nächsten Tag im Kalender ein.

Mein letzter Rat an Sie: Genießen Sie Ihr neues Leben, bleiben Sie in Bewegung, und tun Sie das, was Ihnen Freude bereitet!

Ihre
Johanna Fellner

Anhang

Nachgefragt: Hier ein Auszug der Fragen, die mir in meinem Arbeitsalltag am häufigsten begegnen.

1. Ich bin selbstständig und kann mir den Tag frei einteilen. Diesen Luxus möchte ich ausnutzen und zur besten Trainingszeit aktiv werden. Aber wann ist die?

Falls Sie mit meinem Programm viel abgenommen haben, lassen Sie sich nicht von der Angst verrückt machen, wieder zuzunehmen. Gewichtsschwankungen von ein bis zwei Kilo sind gerade bei Frauen normal und oft zyklisch bedingt. Spüren Sie lieber in sich hinein. Sollte nach dem Urlaub die Hose doch wieder kneifen, sind Sie darauf sensibilisiert und können gegensteuern. Sie wissen jetzt, wie: Legen Sie einfach einen zusätzlichen Cardiotag ein, verzichten Sie ein paar Tage lang abends auf Kohlenhydrate, und bleiben Sie diszipliniert. Schon sitzt die Hose wieder perfekt!

Manche Menschen trainieren am liebsten abends, andere sind morgens fit, wieder andere haben mittags die meiste Energie. Trainieren Sie, wenn Ihr persönliches Energielevel am höchsten ist. Wer abnehmen möchte, trainiert idealerweise vor dem Frühstück. Die Kohlenhydratspeicher leeren sich über Nacht, sodass der Körper am Morgen auf die Fettreserven zurückgreifen muss, um die Workout-Einheit durchzuziehen. Allerdings ist Frühsport nicht jedermanns Ding. Kommen Sie morgens nur schwer in die Gänge, muss das Training dann einfach nicht sein. Sie sind ja kein Hochleistungssportler, und Bewegung sollte Ihnen Spaß bringen, sonst verkrampft sich beim Ausblick auf die nächste Einheit schon unbewusst der Magen – so bleibt niemand lange am Ball. Wenn Sie Ihr Aktivitätstiming selbst definieren können, testen Sie also aus, wann es für Sie am besten läuft.

2. Ist es gut, trotz Muskelkater weiter zu trainieren?

Muskelkater entsteht bei ungewohnten Belastungen, die Schmerzen sind auf feine Mikrorisse in den Muskelfasern zurückzuführen. Das ist nicht gefährlich, sondern lediglich ein ganz normaler Anpassungsprozess des Körpers. Die angeschlagenen Fasern können jedoch nur dann optimal heilen, wenn Sie Ihrem Körper in der nächsten Zeit keine erneuten Höchstleistungen abverlangen. Schonen Sie sich also, bis der Kater nur noch ein Kätzchen ist. Übrigens fördert ein Saunabesuch oder ein heißes Bad die Durchblutung, was die Muskeln lockert und somit die Reparaturarbeit beschleunigt.

3. Ich bin eigentlich schlank, allerdings stört mich, dass meine Oberschenkel aneinander reiben. Mittlerweile weiß ich, dass ich diese Stellen nicht gezielt verschlanken kann, aber gibt es nicht trotzdem einen Trick, mit dem ich mich wohler fühle?

Mein Rat an Sie: Sorgen Sie für eine negative Energiebilanz. Das heißt: Verbrauchen Sie mehr Kalorien, als Sie zu sich nehmen. Gleichzeitig absolvieren Sie ein intensives Ganzkörpertraining, das den kompletten Körper in Form bringt und die Stoffwechselsysteme anregt. Sie werden sich bestimmt gleich viel wohler fühlen.

Noch etwas: Anstatt auf diese einzige Stelle zu schauen, die nicht perfekt zu sein scheint, sollten Sie den Blick lieber auf den Rest Ihres Körpers lenken. Auch die Art, wie Sie sich kleiden, kann viel dazu beitragen, großartig auszusehen. Betonen Sie Ihre Stärken! Sicher haben Sie ein schönes Dekolleté und einen flachen Bauch – ein hübsches Shirt bringt beides gut zur Geltung. Zudem strecken hohe Schuhe das Bein optisch, Sie wirken größer – auch in Bezug auf Ihr Selbstbewusstsein. Stehen Sie zu sich, und lernen Sie Ihren Körper lieben, so wie er ist.

4. An meinen Tagen habe ich solche Schmerzen, dass mir die Kraft zum Training fehlt. Was soll ich tun?

Wann immer und aus welchem Grund auch immer Sie sich nicht gut fühlen oder gar Schmerzen haben, sollten Sie das Trainingspensum (wenn nötig, auf null) reduzieren. Während der ersten beiden Tage der Periode, die erfahrungsgemäß die schlimmsten sind, können Stretchingübungen dabei helfen, Krämpfe zu lindern. Führen Sie lediglich Warm-up und Stretching eines Programms aus. Wenn es Ihnen guttut, wiederholen Sie die sanfte Kombi ruhig mehrmals am Tag. Ärgern Sie sich nicht über den Trainingsausfall, es ist wichtiger, auf seinen Körper zu hören. Sollten Sie keinerlei Probleme mit der Menstruation haben oder vergehen die Schmerzen schnell, spricht nichts gegen eine ganz normale Trainingseinheit. Den Blutverlust von durchschnittlich 60 ml steckt der Körper locker weg, ohne an Leistungsfähigkeit einzubüßen. Probieren Sie also ruhig einmal aus, trotzdem zu trainieren, manchmal fühlt man sich danach besser.

5. Darf ich auch in der Schwangerschaft trainieren?

Sofern Ihre Schwangerschaft normal verläuft, ja! Und das hat gleich mehrere Gründe: Sie sind schwanger und nicht krank. Bewegung hilft dabei, nicht mehr als die empfohlenen 10 bis 12 Kilogramm zuzunehmen. Außerdem ist eine gute Kondition bei der Geburt von Vorteil. Und keine Sorge: Dem Kind machen die schaukelnden Bewegungen nichts aus, im Gegenteil, sie wirken beruhigend, und durch die körperliche Aktivität gelangt auch mehr Sauerstoff in den Körper, der dem Baby guttut. Achten Sie nur darauf, sich nicht zu überlasten. Harte Ausdauereinheiten sollten Sie auf die Zeit nach der Geburt verschieben. Sie lassen sich gut ausführen, wenn das Kind im Babyjogger schlummert. Zudem sollten Sie beim Stretching aufpassen, dass Sie sich nicht überdehnen, da die Schwangerschaftshormone Bänder und Gelenke weicher machen. Absolut tabu sind Bauchübungen! Befragen Sie in jedem Fall Ihre Frauenärztin oder Ihren Frauenarzt dazu, was Sie oder er Ihnen in Ihrem individuellen Fall rät.

6. Eignen sich die Step-by-Step-Programme auch für Männer?

Selbstverständlich, die Übungen sind für beide Geschlechter ideal. Auch bei Männern werden sich ein deutlicher Straffungseffekt und eine deutliche Verbesserung der allgemeinen Fitness abzeichnen. Jedoch will das starke Geschlecht meistens lieber dicke Muskeln aufbauen und bevorzugt daher reines Krafttraining mithilfe von Hanteln und Geräten.

7. Wie oft in der Woche sollte ich trainieren? Mache ich vielleicht zu viel?

Das komplette Programm sollten Sie mindestens dreimal pro Woche ausführen, um einen deutlichen Effekt zu erzielen. Wenn Sie öfter trainieren möchten, wechseln Sie die Schwerpunkte ab. Trainieren Sie dann im Wechsel an einem Tag Ausdauer, am nächsten Tag eher Kraft. Wichtig ist ein Tag Pause zwischen gleichartigen Workouts, damit der

Körper die gesetzten Reize verarbeiten und sich regenerieren kann.

Erfahrungsgemäß trainieren die meisten Frauen aber nicht zu viel, sondern eher zu wenig oder zu wenig intensiv.

Ich trainiere nun schon ein Jahr mit einem Programm. Anfangs konnte ich gute Effekte erzielen und habe mehrere Kilos abgenommen. Nun geht nichts mehr voran. Warum?

Der Körper braucht von Zeit zu Zeit neue Reize, um sich weiterzuentwickeln. Sobald Sie die Bewegungsabläufe im Schlaf beherrschen und Sie beim Trainieren kaum mehr Muskelspannung spüren, sollten Sie Ihr Training umstellen: einzelne Übungen erschweren, die Programme abwechseln, kürzere, intensivere Einheiten einlegen, zusätzlich joggen gehen, neue Abläufe, neue Übungen einführen ...

Meine Trainingserfolge stagnieren, was kann ich tun?

Finden Sie mit dem folgenden Check heraus, warum. Seien Sie dabei ganz ehrlich.

Ernährung

- Wie sieht Ihre Ernährung aus?
- Bereiten Sie die Gerichte selbst zu?
- Verzichten Sie auf Fertiggerichte, Geschmacksverstärker, zuckerhaltige Getränke, Weißmehl?
- Haben Sie gesündigt, also Süßigkeiten, Kuchen, Chips, schwere Kost (Soßen, Knödel, Nudeln, Sahne, fette Wurst ...) gegessen?

Training

- Halten Sie sich an die Trainingspläne?
- Trainieren Sie mit hoher Intensität?
- Führen Sie Ihr Training regelmäßig aus?
- Machen Sie jeweils das gesamte Programm?
- Wie lange trainieren Sie schon mit demselben Programm? Haben Sie schon mal neue Reize gesetzt?

Ich bin ein echter Johanna-Fellner-Fan geworden. Wo finde ich weitere Anregungen von Ihnen?

Einige DVDs von mir sind bereits auf dem Markt. Auf meiner Internetseite finden Sie News und Infos rund um meine Arbeit:
www.johannafellner.de.

Danke

Vielen Dank an alle meine Fans. Ohne euch gäbe es auch keine weiteren Produkte von mir. Es macht mir unglaublich viel Spaß, Menschen zu inspirieren und sie auf verschiedene Weise zu bewegen – sei es durch mein Buch, meine DVDs, im Personal Training, in meinen Kursen, in meinen Ausbildungen, zusammen mit Reebok, an der Schule für Sport- und Gymnastiklehrer, durch Magazine, über das Fernsehen oder bei meinen Events.

Bleibt weiterhin so fleißig und motiviert. Schreibt mir gerne, wenn ihr besondere Erfahrungen mit meinen Programmen gemacht habt. Wenn ihr mal live mit mir trainieren möchtet, könnt ihr euch über meine Homepage www.johannafellner.de informieren. Ich freue mich auf euch.

Danke Martina Steinbach und Pascale Breitenstein für die textliche, strukturelle und redaktionelle Unterstützung sowie die Organisation des Fotoshootings.

Danke allen Mädels, die ihre Erfolgsgeschichte in meinem Buch preisgegeben haben.

Danke riva Verlag für die Anregung und Möglichkeit, dieses Buch zu verwirklichen.

Danke Well Vital in Bayern für die Unterstützung meines Buches.

Danke meinem Sponsor Reebok für die tolle Ausstattung.

Danke Sascha Franz für alle Coachings und kritischen Anmerkungen, den fachlichen Austausch und die Inspiration.

Danke Jens für die allezeit tollen Fotos, www.jensjungefotodesign.de.

Danke an Mira Kunac für die beste Maske.

Danke Meike Herzog für das schöne Layout, www.meikeherzog.de., und Daniel Förster für Reinzeichnung und Satz, www.foerster-grafik.de.

Danke an meine Lieben, dass ihr so geduldig wart und seid.

Danke an alle, die sonst noch dazu beigetragen haben, dass Sie mein Buch in den Händen halten. Von der Grafik bis zum Buchhändler. Jeder Schritt ist wichtig für den Erfolg. Danke an alle, die mir möglicherweise erst nach der Drucklegung eingefallen sind.

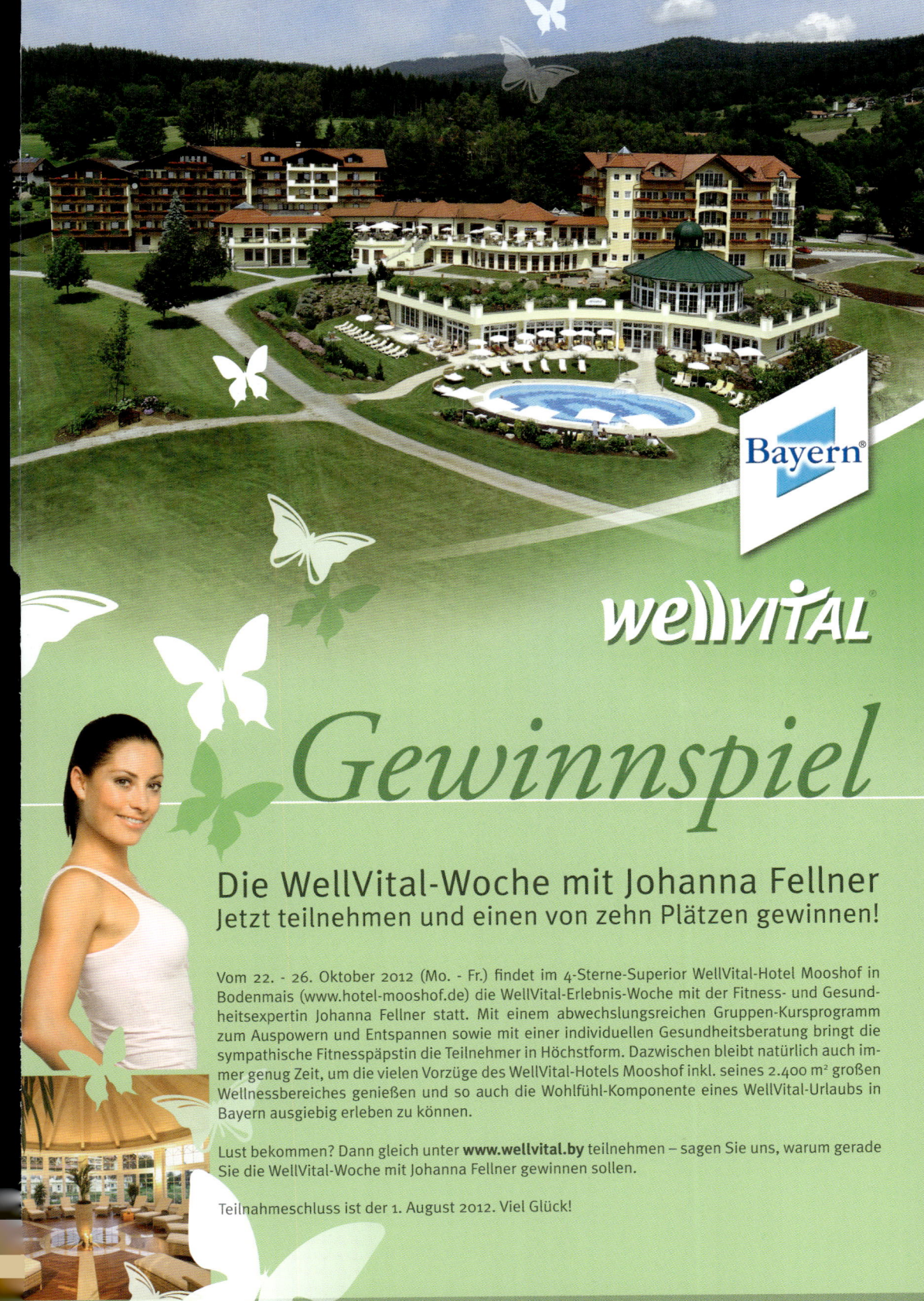

Gewinnspiel

Die WellVital-Woche mit Johanna Fellner
Jetzt teilnehmen und einen von zehn Plätzen gewinnen!

Vom 22. - 26. Oktober 2012 (Mo. - Fr.) findet im 4-Sterne-Superior WellVital-Hotel Mooshof in Bodenmais (www.hotel-mooshof.de) die WellVital-Erlebnis-Woche mit der Fitness- und Gesundheitsexpertin Johanna Fellner statt. Mit einem abwechslungsreichen Gruppen-Kursprogramm zum Auspowern und Entspannen sowie mit einer individuellen Gesundheitsberatung bringt die sympathische Fitnesspäpstin die Teilnehmer in Höchstform. Dazwischen bleibt natürlich auch immer genug Zeit, um die vielen Vorzüge des WellVital-Hotels Mooshof inkl. seines 2.400 m² großen Wellnessbereiches genießen und so auch die Wohlfühl-Komponente eines WellVital-Urlaubs in Bayern ausgiebig erleben zu können.

Lust bekommen? Dann gleich unter **www.wellvital.by** teilnehmen – sagen Sie uns, warum gerade Sie die WellVital-Woche mit Johanna Fellner gewinnen sollen.

Teilnahmeschluss ist der 1. August 2012. Viel Glück!

Bildnachweis

Cover, S. 12, 16 li., 17 re., 69, 70, 75, 78–151, 152, 154, 164 168, 174–188, 209:
Jens Junge, www.jensjungefotodesign.de

Die Übungsfotos wurden im Zillertalstudio in München aufgenommen,
www. zillertalstudio.com

Kapitelaufmacher (S. 4–5, 24, 42, 60, 76–77, 172–173, 174 o.,178 o., 182 o., 185 o., 190,
204, 212, 248, 254): Photographer: Martin Saumweber; Location: Zillertalstudio
loft for rent, www. zillertalstudio.com

Seite 16–17: Body Art School, www.bodyartschool.com

S. 6, 9, 11, 22, 33, 34–35, 39, 46, 48, 53, 54–55, 64, 73, 157, 159, 199, 200, 202–203, 211,
220, 224–225, 232, 234, 235, 237, 243, 250, 252: iStockphoto.com

S. 8, 216–217, 229, 244–245: Fotolia.de

Erfahrungsberichte: privat

Übungsregister

Ausrüstung und weiter-
führende Informationen

Perform Better Europe begleitet Sie bei Ihrem Workout mit dem passenden Equipment und funktioneller Fitnessbekleidung. Zudem finden Sie Bücher und DVDs in unserem Sortiment unter **www.perform-better.de**.

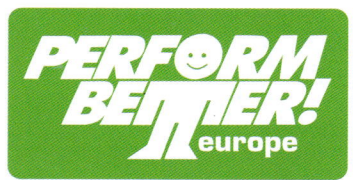